Francisco Fajardo, D.O. M.O.C.O.E.
Licenciado en Osteopatía

**Dr. Académico de la Academia Costantiniana de Letras,
Arte y Ciencia de Palermo (Italia)**

*"En reconocimiento al excepcional mérito
al servicio de la cultura universal y por la afirmación
del valor en el conocimiento humano"*

CONCEPTO OSTEOPÁTICO DEL **CÁNCER**
(Más allá de la quimio y radioterapia)

Editorial Dilema
Madrid, 2024

Francisco Fajardo, D.O. M.O.C.O.E.
Licenciado en Osteopatía

Dr. Académico de la academia Costantiniana de Letras,
Arte y Ciencia de palermo, Italia.
*"En reconocimiento al excepcional mérito al servicio
de la cultura universal y por la afirmación del valor
en el conocimiento humano"*

Si conoces al cáncer y te conoces a ti mismo,
no temas el resultado de cien enfermedades;
si te conoces a ti mismo, pero no conoces
nada del cáncer, por cada enfermedad ganada perderás otra;
si no conoces al cáncer ni a ti mismo, perderás en la batalla contra el cáncer.

Francisco Fajardo
Parafraseando a Sun Tzu en *El arte de la guerra*

© **Concepto osteopático del cáncer**
© Francisco Fajardo Ruiz, D.O. M.O.C.O.E., 2024
© Editorial Dilema, 2024
Ibáñez Marín, 11 - 28019, Madrid
Teléfono: 91 472 90 71
info@editorialdilema.com
www.editorialdilema.com
ISBN: 978-84-9827-657-2
Depósito legal: M-7293-2024

Maquetación: Carmen Alvear Guallart
Portada: María Pérez Aguilera
        mariap.aguilera@gmail.com

Impreso en España - *Printed in Spain*

Dedicatoria

A todas aquellas personas que padecen algún tipo de cáncer en estos momentos. La sanación es posible, y más si todos nos esforzamos y ponemos de nuestra parte trabajando en la misma dirección y con el mismo propósito.

No quiero dejar pasar la oportunidad de recordar a las principales estrellas del rock que fallecieron por diversas circunstancias. Las cuales en su día marcaron, y lo siguen haciendo, un huella imborrable en mí.

Elvis Presley (16 de agosto de 1977, a los 42 años)
Bon Scott (19 de febrero de 1980, a los 33 años)
Randy Rhoads (19 de marzo de 1982, a los 25 años)
Freddie Mercury (24 de noviembre de 1991, a los 45 años)
Rory Gallagher (14 de junio de 1995, a los 47 años)
Ronnie James DIO (16 de mayo de 2010, a los 67 años)
Gary Moore (6 de febrero de 2011, a los 58 años)
Lemmy Kilmister (28 de diciembre de 2015, a los 70 años)
Malcolm Young (18 de noviembre de 2017, a los 64 años)
Eddie Van Halen (6 de octubre de 2020, a los 65 años)

ÍNDICE

PRÓLOGO

Escribir un libro que trate sobre el cáncer siendo osteópata, es siempre un riesgo. Y seguro que algunos me tacharán de osado o de loco; quizás ambas cosas sean ciertas. Pero después de tantos años en la osteopatía, primero como alumno y luego como docente, pocas cosas ya me sorprenden y menos me asustan.

Desde que me formé como osteópata, nunca he temido a la enfermedad. Siempre la he visto como algo natural, el cuerpo defendiéndose, y anunciándonos que algo ocurre, que algo no lo estamos haciendo bien.

No le temí al Coronavirus y tampoco le voy a temer al cáncer. Las enfermedades, todas, pueden prevenirse y, por supuesto, sanarse.

La clave de la salud comienza por uno mismo, nuestra responsabilidad personal en cuidar nuestro preciado, único e irrepetible cuerpo.

El cáncer solamente hay que entenderlo, saber cómo se inicia, qué lo predispone, cuáles son las razones para que se expanda... y qué podemos hacer los osteópatas para ayudar a nuestros pacientes con cáncer.

Lejos de todo miedo, esta obra te muestra la inmensidad de los conocimientos que podemos y debemos adquirir para entender, aceptar y acompañar a nuestros pacientes con cáncer, como complemento a los tratamientos médicos.

Como dijo aristóteles, *"La inteligencia consiste no solo en el conocimiento, sino también en la destreza de aplicar los conocimientos en la práctica"*.

Francisco Fajardo, D.O.
Donostia, 23-10-2023

ABREVIACIONES

ADN: ácido desoxirribonucleico.

G: grado o Granding en inglés.

TNM: nivel de espansión del cáncer. T, tamaño; N, extensión de propagación; M, posibilidad de metástasis, local o remota.

OMS: organización mundial de la salud.

VPH: virus del papiloma humano.

VHB: virus de la hepatitis B.

VHC: virus de la hepatitis C.

HTLV-I: virus linfotrópico de células T humanas.

VIH-I: virus de la inmunodeficiencia humana.

VHH-8: virus del herpes humano 8.

VEB: virus de Epstein-Barr.

MALT: tejido linfoide asociado a las mucosas.

NF-kB: grupo de proteínas que ayudan a controlar muchas funciones en la célula, como el crecimiento y la supervivencia.

HDL: lipoproteínas de alta densidad.

LDL: lipoproteínas de baja densidad.

CRH: hormona liberadora de adrenocorticotropa.

ACTH: hormona adrenocorticotrópa.

Gcs: glucocorticoides.

CBG: receptores en los diferentes tejidos de los glucocorticoides.

IGF-I: factor de crecimiento insulínico tipo 1.

FMIC: fondo mundial para la investigación sobre cáncer.

IARC: agencia internacional para la investigación del cáncer.

IMC: índice de masa corporal.

mTOR: diana de rapamicina en células de mamífero. Proteína que ayuda a controlar varias funciones celulares, incluso la multiplicación y la supervivencia de las células.

AMP: adenosín monofosfato.

FDA: administración de alimentos y medicamentos de los Estados Unidos.

HAP: hidrocarburos aromáticos policíclicos.

PM10: pequeñas partículas sólidas o líquidas de polvo, cenizas, hollín, partículas metálicas, cemento o polen, dispersas en la atmósfera, y cuyo diámetro aerodinámico es menor que 10 µm.

PM2,5: partículas muy pequeñas suspendidas en el aire que tienen un diámetro de menos de 2.5 micras.

BRCA: gen del cáncer de mama, en inglés (breast cancer gene).

LMYC: familia de genes que elaboran proteínas que participan en muchas funciones celulares, como la multiplicación, la maduración y la muerte de las células. Se encuentran cambios genéticos en la secuencia de ADN de genes MYC en muchos tipos de cáncer, como la leucemia y el linfoma. Es posible que estos cambios hagan que las células cancerosas se multipliquen y diseminen por el cuerpo. Los miembros de la familia de genes MYC son C-MYC, L-MYC y N-MYC.

MLH1: mutL Homology 1. Gen que da origen a una proteína que participa en la reparación de los errores que ocurren cuando el ADN se duplica en una célula. Las mutaciones (cambios) en el gen MLH1 quizás causen que se acumulen errores sin reparar en el ADN de la célula, lo que en ocasiones produce la multiplicación de células anormales y cáncer. Se han encontrado mutaciones del gen MLH1 en dos afecciones hereditarias llamadas síndrome de Lynch y síndrome de Muir-Torre. Las personas con estas afecciones tienen un aumento del riesgo de presentar cáncer colorrectal y otros tipos de cáncer. El gen MLH1 es un tipo de gen de reparación de errores de emparejamiento (MMR) del ADN.

RNASEL: ribonucleasa L. Este gen codifica un componente del sistema 2-5A regulado por interferón que funciona en las funciones antiviral y antiproliferativa de los interferones. La proteína participa en la inmunidad innata y es activa contra Múltiples virus de ARN, incluidos los virus de la influenza y el SARS-CoV-2. Las mutaciones en este gen se han asociado con la predisposición al cáncer de próstata y este gen es candidato para el alelo 1 del cáncer de próstata hereditario (HPC1).

VHL: gen de Von Hippel-Lindau. Es un tipo de gen supresor de tumores.

RB1: gen de retinoblastoma. El retinoblastoma es una neoplasia embrionaria que se manifiesta en dos formas: esporádica (no heredada) o familiar (heredada).

CDKN2A: cyclin-dependent kinase inhibitor 2A. Gen que da origen a dos proteínas importantes que participan en el control de la diferenciación celular, la división celular y un tipo de muerte celular llamada apoptosis. Es posible que las mutaciones (cambios) en el gen CDKN2A hagan que las células se formen y se dividan demasiado rápido o de una manera descontrolada, o quizás impidan la apoptosis celular. En ocasiones, esto causa la multiplicación de células anormales, incluso células cancerosas. Se han encontrado mutaciones del gen CDKN2A en el melanoma y en muchos otros tipos de cáncer. El gen CDKN2A es un tipo de gen supresor de tumores.

CDKN4: cyclin-dependent kinase inhibitor 2. Gen que da origen a una proteína que participa en el ciclo celular (proceso por el que pasa una célula cada vez que se divide). Es posible que las mutaciones (cambios) en el gen CDK4 hagan que las células se dividan demasiado rápido o de manera descontrolada. En ocasiones, esto causa la multiplicación de células anormales, incluso células cancerosas. Se han encontrado mutaciones del gen CDK4 en el melanoma y en otros tipos de cáncer. El gen CDK4 es un tipo de gen de proteína cinasa.

CDIS: carcinoma ductal in situ.

DIN: neoplasia ductal intraepitelial.

LIN: neoplasia lobular intraepitelial.

TAC: tomografía axial computarizada.

CA 15-3: antígeno carbohidrato 15-3. Es una proteína producida de forma natural por las células de la mama. En muchas personas con tumores de mama, la producción de los antígenos CA 15-3 y CA 27.29 se ve aumentada.

TRU-QUANT: antígeno canceroso 27.29. Es una glicoproteína que se encuentra en la superficie del epteliocélulas como las células de cáncer de mama. Los niveles pueden aumentar en personas con cáncer de mama, pero también con cánceres como el cáncer de pulmón, el cáncer de colon y el cáncer de ovario, así como con afecciones benignas como quistes de ovario y enfermedad hepática.

CA-125: antígeno del cáncer 125. Se puede hacer esta prueba para controlar ciertos tipos de cáncer durante el tratamiento y después de finalizarlo. En muchos casos, también se usa para detectar señales tempranas de cáncer de ovario en personas que tienen un riesgo muy alto de padecer la enfermedad.

ACE: antígeno carcinoembrionario. marcador que se utiliza para detectar cáncer de colon, pulmón e hígado.

SNV: sistema nervioso vegetativo.

DHA: ácido docosahexaenoico.

EPA: ácido eicosapentaenoico.

AIRC: instituto americano de investigación oncológica.

GH: hormona del crecimiento.

E-249: nitrato potásico. Conservante sintético.

E-250: nitrato sódico. Conservante sintético.

E-230: bifenilo. Conservante sintético.

E-231: ortofenilfenol. Aditivo. Los aditivos alimentarios se utilizan solamente para mejorar alguno de los aspectos del alimento, como son el tiempo de conservación, la mejora del sabor, del color, de la textura etc.

E-232: ortofenilfenato sódico. Conservante sintético.

E-239: hexametilentetramina. Conservante sintético.

E-284: ácido bórico. Aditivo.

PET: tomografía por emisión de positrones.

IG: índice glucémico.

HBP: hiperplasia benigna de próstata.

PSA: antígeno prostático específico.

TAC: tomografía axial computerizada.

HIFU: high-intensity focused ultrasound. Ultrasonido de alta frecuencia.

FAP: poliposis adenomatosa familiar.

SOH: análisis de sangre oculto en las heces.

CTM: células tumorales malignas.

CEA: antígeno carcinoembrionario.

CA 19-9: mide la cantidad de una proteína llamada CA 19-9. Es un tipo de marcador tumoral.

RMN: resonancia magnética nuclear.

PET: tomografía por emisión de positrones.

PAAF: punción-aspiración con aguja fina.

AFP: alfafetoproteína.

NEM II: neoplasia endocrina múltiple tipo II.

HE 4: proteína epididimis humana 4. La medición de la cantidad de HE4 en la sangre, ayudaría a planificar el tratamiento o determinar si el cáncer empeoró o regresó.

Beta-hCG: hormona que se encuentra en la sangre y la orina durante el embarazo. También es posible que se encuentre en cantidades más altas que las normales en pacientes de algunos tipos de cáncer.

GCH-beta: gonadotropina coriónica humana beta.

LDH: lactato-deshidrogenasa.

LLA: leucemia linfoblástica aguda.

LLC: leucemia linfocítica crónica.

LMA: leucemia mieloide aguda.

LMC: leucemia mieloide crónica.

SP: sustancia P.

NK-1R: es una proteína compuesta por 407 aminoácidos. Es un receptor de taquicinina, más específicamente de la sustancia P.

TAC 1: taquicinina 1.

NKA: neurokinina A.

TAC 3: taquicinina 3.

NKB: neurokinina B.

TAC 4: taquicinina 4.

NK-2R: es una proteína compuesta por 398 aminoácidos. Es un receptor de taquicinina, más específicamente de la neurokinia-2.

NK-3R: es una proteína compuesta por 465 aminoácidos. Es un receptor de taquicinina, más específicamente de la neurokinia-3.

MAPK: protein-quinasas activadas por mitógenos.

CRP: proteína C reactiva.

TNF: factor de necrosis tumoral.

BDNF: factor neutrófico derivado del cerebro.
MOPEG: metabolito de la noradrenalina.
5HT: serotonina.
FEA: feniletilamina.
ATP: adenosin trifosfato.
GABA: ácido gamma amino butírico.
NA: noradrenalina.
DA: dopamina.
ACH: acetilcolina.
A: adrenalina.
MRP: movimiento respiratorio primario.
NaCI: cloruro de sodio.
kB: Kappa B. Grupo de proteínas que ayudan a controlar muchas funciones en la célula, como el crecimiento y la supervivencia. Pueden ser hiperactivas o encontrarse en cantidades mayor que lo normal en algunos tipos de células cancerosas. Esto puede conllevar al crecimiento de células cancerosas. También se llama NF-kappa B y NF-kB.
LNCaP: línea celular de adenocarcinoma metastásico de próstata
PC-3: células tumorales prostáticas
DU 145: línea celular elaborada con células cancerosas de la próstata humana que se usa en el laboratorio para estudiar la manera en que crecen las células cancerosas de la próstata.
Bcl2: B cell Lymphoma.
BAX: Bcl2.
MCF-7: fundación de Cáncer de Michigan, encargada de aislar y cultivar la línea celular; el número siete corresponde al número de intentos para generar la línea celular.
MDA-AM-231: línea celular para el estudio experimental in vitro del cáncer de mama.
MCF-10: fundación de cáncer de Michigan, encargada de aislar y cultivar la línea celular; el número diez corresponde al número de intentos para generar la línea celular.
DMBA: dimetilbenzantraceno. Potente carcinógeno.
HT-29: fueron nombradas así en honor al hospital donde se realizó la biopsia del tumor (Hospital de Toronto) y al número de la muestra de la biopsia (29). La línea celular HT29 es un modelo de cáncer de colon humano bien establecido que se utiliza en la investigación de nuevos tratamientos contra el cáncer.
NHBE: Product Overview Bronchial epithelial cells.
NTCU: N-nitroso-tris-cloroetilurea.
HIF-1alfa y HIF-1beta: hipoxia 1-alfa y 1-beta.
VEGF: factor de crecimiento del endotelio vascular.
SCID: Severe Combined Immunodeficiency.

CAPÍTULO 1

¿QUÉ ES EL CÁNCER?

1.1. GENERALIDADES

El cáncer es algo demasiado complejo para que un solo fármaco, una terapia, una única solución sean suficientes. Se trata más bien de un conjunto de enfermedades. Enfermedades distintas entre ellas, etiquetadas bajo el mismo nombre solo porque comparten una característica: el crecimiento descontrolado y anómalo de células con apariencias distintas a las originales.

El primero en darle nombre fue Hipócrates (siglo V a. C.), quien definió la enfermedad como karkinos, un cangrejo que se esconde en la arena y deja entrever sus dañinas tenazas, recordando al modo en que el cáncer puede invadir los tejidos donde crece y se infiltra de manera más profunda. Posteriormente, la cultura romana mantuvo el concepto y lo adaptó al latín con la palabra cáncer.

La esperanza de vencer al cáncer es tan legítima como antigua en el tiempo. La comunidad científica lucha desde hace años para vencer la batalla contra el cáncer. Y el deseo de que algún día esto sea una realidad supone conocer con profundidad todo aquello que el cáncer implica.

Los osteópatas debemos contar con una base sólida de conocimiento, que complemente, apoye y acompañe el tratamiento alopático del cáncer a nuestros pacientes. El cáncer es una enfermedad más, a la cual debemos conocer y no temer. El conocimiento es la clave del éxito.

1.2. LA VIDA CELULAR

El cáncer no es solo cáncer. Hay muchos síntomas: cáncer es también tumor, otro vocablo latino, que describe su característica anatómica de "hinchazón"; cáncer es también neoplasia, del vocablo griego neos, 'nuevo', y plasis, 'formación', que indica la diferente tipología de las células recién formadas.

Pues bien, ¿qué esconden todos estos nombres? Ni una enfermedad infecciosa, ni un virus, ni una bacteria, ni siquiera un tipo de alergia. Entonces, ¿qué es el cáncer? Es una patología complicada. Para entenderlo, empecemos por el principio. Vamos a ver cómo funciona el cuerpo para entender cómo lo ataca el cáncer.

1.2.1. ORGANIZACIÓN DEL CUERPO HUMANO

El cuerpo humano es un organismo vivo formado por un gran número de **células** que realizan funciones diferentes y se relacionan entre sí. Las células del mismo tipo, con la misma función y el mismo origen embrionario, se unen y forman un **tejido**. Varios tejidos diferentes agrupados forman un **órgano**, y los distintos órganos se asocian en **sistemas y aparatos**, que actúan de forma coordinada para realizar las funciones propias del organismo.

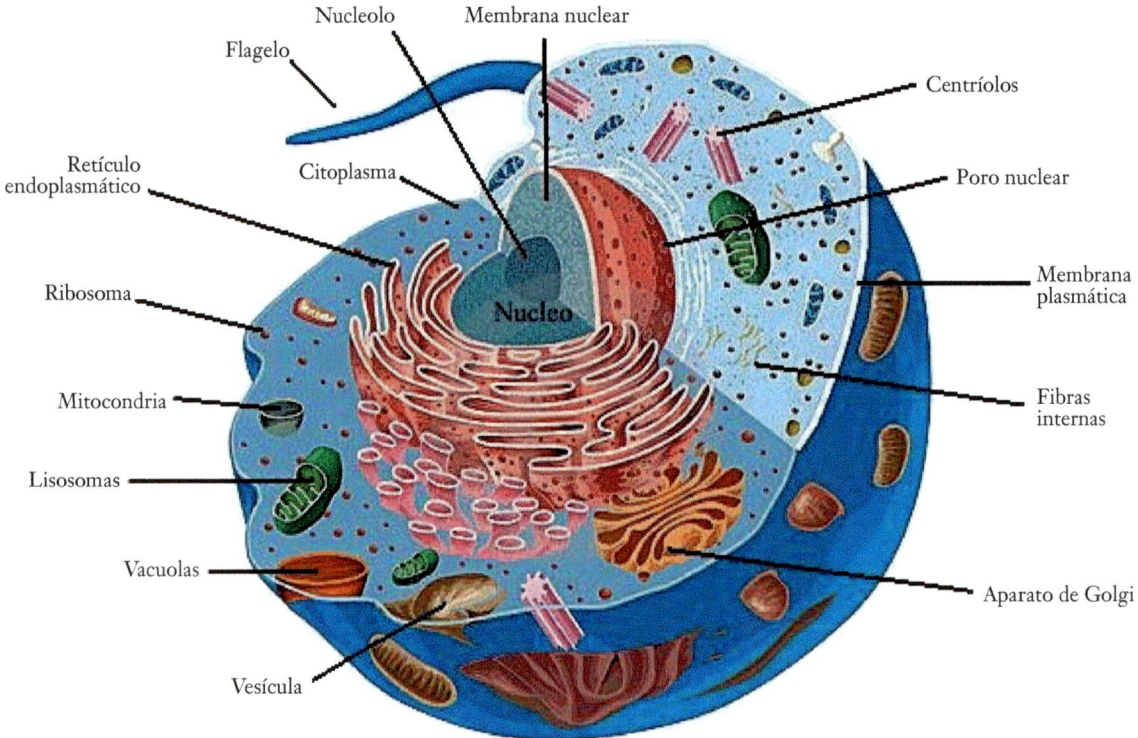

Figura 1. Célula humana

1.2.2. ORIGEN DE NUESTRAS CÉLULAS

Cada ser humano se ha desarrollado a partir de una única célula: el **cigoto**, la célula resultante de la fecundación del **óvulo** materno con el **espermatozoide** paterno. A partir de ese momento y durante los nueve meses de gestación, el cigoto empieza a multiplicarse sucesivamente hasta formar un embrión primero y un feto después, que contendrá aproximadamente cuarenta mil millones de células en el momento del nacimiento. Se calcula que cada persona adulta está formada por unos **cien mil millones de células** en continua remodelación.

En los primeros días de vida embrionaria, las células son más o menos parecidas, todas iguales y aún sin tareas o funciones específicas que las diferencien unas de otras. Tienen el potencial para dar origen a un organismo completo. En biología, esta característica que tienen estas primeras células se llama **totipotencia**, que es la capacidad de dar origen a todos los diferentes tipos de células que tendrá el organismo.

Con el transcurso del desarrollo embrionario, este grupo de células totipotentes se organizan y experimentan un proceso de **diferenciación**.

Mediante la **diferenciación celular**, las células totipotentes se especiazan convirtiéndose en cualquiera de los tipos de células posibles, según su propio **código genético** y la activación de diversos **factores internos y extenos**.

Cada tejido, de cada órgano, de cada sistema del cuerpo humano tiene uno o varios tipos de **células diferenciadas**, también llamadas **células especializadas**, que cumplen su función específica dentro del conjunto del organismo.

Estas células disponen de un periodo de vida útil para llevar a cabo su tarea antes de morir.

1.2.3. REGULACIÓN DE LA VIDA CELULAR

Como cualquier ser vivo, las células nacen, crecen, llegan a la madurez, realizan su función, se reproducen y finalmente mueren. Este es el ciclo celular.

- La **reproducción celular** tiene como misión transmitir a las células "hijas" las instrucciones de sus funciones como células diferenciadas, en forma de herencia genética, para que puedan seguir llevando a cabo su tarea específica dentro del organismo.
- El mecanismo de **muerte celular programada** se llama **apoptosis** o "suicidio celular". Ocurre cuando una célula envejecida o alterada comienza un programa de autoeliminación, por el cual se desencadenan una serie de cambios en su interior, finalizando su existencia de forma autocontrolada, sin alterar el equilibrio ni producir inflamación en el tejido u órgano donde se encuentra.

1.3. MUTACIÓN GENÉTICA

La célula con un código genético alterado ya no es capaz de mantener su forma, realizar su tarea y seguir su ciclo vital.

1.3.1. QUÉ ES UNA MUTACIÓN

Una **mutación genética** es una **alteración de la molécula de ADN** (ácido desoxirribonucleico) en el interior de la célula, que desordena su secuencia de información en los **genes** (código genético).

Puede suceder de manera **espontánea** o por la acción de agentes nocivos (**mutágenos**).

Las mutaciones ocurren en el momento que la molécula de ADN **se desdobla para su duplicación** durante el proceso de división celular. Un daño en el ADN que le impida volver a compactarse con normalidad, lo deja expuesto e indefenso ante el ataque de cualquier agente mutágeno.

Cuanto mayor sea el número de los genes y moléculas de ADN mutados, mayores serán las probabilidades para que se origine el cáncer.

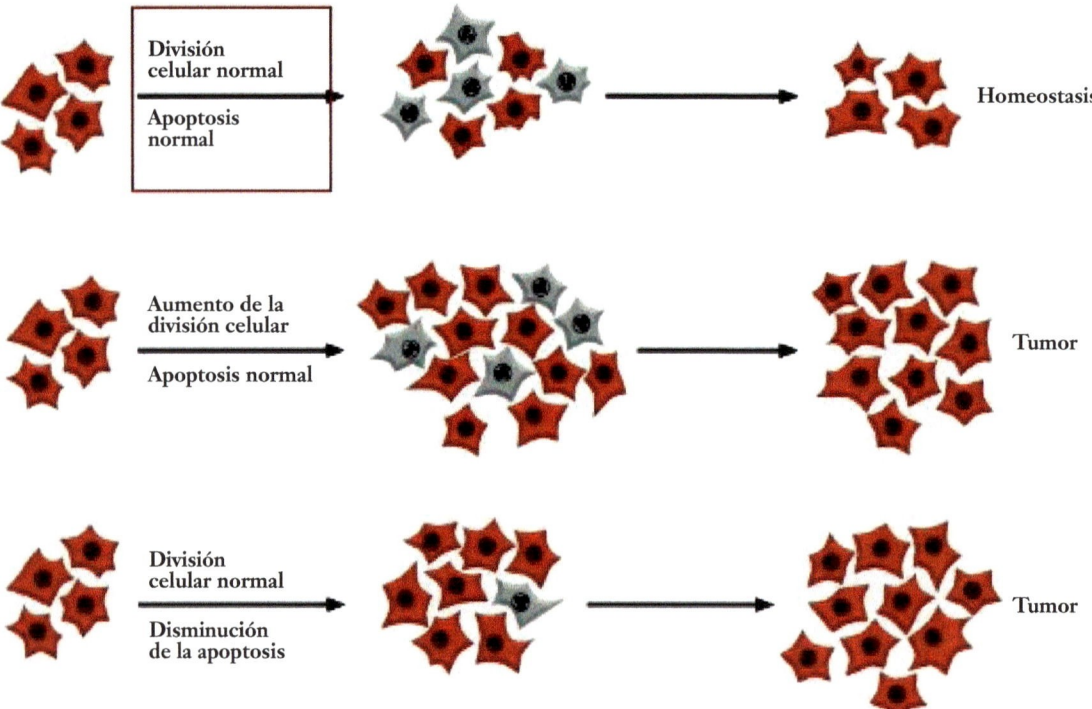

Figura 2. Mutación genética

1.3.2. DE LA MUTACIÓN AL CÁNCER

La célula mutada pierde sus propiedades y funciones como célula diferenciada normal, convirtiéndose en una **célula cancerígena o neoplásica** que no se comporta siguiendo los ciclos fisiológicos de reproducción celular y **se multiplica de forma descontrolada.** Tiene todo el peligro de una voz que desentona en un coro, rompiendo la armonía y cuyo desequilibrio tiene el peligro de extenderse y ser aún más grave.

Si se dan las condiciones específicas [ver más adelante el apartado "Carcinogénesis"], la suma de las células mutadas puede llegar a invadir el resto del tejido formado por células sanas, alterando el funcionamiento del órgano y sistema donde se encuentra.

Este es el origen del **cáncer.**

Para hablar de cáncer también utilizamos otros términos:

- **Tumor:** describe la característica anatómica de hinchazón o abultamiento, es decir, ocupación de un espacio dentro del órgano donde se ha formado.
- **Neoplasia:** indica la tipología diferente o anómala de las células recién formadas.

1.3.3. MECANISMOS DE DEFENSA FRENTE A LAS MUTACIONES

Las mutaciones celulares que originan el cáncer no son episodios extraños ni aislados. En el organismo aparecen cierto número de mutaciones y células anormales de forma espontánea y continuada.

El motivo por el que el cuerpo no enferma de manera ininterrumpida es gracias a dos mecanismos principales:

- **Apoptosis: las células que han mutado se autodestruyen** para no transmitir una herencia enferma a las células hijas [ver apartado anterior "Regulación de la vida celular"]. Pero si este mecanismo resulta insuficiente y las células mutadas se descontrolan hasta tal punto de no autodestruirse para no dañar, hay otro mecanismo de control que son los linfocitos.
- **Linfocitos:** son **células defensivas,** uno de los cinco tipos de glóbulos blancos. Su misión es atacar y destruir agentes extraños y dañinos, incluyendo las células cancerígenas. Los linfocitos viajan por la sangre y la linfa llegando prácticamente a cualquier rincón del cuerpo donde se encuentre una señal de desequilibrio o mutación, y allí **destruyen las células que han mutado.**

Gracias a estos mecanismos defensivos, el cáncer es un acontecimiento infrecuente, la excepción más que la regla.

1.4. CÓMO SE ORIGINA EL CÁNCER

Cualquier tipo de cáncer se origina cuando una o algunas de las células empiezan a multiplicarse sin control y se diseminan hacia los tejidos de alrededor. Pero, ¿cómo se llega de esta mutación al tumor?

1.4.1. CARCINOGÉNESIS

Carcinogénesis u oncogénesis, es por lo cual se origina el cáncer.
Se describe en cinco fases:
• Iniciación
• Proliferación o promoción
• Progresión o expansión
• Organización
• Metástasis o diseminación

Fase de iniciación

Es el momento en que sucede la mutación en el ADN de una célula [ver apartado previo "Qué es una mutación"]. Pero tras una mutación no se desarrolla forzosamente un cáncer, sino que son precisas ciertas condiciones:
• Que los mecanismos de defensa linfocitarios resulten insuficientes, por exceso de proliferación de las células mutadas y por persistencia del agente mutágeno en el tiempo.
• Que la mutación afecte a determinados genes que son clave en la regulación del ciclo celular:
  – **Genes reguladores de la división celular (protooncogenes)**: regulan los procesos de crecimiento y proliferación de las células. Cuando sufren una mutación pasan a llamarse oncogenes. Los oncogenes son los responsables de la transformación de una célula normal en una célula cancerígena.
  – **Genes supresores de tumores (oncosupresores)**: son genes que inhiben la proliferación celular excesiva, reduciendo la posibilidad de que una célula normal se malignice; por lo tanto, una mutación en un gen oncosupresor impide su función protectora y aumenta el riesgo de transformación hacia una célula cancerígena.

Fase de proliferación

Las células cancerígenas necesitan **factores de crecimiento** para llegar a multiplicarse a un ritmo suficiente que les permita superar las defensas del organismo. Los factores de crecimiento son sustancias de naturaleza proteica que estimulan la proliferación y la supervivencia celular e intervienen en la comunicación entre las células. Con su impulso, las células proliferan aumentando el ritmo de su duplicación.

Fase de progresión y expansión

Es el periodo de tiempo requerido para que un cáncer se desarrolle. Depende del tipo de tejido en el que se genera y sus factores predisponentes. En esta fase el cáncer es aún reversible si se interrumpe la exposición a los factores de riesgo cancerígenos. Por el contrario, el proceso puede acelerarse si se suman varios factores que favorezcan el cáncer.

Fase de organización

Cuando las células cancerígenas han incrementado su número se organizan, las mutaciones genéticas se extienden y se transmiten a las generaciones de células "hijas" y todas las células cancerígenas juntas adquieren el fenotipo propio de ese cáncer o tumor. En el tejido tumoral se produce un fenómeno de **neoangiogénesis**, es decir, la creación de nuevos vasos sanguíneos que aseguren el aporte de nutrientes y oxígeno para mantener el acelerado metabolismo de las células cancerígenas.

Metástasis

Es la propagación del cáncer a otro órgano distinto del que se inició. Ocurre generalmente por vía de la sangre o la linfa. Es uno de los principales determinantes de la malignidad de un tumor.

Al final del proceso de carcinogénesis, las células cancerígenas poseen seis características que definen lo que llamamos "cáncer maligno":
- **Crecen sin medida:** autosuficiencia en la producción de señales que inducen o estimulan el crecimiento de las células.
- **Crecen sin control:** insensibilidad a las señales inhibidoras del crecimiento.
- **Se multiplican sin límite:** potencial ilimitado de replicación.
- **Son inmortales:** resistencia a la apoptosis.
- **Se nutren con nuevos vasos sanguíneos:** neoangiogénesis.
- **Migran e invaden:** difusión remota con metástasis.

1.4.2. CLASIFICACIÓN DEL CÁNCER

La clasificación de los distintos tipos de cáncer se define según una serie de parámetros. Permite distinguir su gravedad, el tratamiento posible y el pronóstico esperable:

- El **tejido de origen**. Es el nombre relacionado con el tejido donde se ha originado el cáncer.

  Por ejemplo: el carcinoma proviene de un tejido epitelial; el adenocarcinoma de estructuras glandulares; el sarcoma del tejido conectivo, el linfoma del tejido linfoide, etcétera.

- El **tipo de diferenciación celular** (grados o grading, en inglés, señalado como "G"). Es el grado de similitud que tienen las células cancerígenas con las del tejido original [ver apartado anterior "Origen de nuestras células"].

  – Los tumores bien diferenciados (Gl) presentan células especializadas muy similares a las células sanas propias del tejido donde surge ese tumor; y tienen un comportamiento parecido al de las células normales, con bajo índice de proliferación y escasas mutaciones.

Estos tumores bien diferenciados tienen una evolución poco agresiva.

  – En el extremo opuesto, los tumores indiferenciados (G4) están compuestos por células que han perdido completamente las características de especialización del tejido original y, por lo tanto, su comportamiento es más anárquico y peligroso.

- La **estadificación TNM**. Es el nivel de invasión del cáncer.
  – La letra "T" se refiere al tamaño y el grado de infiltración del tumor.
  – La letra "N" describe la extensión de la propagación hacia los ganglios linfáticos.
  – La letra "M" indica si existe metástasis local o remota en nuevas localizaciones.

1.4.3. QUÉ HACE TAN TEMIBLE AL CÁNCER

- El cáncer es complejo y **"astuto"**, sus células a menudo consiguen camuflarse para esconderse de los linfocitos y evitar sus controles de seguridad.
- El cáncer tiene un comportamiento **parasitario**: aprovecha y abusa del organismo donde se origina para sobrevivir.
- El cáncer es **multiforme**: tiene propiedades diferentes según el tejido en donde se origina, según el comportamiento metabólico que presenta y según lo invasivo que pueda ser.

El oncólogo Siddhartha Mukherjee, de la Columbia University define el cáncer como el *"emperador de todas las enfermedades"*: dice que es *"tan furtivo e invasivo que forma parte de nosotros incluso sin responder a las leyes que regulan los mecanismos normales de nacimiento y reparación de nuestros tejidos y de nuestras células"*.

En pocas palabras: es un enemigo potente que consigue infiltrarse, tiene la fuerza de millones de pequeños soldados que son lo suficientemente diferentes de las células sanas para amotinarse, aún siendo demasiado parecido a ellas para hacer más difícil una destrucción selectiva con fármacos específicos. Todo esto lo convierte en un formidable y peligroso enemigo.

1.4.4. DIEZ PUNTOS PARA RECORDAR

1. El cáncer es la proliferación descontrolada y anormal de células mutadas.
2. Cada tipo de célula diferenciada tiene una tarea específica y un periodo exacto de vida.
3. Las células mueren de forma controlada por la apoptosis.
4. Las células que han mutado pierden el mecanismo de la apoptosis y se replican de manera indefinida y descontrolada.
5. Las mutaciones ocurren frecuentemente, pero existen mecanismos de defensa para evitar que de cada célula mutada se desarrolle un cáncer.
6. La carcinogénesis es el proceso por el que una célula que ha mutado se torna cancerígena.
7. La carcinogénesis se desarrolla en cinco etapas: iniciación, proliferación, progresión, organización y metástasis.
8. Las características de los tumores malignos son: autosuficiencia, insensibilidad a las señales inhibidoras, potencial de multiplicación ilimitado, resistencia a la apoptosis, angiogénesis y difusión remota.
9. La oncología ha evolucionado con el paso de los siglos. La importancia de la prevención y de la detección y tratamiento precoces han sido principios constantes en la historia.
10. Según Según la OMS, **el 30-50 % de los casos de tumores son prevenibles**, reduciendo los factores de riesgo y aplicando estrategias de prevención con base científica.

CAPÍTULO 2

¿CÓMO ENFERMAMOS DE CÁNCER?

Las enfermedades no nos caen del cielo. Son el resultado de pequeños y cotidianos pecados que cometemos contra la naturaleza. Cuando se acumulan suficientes pecados, aparecen repentinamente enfermedades.

Hipócrates

2.1. INTRODUCCIÓN

Encontrar cuál es la causa del cáncer o cómo enfermamos son preguntas altamente complejas. Existen factores de riesgo y se conocen algunas causas concretas, pero no siempre hay una relación directa o única de causa-efecto. El origen del cáncer es multifactorial.

Gran parte de las causas y los factores de riesgo conocidos tienen relación con el estilo de vida y el medio ambiente (90 %). Por otro lado, la genética también juega un papel destacado, aunque representa un menor porcentaje en cuanto al origen de todos los cánceres (5-10 %).

Según la medicina alopática, apenas hay posibilidades de modificar los efectos de las causas genéticas de cáncer. Pero en el estilo de vida y el medio ambiente son nuestras elecciones individuales, o algunas decisiones colectivas, las que influyen de forma directa en la prevención del cáncer. Nuestras células son un millon de veces más inteligentes que nosotros. Ellas, saben lo que deben hacer, pero han de poder hacerlo. Y para ello debemos dejar de realizar todo aquello que empantana, ensucia e inflama nuestro organismo, para que nuestro cuerpo se depure, desintoxique, revitalice, se energice y, en definitiva, se renueve.

En cuanto al estilo de vida, varios estudios muestran que el porcentaje de casos de cáncer atribuibles a una mala alimentación alcanza un 30-35 %, sumando un 10-20 % los vinculados a la obesidad y falta de ejercicio. El tabaquismo causa el 25-30 % de los casos de cáncer, el consumo de alcohol un 4-6 %, las infecciones un 15-20 %; el restante 10-15 % de los cánceres están vinculados a la exposición a contaminantes químicos y ambientales. En resumen, más de un 60 % de los cánceres adquiridos (ambientales) son prevenibles a través de nuestras decisiones. Tomar conciencia de esto es una importante ventaja en su prevención.

Ahora bien, nunca oirás a un médico hablar sobre las emociones y su relación con el cáncer, y la tiene. No podemos afirmar que las emociones enquistadas, aquellas que nos hacen sufrir meses o años día tras día, sean la causa de todos los cánceres. Pero sí de muchos de ellos. Hablar de porcentajes es complicado, pero desde el momento en que la ciencia médica reconoce que solamente entre el 5-10 % son de origen genético, ¿no podemos atribuir una parte del resto de los cánceres a nuestras emociones no resueltas? Mi opinión es que sí, sin ninguna duda.

En este capítulo desarrollaremos las principales causas de cáncer para que podamos valorar su incidencia en nuestras vidas.

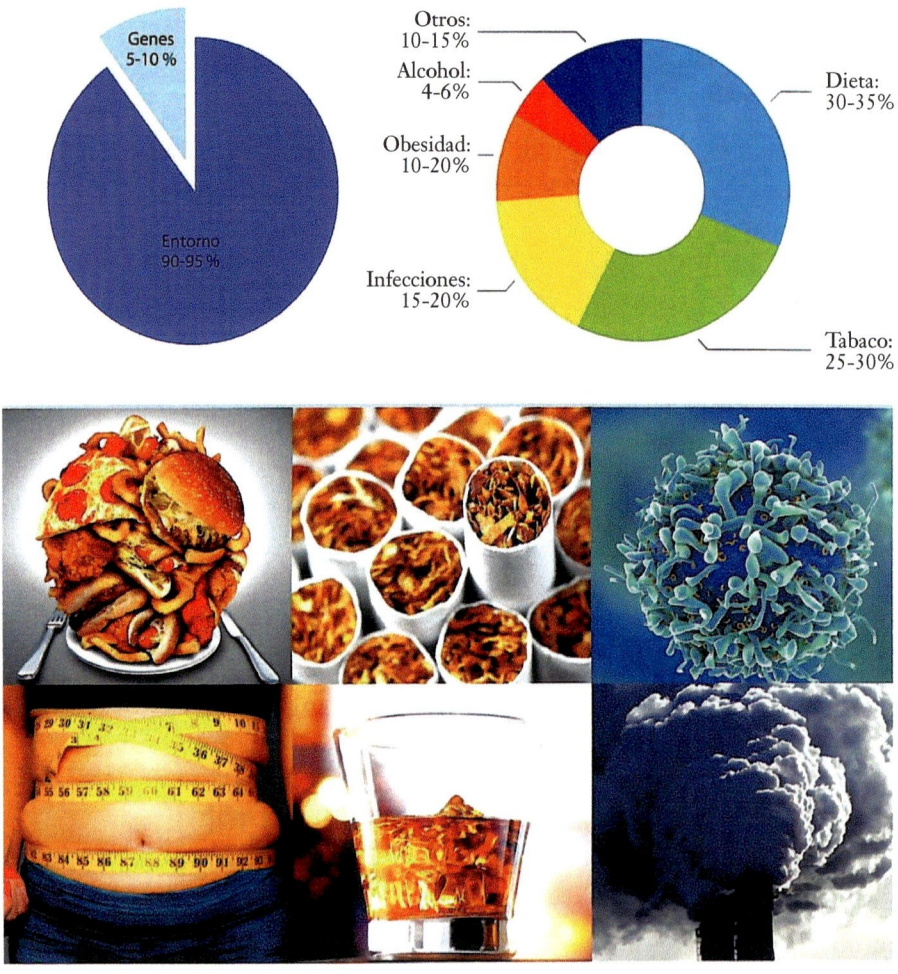

Foto 1. Causas de cáncer

2.2. CAUSAS DE CÁNCER NO GENÉTICAS: ESTILO DE VIDA

2.2.1. LA INFLAMACIÓN

La inflamación es el origen del 80 % de las enfermedades funcionales, crónicas y degenerativas.

Guy Roulier, D.O.

La inflamación es un mecanismo de defensa que tiene el cuerpo. Pero una inflamación prolongada causa daños que pueden suponer un mayor riesgo de cáncer.

Inflamación fisiológica

La inflamación aguda es una respuesta fisiológica normal de nuestro organismo para favorecer la curación de un tejido o un órgano lesionado, por ejemplo, ante una infección u otro tipo de agresión.

El proceso inflamatorio se activa con señales químicas que se liberan en la zona dañada, a la que acuden las células defensivas (glóbulos blancos). Entre otras acciones, estos glóbulos blancos producen sustancias que promueven el crecimiento y la división celular para reconstruir el tejido y ayudar a reparar la lesión. La inflamación termina cuando la lesión se cura.

Inflamación crónica

Una inflamación que se prolonga excesivamente en el tiempo pasa a llamarse inflamación crónica.

Puede comenzar incluso sin una lesión aparente; y no siempre se conoce el motivo por el que esa inflamación continúa y no termina cuando debería.

La inflamación crónica puede producirse por infecciones que no desaparecen, reacciones inmunitarias anormales contra tejidos sanos (autoinmunidad) u otros trastornos como la obesidad.

Cáncer e inflamación crónica

Algunas enfermedades que se presentan con inflamación crónica suponen un mayor riesgo de cáncer:
- Las enfermedades intestinales inflamatorias crónicas, como la colitis ulcerosa y la enfermedad de Crohn, implican un mayor riesgo de cáncer de colon.

- La pancreatitis crónica se relaciona con un mayor riesgo de cáncer de páncreas.
- La hepatitis crónica se relaciona con un mayor riesgo de cáncer de hígado, especialmente la hepatitis vírica por virus B o virus C.
- Ciertas infecciones también producen inflamación crónica y aumentan el riesgo de algunos cánceres. Aproximadamente, un 15-20 % de los cánceres se relacionan con algún tipo de infección crónica.

El motivo por el que un proceso inflamatorio crónico puede evolucionar hasta provocar un cáncer es que esta inflamación crónica puede causar daño al material genético (ADN) de las células, activa los oncogenes, inhibe los genes oncosupresores y favorece la proliferación celular.

Algunos estudios han investigado si ciertos medicamentos antinflamatorios reducen el riesgo de cáncer, pero no se han obtenido respuestas claras (Drew, D. A., Cao, Y. & Chan, A. T. (2016), Aspirin and colorectal cáncer: The promise of precisión chemoprevention. Nature Reviews Cáncer, 1 6(3), 173-186. doi:10.1038/nrc.2016.4).

Cáncer e infección crónica

Algunos virus aumentan el riesgo de cáncer de los siguientes modos posibles:
- Insertando los propios genes del virus en una célula sana y provocando que esa célula crezca y se multiplique fuera de control.
- Inflamando a largo plazo una parte del cuerpo, lo que induce cambios celulares.
- Suprimiendo el sistema inmunológico dejando a la persona sin defensas frente al cáncer.

TABLA 1. TIPOS DE CÁNCER RELACIONADOS CON INFECCIONES	
AGENTE INFECCIOSO	TIPO DE CÁNCER
Virus del papiloma humano (VPH)	Cáncer del cuello uterino y otros cánceres de los genitales y el ano
Hepatitis B (VHB) y hepatitis C (VHC)	Carcinoma hepatocelular
Virus linfotrópico de células T humanas (HTLV-I)	Leucemia de células T adultas
Virus de la inmunodeficiencia humana (VIH-I)	Sarcoma de Kaposi, linfoma no hodgkiniano y otras neoplasias malignas
Virus del herpes humano 8 (VHH-8)	Sarcoma de Kaposi y linfoma de derrame primario L
Virus de Epstein-Barr (VEB)	Linfoma de Burkitt
Bacteria Helicobocter pylori	Cáncer de estómago y linfomas de tejido linfoide asociado a mucosas (MALT)
Parásitos hepáticos: duelas	Colangiocarcinoma y carcinoma hepatocelular

Respuesta inflamatoria del cáncer

Igual que la inflamación crónica prepara el terreno donde puede desarrollarse un cáncer, también el propio cáncer genera una respuesta inflamatoria a su alrededor.

- Hay un mecanismo (llamado NF-kB) que **regula la reacción defensiva en la inflamación** ante una infección. Esta es la llamada respuesta inmune, ya que activa una parte de los anticuerpos. También interviene este mecanismo en la proliferación de las células y en la apoptosis.

Las NF-kB son un grupo de proteínas que ayudan a controlar muchas funciones en la célula, como el crecimiento y la supervivencia. Estas proteínas también controlan las respuestas inmunitarias e inflamatorias. El NF-kB puede ser hiperactivo o encontrarse en cantidades mayor que lo normal en algunos tipos de células cancerosas. Esto puede conllevar al crecimiento de células cancerosas. Las concentraciones altas o la activación excesiva del NF-kB pueden producir trastornos inflamatorios, como el asma y la colitis ulcerativa, y trastornos autoinmunitarios como la artritis reumatoide. También se llama factor nuclear kappa B y NF-kappa B.

- La regulación defectuosa del NF-kB está relacionada con el cáncer y otras enfermedades inflamatorias, autoinmunes o infecciones graves.
- En diversos tipos de cáncer se observa el NF-kB activado.
- En cambio, cuando se bloquea el NF-kB, se observa que las células cancerígenas dejan de proliferar y mueren.
- Este fenómeno plantea una posible vía de tratamiento en un futuro para ciertos cánceres y enfermedades inflamatorias (Karin, M. (2009). NF-kB as a Critical Link Between Inflammation and Cáncer. Coid Spring Harbor Perspectives in Biology, 1(5). doi: 10.1101/ cshperspect.a000141).

- La **insulina** es la hormona producida por el páncreas que permite el paso de la glucosa de la sangre a las células. Sin embargo, también juega un papel fundamental en los estados inflamatorios crónicos.
  - Cuando se da una situación de **resistencia a la insulina** y exceso de glucosa en la sangre (insulinorresistencia, como sucede en la diabetes, el sobrepeso, la alimentación inadecuada o el envejecimiento), **aumenta la inflamación** al estimularse la producción de **señales celulares proinflamatorias**.
  - También se estimula el centro que regula el apetito en el cerebro (núcleo hipotalámico del apetito) acentuando la sensación de hambre.
  - Se estimula la acumulación de grasas y se inhibe el consumo de esas grasas, aumentando el tejido adiposo.
  - Se reduce el colesterol bueno (HDL) y se eleva el colesterol malo (LDL).

– Por estos motivos, el sobrepeso, la obesidad, la diabetes y una alimentación inadecuada se relacionan con un incremento del riesgo de cánceres de mama, colon y páncreas.

En la prevención del cáncer es importante reducir en la medida de lo posible los factores que fomentan la inflamación crónica.

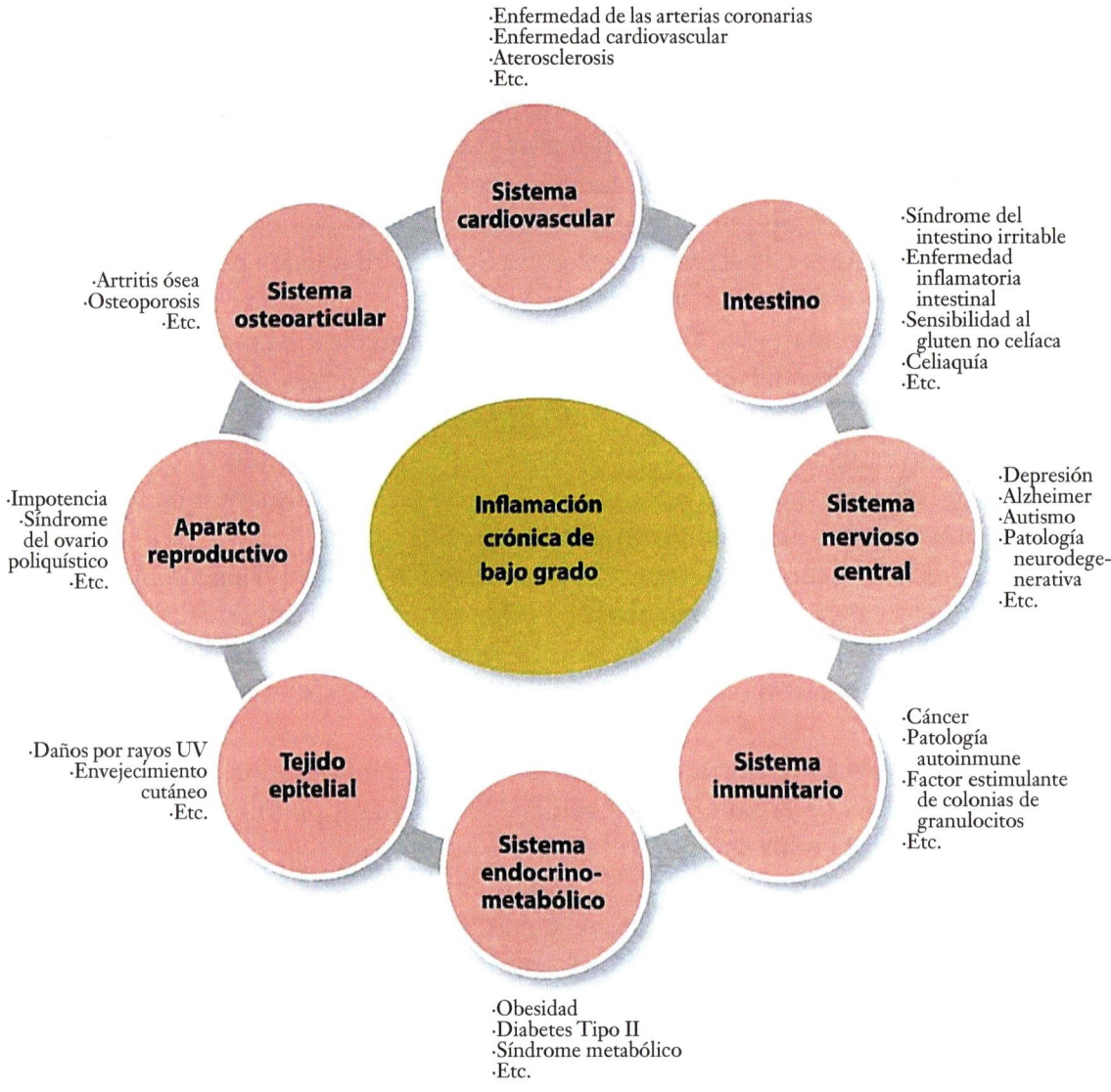

Figura 3. Inflamación crónica de bajo grado, fuente de muchas patologías

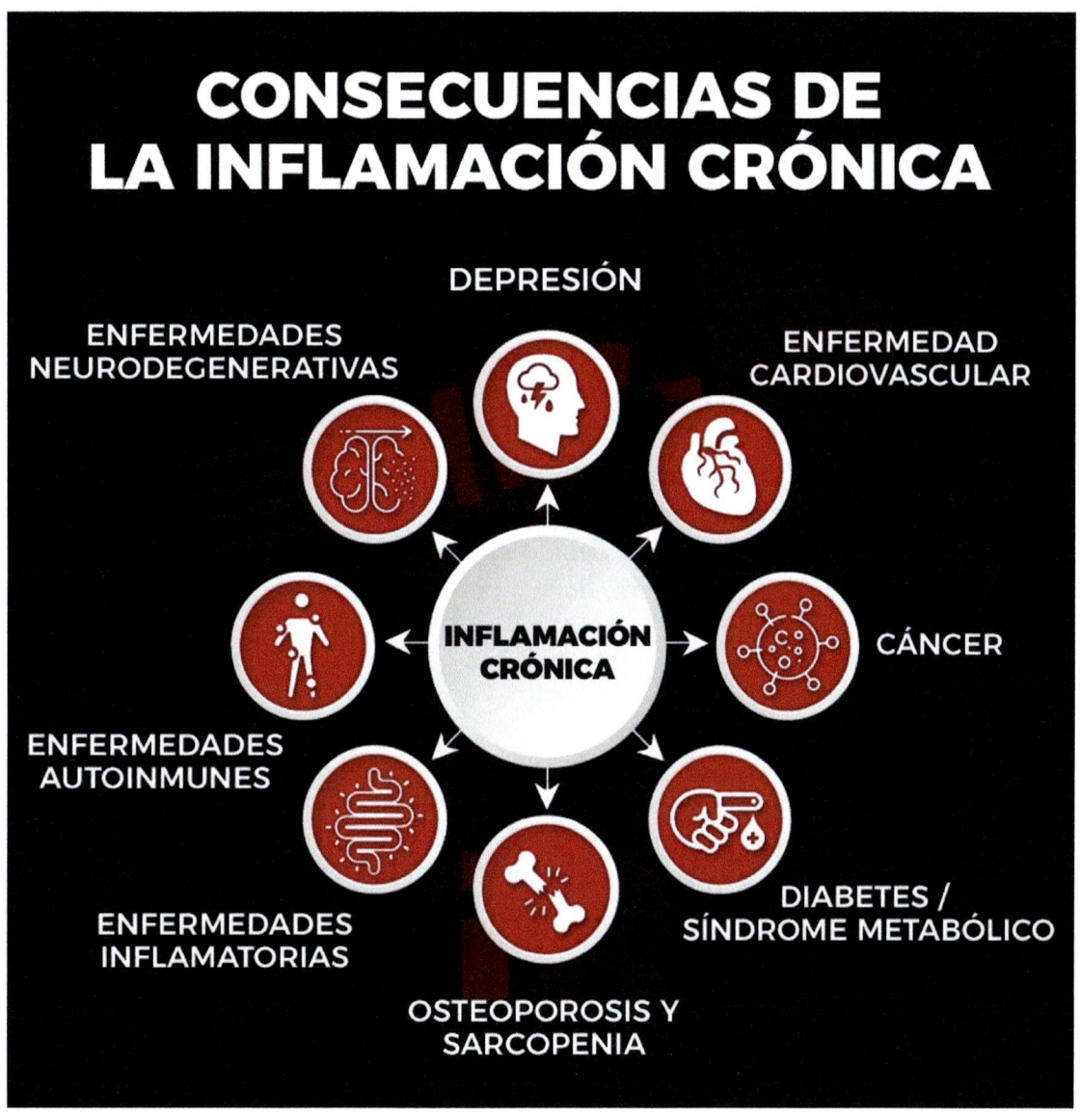

Figura 4. Consecuencias de la inflamación crónica

2.2.2. EL ESTRÉS

El estrés mantenido altera las funciones del sistema neuroendocrino, del sistema inmunitario y de la psique.

Tipos de estrés

El estrés es una reacción de adaptación a un cambio o a una situación de presión física, mental o emocional. Los fisiólogos definen el estrés como la forma en que el cuerpo reacciona ante un factor estresante, real o imaginario. Los factores estresantes agudos afectan al organismo a corto plazo, mientras que los estresores crónicos afectan a largo plazo.

Hasta cierto punto, una pequeña dosis de estrés puede ser normal, ya que permite a los sentidos estar preparados para hacer frente a situaciones de alerta. En cambio, un estado de estrés persistente, debido al trabajo, a situaciones sociofamiliares complejas, a enfermedades, etcétera, llega a perjudicar la salud y reduce la calidad de vida.

Fases del estrés

A mediados del siglo XX el doctor austríaco Hans Selye desarrolló la teoría del estrés conocida como síndrome de adaptación general o síndrome de estrés, que describe el estrés en tres fases:

- **Fase de alarma o alerta**: el cuerpo se prepara para la lucha o la huida.
  - **Activación del sistema nervioso simpático**: liberación de las hormonas adrenalina y noradrenalina a la sangre:
    * Aumenta la presión arterial, el ritmo cardíaco, la respiración, el tono muscular y la sudoración; también se dilatan las pupilas.
  - Activación del eje hipotalámico-hipofisario-adrenal: con el aumento de la secreción de la hormona **cortisol** que prepara el cuerpo para reaccionar atacando o escapando ante una situación de tensión. El cortisol aumenta la concentración de azúcar (glucosa) en la sangre para mejorar la respuesta muscular. Un efecto adverso es que provoca la supresión del sistema inmunitario.

- **Fase de resistencia**: el organismo hace frente a la amenaza y trata de adaptarse, pero sus recursos se agotan gradualmente.
  - Persiste la activación del **eje hipotalámico-hipofisario-adrenal** con un aumento de la secreción del cortisol.
  - El **cortisol**, a dosis altas, disminuye la función del sistema inmunitario y hace que se retengan líquidos.

– La persona muestra irritabilidad, falta de concentración y menor productividad en las tareas.

- **Fase de agotamiento**: el organismo ha agotado su energía y recursos fisiológicos para hacer frente al estrés, pierde la capacidad de adaptación y no puede superar la amenaza.
  – Pueden reaparecer los síntomas de activación del sistema nervioso simpático (pulso y respiración acelerados, presión arterial elevada, sudoración).
  – La persona se nota cansada o depresiva.
  – Si se prolonga esta fase, pueden producirse daños a largo plazo:
   * Falta de riego sanguíneo a los tejidos (isquemia) por vasoconstricción prolongada. Esto sucede, por ejemplo, en una angina de pecho.
   * Alteraciones en la función del sistema inmunitario.
   * Aparición de problemas cardiovasculares, digestivos, urinarios, endocrinos, reproductivos, psiquiátricos, infecciones...
   * Modificaciones celulares debidas a la activación o la supresión de ciertos genes que dan inicio a enfermedades (cambios epigenéticos), entre las cuales se encuentra el **cáncer.**

La alternativa a la tercera fase de agotamiento sería la **recuperación**. Se restaura el equilibrio y se reparan los daños celulares. Esto es posible cuando los mecanismos de compensación de las fases anteriores superan con éxito los efectos del estrés, o desaparecen sus causas.

Estrés y cáncer

El estrés puede causar diferentes problemas de salud y enfermedades.
Ejemplos de estudios que relacionan estrés y cáncer:

- El estrés crónico activa ciertas vías de señalización específicas en las células cancerosas y en el microambiente tumoral, que estimula el crecimiento y la progresión del cáncer.
- Los factores estresantes psicosociales estimulan respuestas neuroendocrinas, simpáticas e inmunitarias que influyen en el cáncer a través de la regulación de los mediadores inflamatorios. Se requiere investigar los mecanismos que conducen a alteraciones inducidas por el estrés en la inflamación, el crecimiento tumoral, la progresión del cáncer y la metástasis.
- La activación del sistema nervioso simpático actúa como regulador neuronal de la metástasis del cáncer de mama primario.

Otras formas de relación indirecta entre el estrés psicológico y el cáncer son algunos de los hábitos nocivos que las personas adoptan o incrementan en situaciones estresantes, por ejemplo, fumar, beber alcohol o una alimentación insana, lo cual sí ha demostrado aumentar el riesgo de padecer cáncer.

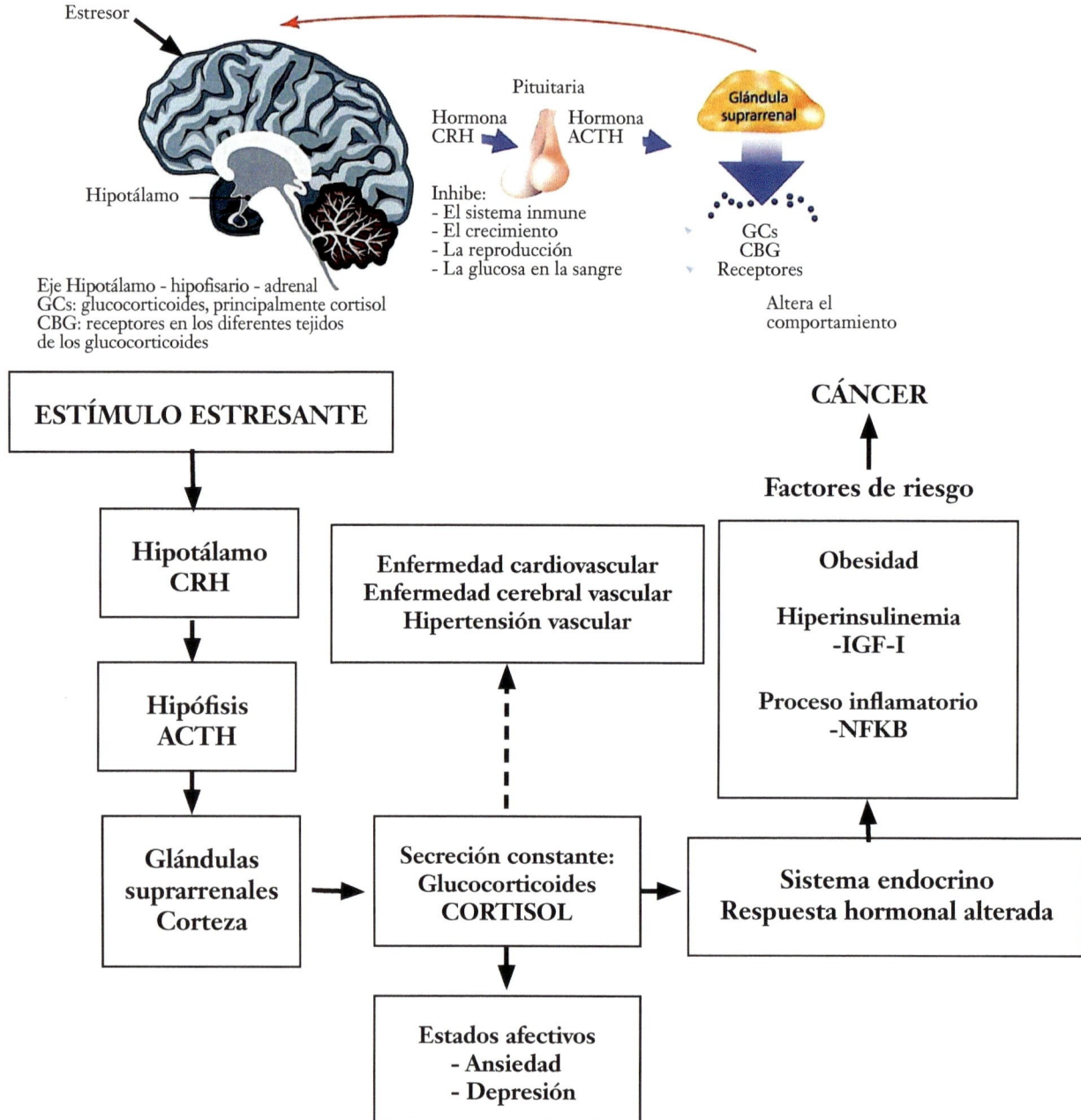

Figura 5. Respuesta neuroendócrina al estrés crónico. El exceso de glucocorticoides incrementa una respuesta hormonal alterada que favorece la hiperinsulinemia y obesidad, además existe una mayor actividad de citocinas que causan procesos inflamatorios que son considerados factores de riesgo para el desarrollo de diversos tipos de cáncer.

El estrés emocional crónico puede iniciar el proceso de un cáncer

El Dr. Pere Gascón, presitigioso oncólogo (Barcelona, 1949), es uno de los máximos exponentes internacionales en la investigación que vincula sistema nervioso, las neuronas, el cerebro y el cáncer. Es consultor sénior en el Departamento de Oncología Médica del Hospital Clínic. Fue su director hasta el 2015. Ofrecemos los puntos más importantes de una entrevista concedida al diario *El Periódico* (30-6-2023).

- Soy inmunólogo tumoral y siempre he investigado el microambiente que rodea al tumor: los linfocitos, los macrófagos... con el fin de atacar al cáncer. Por desgracia, hemos visto que cuando un tumor se ha aposentado bien, las células de su microambiente, que son parte del sistema inmunológico, cambian de chaqueta y se ponen de parte del tumor.
- Los macrófagos, que estaban para defendernos, se pasan al bando del cáncer. Los fibroblastos, que daban consistencia al tejido conectivo, apoyan al tumor, que las compra y lo favorecen. Así en todos los cánceres.
- Sabemos que cuando se produce una metástasis (diseminación del cáncer a varios órganos) existe un nido celular previo que se aprovecha de procesos inflamatorios crónicos asintomáticos, que tenemos en diferentes partes del cuerpo sin saberlo. El cáncer crece en núcleos inflamatorios. Esto es muy importante. El cáncer siempre surge de un proceso inflamatorio, y crece más en ese ambiente. Es su microambiente.

Por ejemplo: ¿qué hace el tabaco? Causa una inflamación crónica en los pulmones. Fumas e irritas constantemente los bronquios. Eso es un campo abonado para que una célula cancerosa anide allí. Para que se produzca una mutación.

Las células del propio tejido inflamado se van multiplicando, con intención de repararlo, hasta que hay un error. La inflamación indica que hay células activadas por un virus, el tabaco, asbestos... No hablo de la inflamación que surge cuando te tuerces un tobillo. Esa no es cancerosa.

- Uno de los futuros más actuales en la solución del cáncer puede venir del propio sistema inmunológico. Se han identificado las células que impedían actuar al sistema inmunológico que debe defendernos. Esto es una revolución de hace cinco años. Hay fármacos específicos para tratar metástasis por melanoma, cáncer de riñón, y otros. Esas personas, antes morían en pocas semanas y ahora están viviendo hasta cinco años.
  Pero esto no es definitivo. Con el cáncer nunca existirá una línea definitiva. La línea inmunológica, combinada con otras, puede ser la respuesta al cáncer en la primera mitad del siglo XXI. Pero la célula cancerosa se las sabe todas. Se hace resistente. Pero actualmente no sigo esta línea de trabajo.

- Actualmente estoy en el desarrollo de algo que identifiqué hace más de 25 años, cuando trabajaba en Estados Unidos. Descubrí que células del cáncer de mama tenían un receptor (enlace) que es un neurotransmisor (mensajero químico entre neuronas). Yo siempre he tenido la neurología en la cabeza, y la he estudiado muchísimo. Entonces pensé: si un producto de las neuronas libera una sustancia que se une a un receptor de la célula cancerosa, eso significa que existe una comunicación entre sistema nervioso y cáncer.

  Y esto está demostrado. Un investigador de Sevilla, Miguel Muñoz, siguió mis publicaciones y demostró que prácticamente en todas las células cancerosas que él estudió existía ese receptor neuronal que yo encontré. Lo detectó en tumores de colon, próstata, pulmón, cerebro y leucemias.

  Vimos que esos cánceres también tienen receptores de otro neurotransmisor, la adrenalina. Luego, si en las células cancerosas existen receptores de neurotransmisores, eso significa que el sistema nervioso está dialogando con el cáncer. Y ahora viene lo fuerte. Últimamente, hemos demostrado que el sistema nervioso, en general, propicia el crecimiento del cáncer, forma parte de la tumorogénesis, es decir, de la formación y el crecimiento del tumor. Varios investigadores de Estados Unidos han aludido a esa relación en sus publicaciones.

  Hace más de 25 años que voy detrás de demostrar que existe una conexión entre el sistema nervioso y el cáncer. Y es lógico, porque el sistema nervioso nos regula el rítmo cardiaco, la respiración, el intestino: todo. La sustancia que yo he estudiado es un neurotransmisor inflamatorio: **he observado la conexión entre inflamación, cáncer y sistema nervioso.**

- Puede haber relación entre cáncer y choques emocionales fuertes. Pero, yo he dicho por activa y por pasiva que las emociones no causan cáncer. El cáncer es consecuencia de un proceso lento, y el organismo tiene una capacidad de regeneración brutal. No es fácil generarlo. Surge de la rotura de muchos sistemas corporales, de múltiples coincidencias.

  Cada vez tenemos más evidencias de que cuando una persona sufre estrés crónico, de meses, por la muerte de una persona que te rompe la vida o la pérdida de un hijo, esas emociones conducen a un estrés en el que se liberan citoquinas inflamatorias, sustancias que crean un ambiente proinflamatorio del que no se es consciente. Esto lo hemos visto en personas de 50 y pocos años que pierden el trabajo y año y medio después les surge un cáncer.

  Y aunque el origen del cáncer ya no esté presente, si el estrés emocional ha durado muchos meses, es posible que el proceso canceroso ya vaya por libre. Lo importante es la cronificación del conflicto.

- El sistema nervioso potencia las defensas inmunológicas. Cuando el sistema nervioso está equilibrado, las defensas están óptimas. Esto se ha demostrado.

Un buen sistema nervioso que permite dormir bien, estar equilibrado y hacer ejercicio físico potencia el sistema de defensas. Y a la inversa, sabemos que los estados estresantes, deprimentes y crónicos, son estados proinflamatorios.

Lo que causa el cáncer no es la emoción, sino el proceso que conduce a un ambiente celular inflamatorio, que es esa situación personal negativa. El estrés emocional crónico puede poner en marcha el proceso que inicia un cáncer.

Y, ¿qué tipo de estrés es maligno? El contínuo, que va ligado a una depresión e impide dormir. Puede tener su origen en el trabajo o en una vida familiar infernal.

El cáncer según la osteopatía psicobiológica

Extraído del libro *"La osteopatía Psicobiológica, Comunicación Subconsciente Tisular, CST"*. Francisco Fajardo. Editorial Dilema, 2019.

Según el doctor Hamer, el cáncer está originado por un impacto emocional recibido en soledad o aislamiento psicológico unos meses antes de la aparición del cáncer. La localización del tumor dependerá del acontecimiento y de su vivencia (la interpretación emocional). El cáncer será por lo tanto una respuesta biológica a un conflicto no cerrado, un conflicto no gestionado.

El cáncer está principalmente ligado a **emociones inhibidas, profundo resentimiento** –a veces muy antiguo–, con relación a algo o una situación que me perturba aún hoy y frente a la cual **nunca me atreví a expresar mis sentimientos profundos**.

Aunque el cáncer puede declararse rápidamente después de un divorcio difícil, una pérdida de empleo, la pérdida de un ser querido, etc., habitualmente es el **resultado de varios años de conflicto interior, culpabilidad, heridas, penas, rencores, odio, confusión y tensión**. Vivo **desesperación, rechazo de mí**.

Me conforto y me engaño encontrando satisfacción en el exterior en vez de en mi interior, ya que tengo una **débil autoestima**. Entonces, me cuido de todo el mundo, **dejo de lado mis necesidades personales**. Ya que parece que la vida ya no me traiga nada y carezco de las ganas de vivir.

Un cáncer suele tener varios conflictos programantes y un desencadenante. Es importante ir desgranando el "complot" de conflictos, pero existe una urgencia, y en eso es importante un cambio radical en las actitudes, las decisiones, los pensamientos, sentimientos, comportamientos, reacciones que hemos llevado hasta ahora.

Mi voluntad de vivir se vuelve casi nula. Me siento inútil. "¿De qué sirve vivir?". Es la manera de acabar con la vida. Me autodestruyo y es un **suicidio disfrazado**.

Actitud que debe tomar el paciente: debo volver a tomar contacto con mi "yo" interior y aceptarme con amor tal como soy, con mis cualidades, mis defectos, mis fuerzas y mis debilidades. Acepto con amor dejar caer las viejas actitudes y costumbres morales. La aceptación con amor de mi enfermedad es esencial para que pueda "luchar". ¿Si yo rehuso aceptar con amor mi enfermedad, cómo me puedo curar? Abro mi corazón y tomo consciencia de todo lo que la vida puede traerme y en qué medida formo parte de ella. Recibiendo un tratamiento alopático, nutricional, emocional... con los cuales me siento a gusto, tendré el efecto de una armonización que me permitirá abrir mi consciencia a todas las maravillas de la vida y la belleza que me rodean, y fortalecerá así mi sistema inmunitario.

TABLA 2. EMOCIONES RELACIONADAS CON CÁNCERES ESPECÍFICOS	
EMOCIONES Y SENTIMIENTOS	TIPO DE CÁNCER
Rabia, ira. Relacionado con la cólera y su control	Hígado
Necesidad de descomponer algo con rabia y agresividad	Vesícula biliar
Miedos a expresar mi perturbación, pena interior	Laringe
Irritación interior frente a algo o alguien que me cuesta tolerar	Esófago
Situación que no soy capaz de digerir	Estómago
Algo indigerible relacionado con guardar y no expulsar	Colon
Contrariedad indigesta	Intestino delgado
Gran innominia tóxica y fifícil de digerir. Lo más grave desde el punto de vista de quien lo sufre	Páncreas
Miedos. Pérdida de referentes	Riñones
Conflicto de territorio. Marcaje del territorio	Vejiga
Conflictos en el hogar	Útero
Conflicto de pérdida, culpabilidad y golpe bajo	Ovarios
Conflicto de pérdidas en la familia, protección de la descendencia, sexualidad fuera de la norma	Próstata
Sentimiento intenso por la pérdida de un hijo	Testículos
Miedo a morir. Penas y tristezas profundas. Sentirse "ahogado" en la familia	Pulmón
Fuerte sentimiento de culpabilidad interior. El derecho en relación a hijos y el izquierdo con la pareja	Senos
Sentimiento de suciedad, estar "manchado"	Piel
Desvalorización profunda. No valgo nada	Huesos
Conflictos de urgencia (tiempo), impotencia ante algo o alguien. Todo va muy rápido o muy lento para lo que deseo	Tiroides
Desvaloricación profunda. Odio profundo dentro de mi. Conflictos de "sangre"	Leucemia
Falta de capacidad intelectual para afrontar un problema. Obstinación. Negarse a cambiar las viejas pautas. Viejas heridas y disgustos que se siguen alimentando.	Cerebral

2.2.3. PRODUCTOS QUÍMICOS

Ciertos productos utilizados para fabricar cosas que usamos pueden relacionarse con el cáncer.

Sustancias químicas hoy

Hasta hace algunos años con el término "sustancias químicas" se identificaban pocos productos, a lo sumo unos cien mil. Actualmente, el registro de la Sociedad Americana de Química recoge más de ciento cuarenta millones de sustancias, entre productos de síntesis y sustancias naturales. Entre los productos sintéticos, unos sesenta mil son de uso habitual en alimentos, cosmética, higiene personal, limpieza doméstica, juguetes, utensilios.

El primero en hablar sobre sustancias químicas y enfermedades fue Paracelso en la segunda mitad del siglo XVI, cuando relacionó la muerte de algunos mineros austríacos con la exposición a unos polvos específicos.

TABLA 3. ALGUNOS PRODUCTOS QUÍMICOS CON RELACIÓN CANCEROSA	
SUSTANCIA QUÍMICA	TIPO DE CÁNCER
Benceno	Leucemia
Amianto	Cáncer de pulmón
Amianto	Mesotelioma pleural
Cloruro de vinilo	Angiosarcoma hepático

Exposición a productos químicos en países industrializados

Con el aumento abusivo de los productos químicos en los países industrializados, también aumentó la aparición de diversas enfermedades, como el cáncer, las alergias o enfermedades pulmonares, entre otras:
- Algunas estadísticas de 1950 mostraban unas potenciales conexiones entre la contaminación de zonas industriales o urbanas respecto al aumento de enfermedades de varios tipos, incluso el cáncer.
- Los estudios sobre poblaciones que migran indican que los nuevos habitantes que llegan a los países más industrializados terminan presentando una frecuencia de aparición del cáncer parecida a los residentes de esos países.
- En la leche materna de las mujeres expuestas a altos niveles de contaminación, también se pueden encontrar las sustancias con las que la madre ha estado en contacto. Lo cual no impide que la leche materna siga siendo el alimento óptimo para los bebés y niños pequeños, pero es un dato significativo que resalta hasta qué punto los productos químicos ambientales influyen en la vida cotidiana.

Productos químicos de uso cotidiano

Aparte de las sustancias químicas procedentes de la industria, hay que tener en cuenta los productos de uso cotidiano para la higiene personal, cosméticos o productos de limpieza, que contienen sustancias con posible implicación en el riesgo de cáncer. Algunas de ellas están todavía en estudio y se describen a continuación:

- **Parabenos.** Son conservantes que impiden la contaminación por hongos y bacterias en los productos cosméticos y farmacéuticos.
  Presentes en: alimentos de larga conservación: cosméticos, jabones, detergentes, desodorantes, esmalte de uñas, entre otros.
- **Talco.** Es un mineral blando del grupo de los silicatos. Se utiliza en la fabricación de papel y cartulina, para lacas y pinturas, en la industria cerámica, como aditivo de gomas y plásticos. Evita el exceso de humedad en la piel.
  Presentes en: polvos de talco después de la ducha, antiguamente para el cambio de pañal del bebé, para perfumar, para secar la piel, como desodorante...
- **Ftalatos.** Son derivados del petróleo utilizados para que los plásticos sean flexibles, moldeables y difíciles de romper.
  Presentes en: materiales plásticos diversos: envases, ropa de plástico e impermeables, juguetes, inflables, pañales, algunos biberones y chupetes, utensilios de cocina, menaje del hogar, jabones y cosméticos, esmaltes de uñas, suelos de vinilo, adhesivos, detergentes, aceites lubricantes, plásticos de automóviles, mangueras de jardín...
- **Metales pesados.** Son un grupo de elementos químicos con propiedades metálicas: aluminio, antimonio, arsénico, bario, cadmio, cromo, cobalto, cobre, plomo, mercurio, níquel, selenio, estaño, vanadio...
  Presentes en: alimentos contaminados, cosméticos, bisutería...
- **Alquilfenoles.** Se emplean para producir agentes tensioactivos o detergentes, dispersantes, emulsionantes o humectantes; también como plastificantes. Permiten, por ejemplo, que el gel de baño haga espuma, o que los plásticos no se vuelvan amarillos.
  Presentes en: generación de espuma en cosmética, aditivos del plástico en chupetes, biberones o preservativos.
- **Propilenglicol.** También llamado glicol de propileno. Es un compuesto químico orgánico (propano-1,2- diol). Hace más solubles algunos compuestos y eleva el punto de congelación al añadirlo a los líquidos (efecto anticongelante).
  Presente en: detergentes, cera para suelos, champú, cosméticos, cremas, disolventes, pinturas, pegamentos, sellantes, industria metalúrgica, del papel, del textil, del curtido. Aditivo alimentario con nomenclatura E1520 en la cerveza, vino, conservas. En ciertos medicamentos permite que se disuelvan para ser inyectables. En los cigarrillos electrónicos hace soluble la nicotina.

2.2.4. EL TABACO

El tabaquismo es la principal causa evitable de cáncer en el mundo.

Tipos de cáncer relacionados con el tabaco

El tabaco es el factor de riesgo responsable de más del 25 % de los casos de cáncer de origen no genético, es decir debido a causas ambientales. El cáncer de pulmón es el principal tipo de cáncer que se relaciona directamente con el tabaco. Seguido de los cánceres de garganta (laringe), cavidad oral, pelvis renal, esófago, ano, pene, vejiga, riñón, páncreas, cuello uterino, estómago, útero y vulva. Respecto al cáncer de mama, los resultados de las investigaciones son diversos.

En un estudio a gran escala, se descubrió que el tabaquismo aumenta el riesgo de desarrollar cáncer de mama en las mujeres, especialmente en las mujeres que comenzaron a fumar antes de tener su primer hijo.

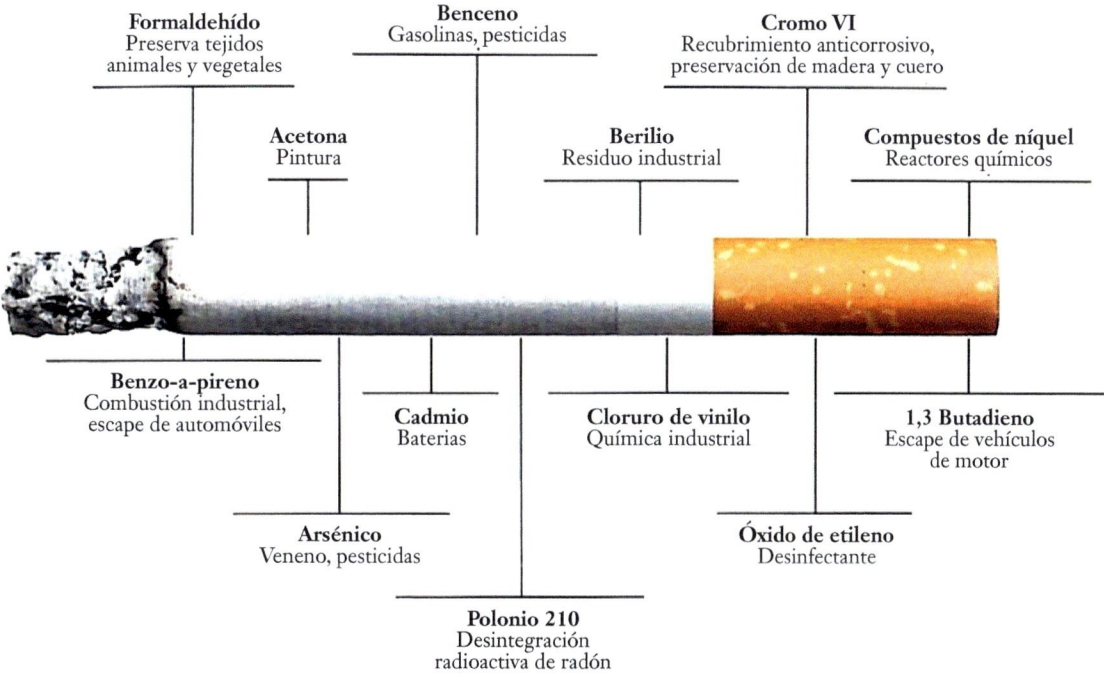

Figura 6. Algunas de las sustancias cancerígenas del humo del tabaco.

Daños del tabaco en las vías respiratorias

La toxicidad de las sustancias que contiene el humo del tabaco produce daños en el mecanismo de limpieza de las vías respiratorias:
- Inflamación local.
- Aumento progresivo de la mucosidad.
- Dificultan la limpieza del aparato mucociliar.
- Disminuyen la capacidad de absorción de oxígeno.

Con el tiempo, el daño oxidativo crónico en las células del aparato respiratorio, producido por la inflamación, las infecciones de repetición y la hipoxia provocan mutaciones del material genético (ADN), tanto de las propias células respiratorias, como de las células de otros tejidos y órganos. Estas mutaciones son el origen potencial de un cáncer.

Dosis de tabaco

No existe una dosis segura de tabaco, ni hay un número mínimo de cigarrillos para iniciar el daño del tabaco sobre el organismo o una cantidad máxima por debajo de la cual no se corra ningún riesgo. Existe simplemente el factor humo, es decir, según la relación entre la dosis de tabaco y el tiempo de consumo, aumenta de manera exponencial el riesgo de enfermar; a lo que se suman además otros factores negativos ambientales, genéticos o de constitución individual.

Por ejemplo, al pasar la mayor parte del tiempo en ambientes cerrados, el humo de un solo cigarrillo alcanza rápidamente concentraciones peligrosas en el aire, incluso para quien es solo fumador pasivo. En pocas palabras, fumar menos no sirve para reducir el riesgo. La meta en cuanto a prevención de la salud es únicamente la ausencia definitiva y no repetible de consumo. No existe ningún producto del tabaco que sea seguro. Consumir otros productos del tabaco que no sean los cigarrillos, por ejemplo, los puros o el tabaco en pipa, no elude el riesgo para la salud.

Tabaquismo pasivo

Se considera fumador pasivo o fumador involuntario a la persona que respira el humo que exhalan otras personas fumadoras. El tabaquismo pasivo es igualmente peligroso. Entre sus efectos nocivos se incluyen:

- Alteraciones respiratorias, cardíacas y otorrinolaringológicas, con mayor frecuencia que los no fumadores.
- Riesgo de padecer cáncer de pulmón incrementado en un 35 % respecto a los no fumadores.

Beneficios de dejar de fumar

Según la Sociedad Estadounidense para el estudio del Cáncer:
- Dejar de fumar antes de los treinta y cinco años disminuye en un 90 % los efectos nocivos del tabaco; antes de los cincuenta años, reduce esos efectos a la mitad; y antes de los sesenta años, alarga de manera significativa la expectativa de vida.
- A los cinco años de dejar de fumar, el riesgo de padecer cáncer de boca, garganta, esófago y vejiga disminuye a la mitad.
- A los diez años de dejar de fumar, el riesgo de morir por cáncer de pulmón es casi la mitad que las personas que aún fuman.

Cuando las personas diagnosticadas de cáncer de pulmón dejan de fumar, duplican las probabilidades de curación, ya que el efecto del tabaco disminuye la eficacia de la quimioterapia y la radioterapia. En cambio, la persona que ha superado un cáncer, pero sigue fumando, duplica la probabilidad de volver a padecer la enfermedad.

Cómo dejar de fumar

Es importante considerar el tabaquismo como una enfermedad y el hecho de dejar de fumar como una terapia. La principal dificultad para dejar de fumar es la adicción a la nicotina del tabaco. La prueba de Fagerström se utiliza para evaluar el grado de dependencia física a la nicotina, lo cual permite conocer cuál es la situación inicial de la que parte el paciente. Debido a esta adicción a la nicotina, la persona que deja de fumar debe afrontar las crisis de abstinencia, principalmente durante las primeras tres a cuatro semanas. Para ello, hay tratamientos que pueden ayudar a superar las crisis de abstinencia.

Existen distintos métodos para dejar de fumar, pero el principio es común en todos: la fuerza de voluntad y la autodeterminación; sin olvidar la ayuda experta de los profesionales de la salud.

2.2.5. EL ALCOHOL

Beber alcohol se asocia a mayor riesgo de diversos tipos de cáncer.

Daños del alcohol

El alcohol etílico (etanol) es perjudicial para la salud en cualquiera de sus formas y cantidad. Actúa como una potente droga psicoactiva y además produce toxicidad celular. El motivo es que el **etanol** y el **acetaldehído** dañan el ADN de nuestras células saludables. La primera es una sustancia presente en el alcohol y la segunda es una que produce nuestro cuerpo cuando entra en contacto con este. Asimismo, el alcohol en grandes cantidades puede producir un exceso de estrógenos relacionados con el cáncer de mama, de ovarios y de útero.

El alcohol también empeora el sistema inmune y dificulta la absorción de algunas vitaminas encargadas de luchar contra el cáncer como la vitamina A, C, D y E.

Las paredes de las células son altamente permeables al etanol, de forma que una vez que se ingiere y llega a la sangre entre 30 y 90 minutos después, es capaz de penetrar con mucha facilidad en casi cualquier tejido del organismo.

Igual que en la mayoría de las sustancias tóxicas, el alcohol es depurado (detoxificado) en el hígado. La encima responsable de metabolizar el alcohol se llama alcohol deshidrogenasa. Su acción en las células hepáticas es muy limitada, tanto que el Fondo Mundial para la Investigación sobre Cáncer (FMIC) en su informe de 2018 afirma que no se puede determinar un cuantitativo mínimo que no resulte perjudicial para el organismo.

Efectos del alcohol en los tejidos

- En la boca y la garganta genera inflamación crónica que progresivamente impide la reparación de las células dañadas.
- En el hígado altera las células hepáticas (hepatocitos), alterando la estructura del tejido (cirrosis hepática) hasta llegar a la neoplasia.
- En el intestino, principalmente en el colon, se transforma en acetaldehído que impide la absorción de los folatos (agentes protectores)
- En la mama aumenta los niveles de estrógenos.

Alcohol y cáncer

El alcohol está reconocido como sustancia de comprobada acción cancerígena desde 1988 por la Agencia Internacional para la Investigación del Cáncer (IARC) y por el Fondo Mundial para la Investigación del Cáncer (FMIC), incluso por debajo del umbral mínimo de consumo.

Se ha relacionado el alcohol con seis de cada cien cánceres debidos a causas ambientales (no genéticas): aproximadamente el 10 % de todos los cánceres en el hombre, el 3 % en las mujeres y más del 5 % del cáncer de mama. También según una investigación en la Universidad de Otago (Nueva Zelanda), al menos el 6 % de las muertes de cáncer en el mundo son debidas únicamente a la ingesta de alcohol. Al respecto, son interesantes las investigaciones llevadas a cabo por la Universidad de Milán (Italia) y Heidelberg (Alemania) con una muestra de mujeres: 44.552 que no consumían alcohol y 77.539 que tomaban alcohol de manera moderada. Muestra suficiente para obtener conclusiones significativas, estos estudios confirman un incremento del 5 % del cáncer de mama en las mujeres que toman un vaso de vino al día, y del 40-50 % en las que llegan a tomar hasta tres o más vasos.

Alcohol y cáncer

La evidencia científica vincula el alcohol como factor de riesgo específico en los siguientes tipos de cáncer:

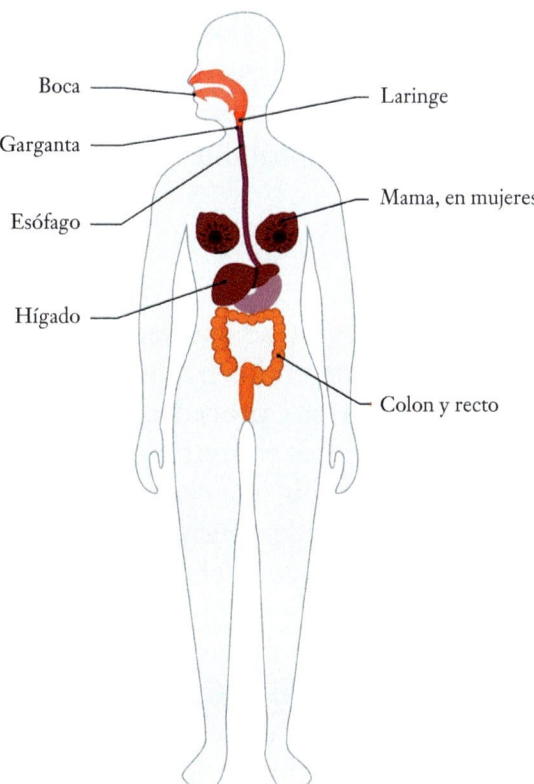

Figura 7. Cáncer asociado al consumo de alcohol, según el Instituto Nacional del Cáncer

¿Cuánto tiempo nos lleva eliminar el alcohol de nuestro cuerpo?

El alcohol comienza a aparecer en la sangre a los cinco minutos de haberlo bebido y alcanza su máximo nivel entre los 30 y los 90 minutos tras su ingesta. Tardará más o menos tiempo en desaparecer dependiendo de distintos factores:
- La cantidad y rapidez con la que se bebe.
- Las características del alcohol (fermentado, destilado, combinado con gaseosas...).
- Tener el estómago lleno o vacío.
- La edad, el sexo y el peso del consumidor.
- La hora del día (la eliminación del alcohol es más lenta durante las horas de sueño).
- El estado anímico.
- La combinación del alcohol con medicamentos o drogas.

Combinación de alcohol y tabaco

La combinación de alcohol y tabaco amplifica el riesgo de cáncer por un fenómeno de ataque coordinado. El consumidor de alcohol que no fuma tiene un 32 % más de probabilidades respecto a la media de desarrollar un cáncer de la cavidad oral y de la garganta. Si ese mismo consumidor empieza a fumar, el porcentaje se multiplica por 10, es decir, un 320 % más de probabilidades de padecer este tipo de cáncer.

El resveratrol

El resveratrol es una sustancia que se encuentra en la piel de los granos de la uva, especialmente en la uva negra, en los frutos secos y en las frutas del bosque. También se encuentra en el vino tinto, procedente de la uva negra.

Se le atribuyen efectos protectores sobre todo para el sistema cardiocirculatorio. La cuestión es que para conseguir una cantidad de resveratrol suficiente para obtener su efecto beneficioso hay que consumir entre 4 y 5 litros de vino tinto cada día, lo cual aumenta el efecto tóxico del etanol (alcohol etílico presente en las bebidas alcohólicas), ya que el daño por el etanol no está únicamente relacionado con la toxicidad de la molécula sino, sobre todo, con la cantidad.

Por otro lado, la revista científica British Medical Journal publicó que los estudios sobre los beneficios cardiovasculares del consumo moderado de alcohol, tenían sesgos importantes en la selección de los grupos de personas estudiados, por lo que sus conclusiones no eran aplicables al conjunto de la población. Además,

la Asociación Americana del Corazón aclara que no hay pruebas científicas suficientes para afirmar que el vino (u otras bebidas alcohólicas) aporten beneficios
diferentes a los que podrían aportar otras medidas de estilo de vida y, por lo tanto,
no se puede recomendar el consumo de alcohol para prevenir enfermedades cardiovasculares.

2.2.6. LA OBESIDAD

*Al prevenir la obesidad también se previenen los cánceres relacionados con el exceso de
peso y de grasa corporal.*

Obesidad y sobrepeso

La Organización Mundial de la Salud define la obesidad como la *"acumulación anormal o excesiva de grasa que supone un riesgo y puede ser perjudicial para la salud"*.
Mediante el cálculo del índice de Masa Corporal (IMC), el sobrepeso se define
como un IMC igual o superior a 25 kg/m2 y la obesidad como un IMC igual o superior a 30 kg/m2.
Los agentes implicados en el aumento de peso son diversos y heterogéneos:
metabólicos, hormonales, conductuales, etcétera. El primer factor de riesgo del
aumento de peso es una dieta rica en azúcares de alto índice glucémico y alto contenido energético, unida a una disminución del ejercicio físico.

Enfermedades relacionadas con la obesidad

La obesidad es una enfermedad en sí misma que actualmente afecta a más de 650
millones de adultos, según la OMS. Y, además, la obesidad actúa como cofactor en
gran número de enfermedades secundarias: hipertensión, síndrome metabólico,
infarto de miocardio, ictus, problemas de reproducción, apneas del sueño y cáncer.

Obesidad y cáncer

La Agencia Internacional para la Investigación del Cáncer (IARC) considera que
el 5 % de los casos de cáncer en general son atribuibles a la obesidad: el 3,5 % en los
hombres y el 6,5 % en las mujeres. Los principales tipos de cáncer evitables vinculados con la obesidad son: colorrectal, mama, endometrio y vesícula biliar.

¿Qué tipos de cáncer están relacionados con la obesidad?

Tener sobrepeso y tener obesidad se vincula a un mayor riesgo de presentar 13 tipos de cáncer. Estos incluyen:

- Adenocarcinoma de esófago.
- Cáncer de mama (en mujeres que hayan pasado por la menopausia).
- Cáncer de colon y recto.
- Cáncer de útero (matriz).
- Cáncer de vesícula.
- Cáncer de estómago (parte superior).
- Cáncer de riñones.
- Cáncer de hígado.
- Cáncer de ovario.
- Cáncer de páncreas.
- Cáncer de tiroides
- Meningioma (un tipo de cáncer del cerebro).
- Mieloma múltiple.

Otros factores de riesgo también pueden contribuir a estos cánceres. Algunos de estos factores de riesgo son niveles hormonales, cambios (llamados mutaciones) en los genes, infecciones a largo plazo y el consumo de alcohol y tabaco. Tener sobrepeso u obesidad no significa que alguien definitivamente vaya a presentar cáncer. Pero sí significa que la persona tiene más probabilidades de presentar cáncer que si hubiese mantenido un peso saludable.

¿Cómo podría la obesidad aumentar el riesgo de cáncer?

Se indicaron varios mecanismos posibles para explicar cómo la obesidad podría aumentar los riesgos de algunos tipos de cáncer.

- El tejido adiposo (graso) produce cantidades excesivas de estrógeno, cuyos niveles altos se relacionaron con un aumento de riesgo de cánceres de mama, endometrio, ovario y de otros tipos.
- Las personas con obesidad a menudo tienen un aumento en las concentraciones de insulina y del factor de crecimiento similar a la insulina-1 (IGF-1) en la sangre. Las concentraciones altas de insulina, una afección conocida como hiperinsulinemia, se debe a la resistencia a la insulina y aparece antes de la diabetes de tipo 2, otro conocido factor de riesgo de cáncer. Es probable que las concentraciones altas de insulina y del IGF-1 promuevan la formación de cánceres de colon, riñón, próstata y endometrio.

- Las personas con obesidad suelen tener afecciones inflamatorias crónicas, como cálculos biliares o esteatosis hepática no alcohólica (enfermedad de hígado graso no relacionado con el consumo de alcohol). Estas afecciones a veces causan estrés oxidativo, que conduce a daños en el ADN y aumenta el riesgo de cáncer de sistema biliar y otros tipos de cáncer.
- Las células grasas producen hormonas llamadas adipocitocinas que estimulan o impiden la multiplicación celular. Por ejemplo, la concentración sanguínea de una adipocitocina llamada leptina aumenta según la cantidad de grasa corporal. A su vez, las concentraciones altas de leptina promueven la proliferación anormal de las células. Otra adipocitocina, la adiponectina, es menos abundante en las personas con obesidad que en las personas con peso saludable. Es posible que la adiponectina proteja contra la formación de tumores.

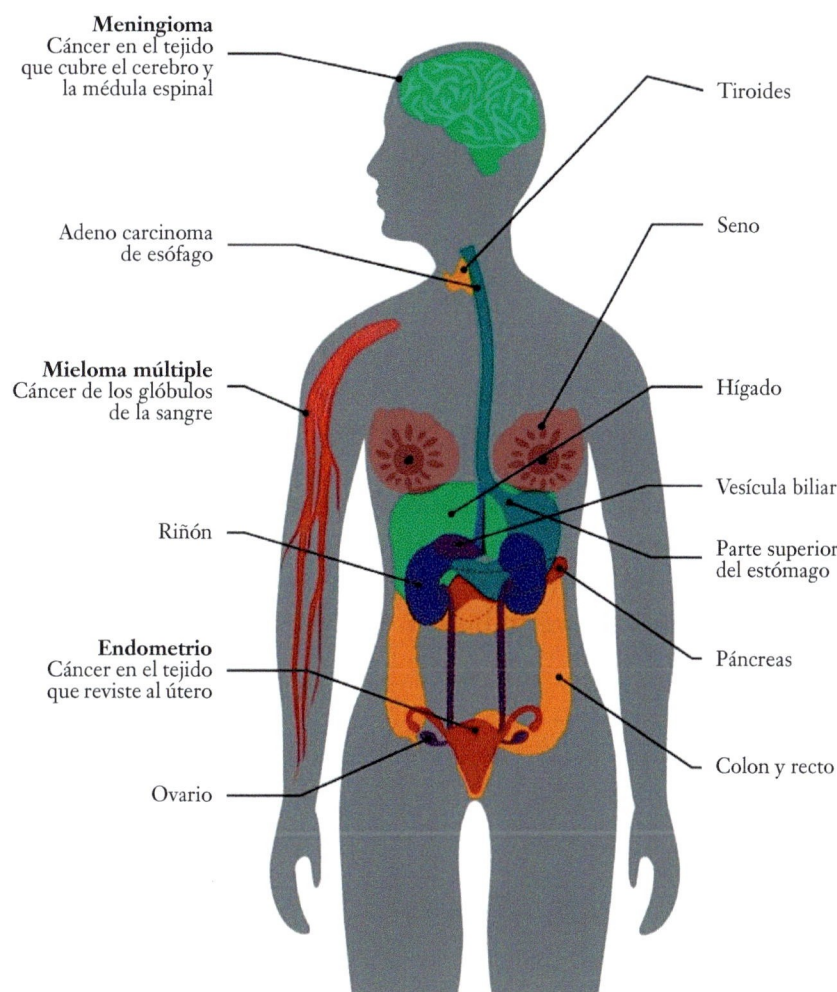

Figura 7. Cánceres asociados con obesidad y sobrepeso, según el Instituto Nacional del Cáncer

- Las células grasas también tienen efectos directos e indirectos sobre otros reguladores metabólicos y de la multiplicación celular. El blanco de la rapamicina en los mamíferos (mTOR) y la proteína cinasa activada por el monofosfato de adenosina (AMP) son ejemplos de estos reguladores metabólicos.

Otros posibles mecanismos por los cuales la obesidad quizás influya en el riesgo de cáncer incluyen la disminución de la inmunidad antitumoral y los cambios en las propiedades mecánicas de la matriz extracelular que rodea los tumores en desarrollo.

Además de los efectos biológicos, la obesidad causa también problemas para detectar y controlar el cáncer. Por ejemplo, las mujeres con sobrepeso u obesidad tienen un aumento del riesgo de cáncer de cuello uterino en comparación con las mujeres con un peso saludable. Es probable que esto ocurra porque las pruebas de detección del cáncer de cuello uterino son menos eficaces en estas personas.

2.2.7. LA ALIMENTACIÓN

La dieta es la principal causa de cáncer no genética.

Cada vez que nos alimentamos entramos en contacto con sustancias potencialmente cancerígenas. Algunas de estas sustancias se encuentran de forma natural en alimentos que no podríamos ni imaginar. Es el caso de los nitratos en las espinacas, de las hidralazinas en las setas o de los alcaloides en la patata, aunque ninguno de ellos supone un riesgo cuando se consumen de forma moderada y en una dieta variada.

Diferente es cuando ingerimos un mismo alimento de manera continuada o combinamos varios alimentos que tienen un alto poder cancerígeno. Muchas veces no es el alimento en sí el que provoca el riesgo de cáncer, sino el proceso de preparación y conservación del mismo (ver tabla 3).

TABLA 4. CARCINÓGENOS EN LA DIETA		
ALIMENTOS	PROCESOS	SUSTANCIAS CANCERÍGENAS QUE SE ENCUENTRAN
Carne y pescado	Cria en cautividad	Antibióticos y hormonas
Carne y pescados fritos	Preparación a elevada temperatura	Aminas aromáticas heterocíclicas
Carne y pescado a la brasa	Preparación a elevada temperatura	Hidrocarburos aromáticos policíclicos
Carne y pescado ahumados	Ahumado	Hidrocarburos aromáticos policíclicos
Embutidos	Conservación	Nitrosaminas
Patatas fritas	Preparación a elevada temperatura	Acrilamina
Lácteos	Manipulación humana que transforma la leche en un cotel de tóxicos	Caseína, IGF-1, plaguicidas, antibióticos, sulfonamidas, nitrofuranos, fasciolicidas...
Azúcares	Proceso de refinado	Cal, gas carbónico, dióxido de azufre, áltamente acidificante y ladrón de vitaminas y minerales.
Cereales y frutos secos	Enmohecimiento por conservación inadecuada	Micotoxinas

En aquellos lugares donde se consume, por ejemplo, gran cantidad de carne y pescado procesados, se observa un elevado porcentaje de cáncer, sobre todo de colon. También en aquellos sitios donde los cereales y frutos secos se conservan en condiciones pésimas, se produce un aumento de cáncer, sobre todo de hígado, relacionado con las micotoxinas (aflatoxinas), que son producidas por el moho que ataca a los mismos.

Frente a tantas sustancias cancerígenas, disponemos de muchas otras con propiedades anticancerígenas y de esto se hablará en el capítulo 3.

Al hablar de sustancias alimenticias que podrían ser potencialmente carcinógenas es necesario mencionar a los **edulcorantes artificiales.** El debate acerca de si provocan cáncer o no sigue abierto desde hace más de 40 años y todavía no tenemos una respuesta totalmente clara en un sentido o en otro.

Los estudios que han encontrado consecuencias dañinas como resultado del uso de dichos productos han sido realizados únicamente en ratones y no se han replicado en humanos, lo cual limita la relevancia de los datos obtenidos. Por este motivo, **la FDA (Administración de Alimentos y Medicamentos de los Estados Unidos) ha rehabilitado en estos últimos años algunos productos como la sacarina, que previamente había sido retirada del mercado.**

Hay que tener en cuenta que otros productos como el **aspartamo**, además del **riesgo relacionado con el cáncer**, podrían ser peligrosos por otros motivos. Por ejemplo, para las personas que tienen trastornos genéticos que no permiten la eliminación adecuada de la sustancia desde el cuerpo (fenilcetonuria).

Hasta que el debate científico no se dilucide con claridad, la precaución aconseja eliminar o limitar el consumo de esta clase de productos.

Edulcorantes artificiales contenidos en más de 4.500 alimentos de la industria alimentaria

1. Aspartamo
2. Sacarina
3. Sucralosa
4. Acesulfamo de potasio
5. Ciclamato

Alimentación fisiológica

Ninguna práctica preventiva o curativa contra el cáncer podrá resultar efectiva si no rectificamos los hábitos nocivos que nos atiborran de tóxicos y nos privan de sustancias esenciales para la buena química corporal. Si nos damos cuenta de esto (y modificamos hábitos), habremos hallado la génesis (y al mismo tiempo la solución) de gran parte de los modernos problemas de salud: el ensuciamiento corporal crónico.

Las mal llamadas "enfermedades", son apenas un síntoma del "ensuciamiento corporal", estado generado por una combinación de factores:

- **Malfunción de los órganos de eliminación** (sobre todo intestino permeable e hígado y riñones colapsados).
- **Crónica sobrecarga tóxica** (alimentos no fisiológicos, modernas parasitosis, contaminantes químicos).
- **Estado de acidosis corporal** (desorden ácido-alcalino).
- **Baja inmunología** (por colapso hepático, desorden nutricional, toxemia, exceso de exigencias).
- **Flora intestinal desequilibrada** (por antibióticos alimentarios y medicinales, alimentos refinados y aditivados, falta de fibra, carencia enzimática, conservantes, parasitosis).
- **Disfunciones hormonales** (menopausia, andropausia, resistencia a la insulina, parasitosis, desorden tiroideo).
- **Exceso de fósforo** (consumo de lácteos, gaseosas, soja, conservantes, fertilizantes, aditivos).

- **Carencia de nutrientes esenciales** (magnesio, silicio, AGE, enzimas, vitaminas, oligoelementos, mucílagos).
- **Represión de síntomas** (abuso de medicamentos).
- **Exceso de estímulos** (carencia de reposo adecuado).
- **Sedentarismo** (falta de actividad física y oxigenación).

Para resolver esto, es obvio que **debemos corregir el desorden nutricional**, principal responsable de dicho caos orgánico. Tan importante como las cosas que conviene introducir en la dieta, son aquellas que deben eliminarse. A menudo los beneficios de los nuevos aportes, son neutralizados por el nefasto efecto de los alimentos artificializados y ensuciantes que seguimos ingiriendo a diario.

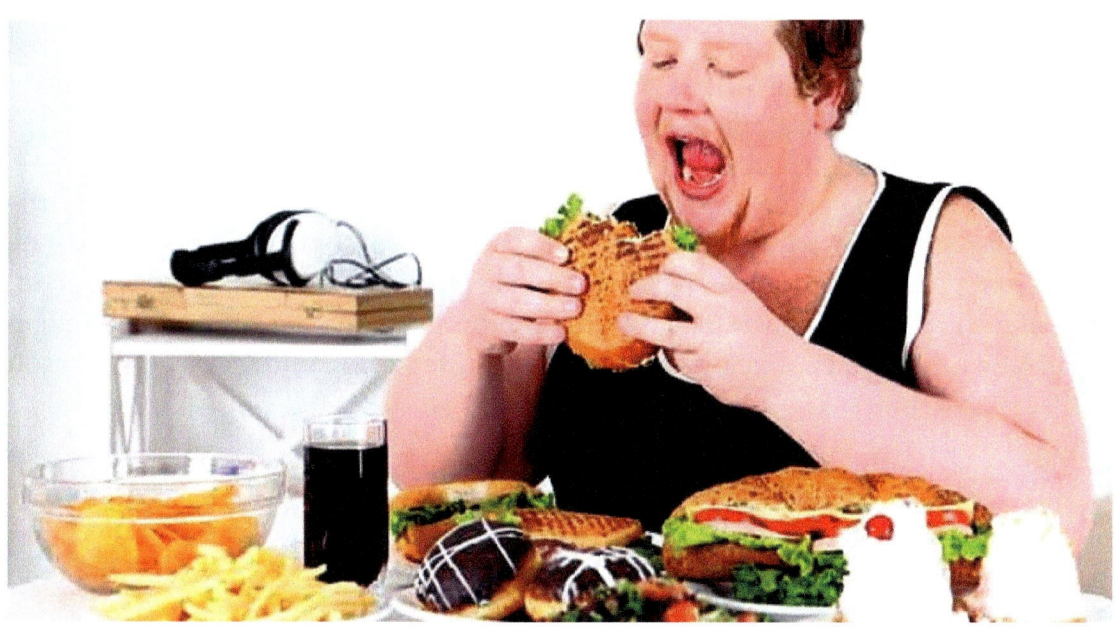

Foto 2. Nutrición desequilibrada y riesgo potencial de cáncer

2.2.8. CONSUMO DE DROGAS

A los conocidos efectos perjudiciales de las drogas se suma también un mayor riesgo de cáncer.

Drogas y cáncer

Además de los evidentes efectos perjudiciales de las drogas, han sido necesarios muchos años de investigación para demostrar que, además de su toxicidad, poseen también una acción cancerígena.

- Una investigación de la Universidad de Pisa (Italia) es el único estudio en el mundo con más de tres años de duración que ha demostrado la acción dañina de la cocaína y del éxtasis en el ADN de las cobayas (https://www.cnr.it/it/comunicato-stampa/4067/cancro-e-mutazioni-genetiche-ecco-i-dann¡-provocati-da-cocaina-ed-ecstasy).
- La marihuana (su principio activo es el tetrahidrocanabinol) fumada puede incrementar el riesgo de padecer cáncer de boca y pulmón, igual que ocurre con el humo del tabaco.

Independientemente de la toxicidad de cada sustancia, el uso continuo de drogas como el cannabis, cocaína, anfetaminas, barbitúricos, opioides, drogas alucinógenas... está relacionado con el incremento de la incidencia de ansiedad y depresión, así como con una disminución del sistema inmunitario que puede relacionarse con un mayor riesgo de cáncer. Los mecanismos que relacionan drogas y cáncer son sutiles y requieren más investigaciones.

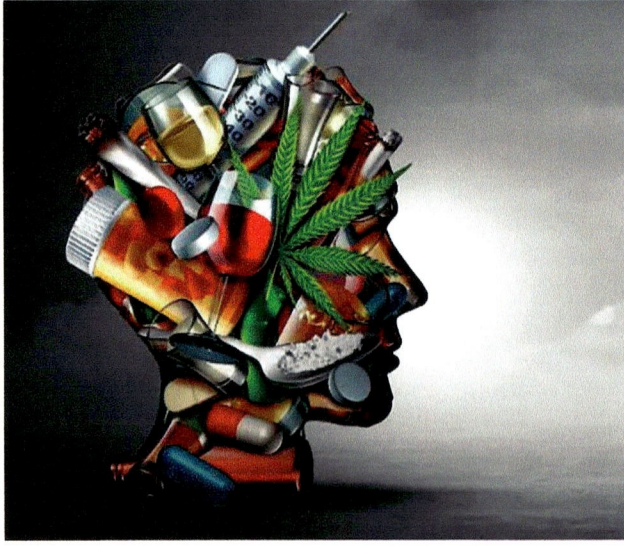

Figura 9. Consumo de drogas: riesgo potencial de cáncer

2.2.9. CONSUMO DE FÁRMACOS

Los fármacos citotóxicos destruyen las células cancerígenas, pero tienen efectos secundarios también sobre las células sanas.

Efectos secundarios

Los avances en farmacología han logrado disponer de medicamentos que aportan inmensos beneficios para los cuidados de la salud, logrando vencer enfermedades de las que antaño era impensable su curación. No obstante, es inevitable tener en cuenta los posibles efectos secundarios farmacológicos. Por eso, la Organización Mundial de la Salud promueve el uso racional de los medicamentos, que aboga por la coherencia de la prescripción de fármacos, basada en el criterio científico y en el trato individual y personalizado de cada paciente.

Un caso destacado, en relación con los efectos secundarios, son algunos de los fármacos citostáticos utilizados en tratamientos de quimioterapia contra el cáncer. Algunos de estos medicamentos quimioterápicos están clasificados por la Agencia Internacional para la Investigación del Cáncer (IARC) con diferentes grados de potencial efecto cancerígeno. Esto se debe, explicándolo de modo muy simplificado, a que los compuestos químicos de dichos fármacos atacan las células cancerígenas, pero también ocasionan daños en las células sanas, que se traducen en los efectos secundarios de la quimioterapia.

Algunas pacientes que han recibido tratamiento con quimioterapia por cáncer de seno, por ejemplo, tiempo después tienen un mayor riesgo de padecer un cáncer secundario (cáncer de mama, de las glándulas salivales, de esófago, de estómago, de colon, de útero...).

Por supuesto, ante la decisión de iniciar un tratamiento con quimioterapia, siempre se tiene en cuenta que los beneficios del tratamiento superen con creces sus potenciales riesgos.

Para evitar el máximo posible de efectos nocivos, se deben seguir extrictamente todos los consejos que dan en esta obra. De esta manera, nuestro organismo contará con el mayor potención para enfrentarse no solo al cáncer, sino a los tratamientos contra él.

El enfoque debería centrarse en prevenir y combatir esos posibles efectos secundarios, al mismo tiempo que se combate la enfermedad con todos los medios naturales posibles.

2.2.10. FALTA DE SUEÑO

Algunos estudios relacionan la falta de sueño con mayor riesgo de cáncer.

Hábitos de sueño

El estilo de vida actual, con ritmos de vida frenéticos y agotadores horarios de trabajo, ha reducido el tiempo que se dedica al descanso nocturno, afectando a la cantidad y la calidad del sueño. Un sueño reparador debería durar unas siete a nueve horas para los adultos y nunca debería estar por debajo de las seis horas. Además, el inicio del descanso no debería demorarse más tarde de la medianoche.

Los trabajadores de turnos nocturnos han sido objeto de estudio en la relación del sueño con el cáncer. Según varios estudios comparativos, la falta de sueño puede tener relación con el cáncer. Por ejemplo, las mujeres que no duermen las horas suficientes tienen mayor tendencia a la obesidad y a un elevado riesgo de padecer cáncer de mama.

Melatonina

La melatonina es una hormona producida principalmente por la glándula pineal del cerebro, que participa por una gran variedad de procesos celulares, neuroendocrinos y neurofisiológicos, por ejemplo, el control del ciclo diario del sueño.

La producción de melatonina se lleva a cabo de forma fisiológica entre las 22:00 y las 05:00 horas, según el cronotipo. Su función es reforzar el sistema inmunitario para combatir los daños de los radicales libres e impedir las infecciones, las inflamaciones y el decaimiento cerebral tras daño neuronal. Su presencia también tiene efectos en el sentido del humor y los niveles de energía de la persona. Un estado depresivo o apático está directamente relacionado con bajos niveles de melatonina ya que, al despertar, esta es inversamente proporcional a la producción de serotonina, la hormona de la seguridad.

- Existe una conexión entre la falta de sueño, el cáncer de colon y el cáncer de mama más agresivo.
- Se ha demostrado la relación entre los trastornos del sueño y enfermedades neurodegenerativas e infarto de miocardio.

2.2.11. MEDIOAMBIENTE

Reducir la contaminación medioambiental en general previene el cáncer.

Al respirar aire contaminado, las partículas penetran en diferentes partes de los pulmones según su tamaño.

La eliminación de residuos por combustión que vierten las incineradoreas a la atmósfera contienen sustancias químicas, incluidas algunas que pueden ser cancerígenas.

Algunos plaguicidas son reconocidos como potencialmente cancerígenos.

Las radiaciones electromagnéticas, subatómicas, no ionizantes, ionizantes, en mayor o menor medida afectan a la salud y pueden ser cancerígenas.

Influencia del medio ambiente

Cuando se consideran las causas no genéticas del cáncer, se distingue entre aquellas ligadas al estilo de vida y las causas ambientales.

Las posibles causas genéticas son poco o nada modificables por las elecciones individuales, pero representan un menor porcentaje entre el total de las causas de cáncer. Sin embargo, las causas relacionadas con el estilo de vida y el medio ambiente son en gran medida evitables, y la capacidad del individuo para prevenirlas, o no, es determinante en el origen de la enfermedad.

Hasta este punto se han resumido las principales causas relacionadas con el estilo de vida. En las páginas que siguen se describen las causas posibles de cáncer que se vinculan al ambiente que nos rodea.

Aunque aparentemente una persona no puede hacer casi nada para evitar las causas ambientales de cáncer sí puede tomar conciencia y asumir comportamientos ambientales responsables; así puede beneficiarse en su entorno inmediato. Estas acciones y decisiones positivas de cada individuo podrían llegar a ser las de todo un colectivo.

La contaminación medioambiental

Se entiende por contaminación medioambiental la alteración del ecosistema y las causas que lo provocan. Entre los agentes contaminantes encontramos: la contaminación por polvo o radiaciones, contaminación luminosa y acústica, contaminación del aire, del agua o de la tierra, entre otras.

Es un problema global de gran actualidad que comenzó con la revolución industrial a finales del siglo XIX y ha llegado a su máximo apogeo en los últimos cuarenta años. Si se tratara de una enfermedad, la contaminación medioambiental se podría considerar la pandemia de nuestros días.

Partículas en suspensión

El tipo de contaminación medioambiental más conocida es la contaminación atmosférica. Esta es producida tanto por la actividad humana, industrias, vehículos de motor, grandes medios de transporte, sistemas de calefacción, como por actividad natural, por ejemplo, polvo expulsado por volcanes o polen por floración de plantas, entre otros.

Las partículas en suspensión más conocidas son los hidrocarburos aromáticos policíclicos (HAP). La combustión de los derivados del petróleo y el carbón los liberan al ambiente en forma de partículas microscópicas pero perjudiciales para la salud.

Estas partículas en suspensión permanecen en el aire y se acumulan, sobre todo en invierno y cuando no hay viento ni lluvia. Su concentración es mayor en los centros urbanos y en las áreas industrializadas. Los niveles de estas partículas se controlan con aparatos específicos y los límites están regulados por normas determinadas. Por ejemplo, cuando se superan los umbrales de seguridad, en algunos países se limita el tráfico en las ciudades.

Los nombres técnicos de estas partículas en suspensión son PM10 y PM2,5 (del inglés particulate matter):

- PM10: son pequeñas gotas sólidas y líquidas con un diámetro inferior a 10 micras (1 micra es una milésima de milímetro). Son peligrosas para la salud porque se inhalan con facilidad y se depositan en las vías aéreas más grandes (laringe, tráquea) alterando su correcta función.
- PM2,5: son partículas aún más pequeñas, con un diámetro de unas 2,5 micras. Pueden introducirse en el organismo incluso donde no llegan las otras partículas PM10, por ejemplo, a los bronquios, los alveolos y la sangre. Su acción tóxica puede influir a nivel local y de todo el cuerpo (sistémica).

Exposición crónica

La exposición crónica a niveles altos de PM10 y PM2,5 puede producir:

- Enfermedades respiratorias en primer lugar, como asma, bronquitis y alergias.
- Cáncer: varios estudios epidemiológicos han demostrado un mayor riesgo de enfermar de cáncer en el sistema respiratorio, como de leucemias y linfomas.

2.2.12. ENFERMEDADES INFECCIOSAS

Las infecciones origen de algunos cánceres suelen relacionarse con malas condiciones socioeconómicas, sanitarias o culturales, que se podrían prevenir.

Cáncer originado por agentes infecciosos en el mundo

De forma general, se calcula que uno de cada seis cánceres está originado por agentes infecciosos. En otros términos, de los catorce millones de cánceres que suceden en un año en todo el mundo, dos millones serían de origen infeccioso.

La mayor parte de casos está localizada en los países en vías de desarrollo, con una prevalencia de tres a diez veces mayor que en los países económicamente desarrollados. Según la OMS, los agentes infecciosos son la causa de casi el 22 % de las muertes por cáncer en los países en vías de desarrollo y el 6 % en los países industrializados.

- En las mujeres el cáncer de origen infeccioso más común es el del cuello del útero. En los países en vías de desarrollo representa el segundo tipo de cáncer que padecen las mujeres.
- En los hombres el 80 % de los cánceres de origen infeccioso son el cáncer de hígado y estómago.

Agentes infecciosos causantes de cáncer

Los agentes infecciosos que se relacionan con el origen de ciertos tipos de cáncer son los siguientes:
- Virus de la hepatitis B (VHB).
- Virus de la hepatitis C (VHC).
- Virus del papiloma humano (VPH).
- Virus de la inmunodeficiencia humana (VIH).
- Bacteria Helicobacter pylori.
- Herpesvirus humano 8 (VHH-8).
- Virus Epstein-Barr (VEB).

Prevención del cáncer de origen infeccioso

Al ser causados por agentes infecciosos, algunos de estos cánceres se pueden considerar evitables si se logran prevenir o eliminar las infecciones que los originan; por lo tanto, constituyen esa pequeña parte de la enfermedad por cáncer que podría ser de alguna manera evitable.

Las diferentes vacunas y terapias que se conocen son:

• Vacuna contra el virus del papiloma humano

El VPH es responsable del cáncer del cuello del útero, que se administra a niñas alrededor de los once años.

• Vacuna contra el virus de la hepatitis B

Que se recomienda administrar a los bebés recién nacidos y en diferentes pautas durante los primeros meses de vida; o también a los adultos que viajen a zonas de riesgo elevado de contagio, profesionales sanitarios o pertenecientes a colectivos con riesgo de contagio por vía sexual o por intercambio de sangre o fluidos (incluidas las inyecciones).

• Terapia antibiótica específica vía oral

Con combinación de varios fármacos, para la erradicación del Helicobacter pylori en personas a quienes se detecta esta bacteria en el estómago.

TABLA 5. VIRUS Y CÁNCER	
AGENTE INFECCIOSO	CÁNCER ASOCIADO
VHB	Hepatocarcinoma
VHC	Hepatocarcinoma
VPH	Cáncer de cuello de útero
Helicobacter pylori	Cáncer de estómago
VIH + VHH-8	Sarcoma de Caposi
VIH + VEB	Linfoma de Burkitt

Hepatitis C y cáncer

Para otros como el virus de la hepatitis C, causante a largo plazo del hepatocarcinoma, no existe todavía una vacuna eficaz. Por este motivo, sigue siendo una infección extremadamente grave, responsable del aumento del riesgo de cáncer entre veinte y cuarenta veces más que las personas no infectadas.

El mecanismo por el cual este virus ocasiona cáncer de hígado es lento y a menudo inexorable: la infección aguda causa hepatitis, si la hepatitis se cronifica conduce a la cirrosis hepática (destrucción del tejido hepático) y estos cambios cirróticos preparan el camino para que se origine un cáncer de hígado (carcinoma hepatocelular o hepatocarcinoma).

Existen fármacos cuya finalidad no es la curación de la hepatitis C, sino el controlar la enfermedad, frenar su evolución e impedir en la medida de lo posible la transformación neoplásica. Las investigaciones en este campo siguen avanzando.

En muchos casos el único medio para evitar o curar un hepatocarcinoma desencadenado por la hepatitis C, es el trasplante hepático.

VIH y cáncer

El mecanismo con el que el virus de la inmunodeficiencia humana desencadena el cáncer es menos directo que en caso del VHC. En primer lugar, el VIH llega a causar el sida (síndrome de la inmunodeficiencia humana adquirida). El sida es un estado de baja inmunidad que, como efecto secundario, predispone a la aparición de algunos tipos de cáncer. Algunos ejemplos son el sarcoma de Kaposi, un tumor causado por el herpesvirus humano 8 que fácilmente se contagia entre personas seropositivas e inmunodeprimidas. Otro tipo de cáncer que aumenta al tener sida es el linfoma de Burkitt, causado por el virus Epstein Barr. Este virus predomina en las regiones africanas ecuatoriales con elevada incidencia de sida.

2.3. CAUSAS DE CÁNCER GENÉTICAS: GENÉTICA Y CÁNCER

Existen genes mutados que causan algunos tipos de cáncer. La epigenética estudia factores ambientales que regulan la expresión de genes.

2.3.1. TRANSMISIÓN GENÉTICA DEL CÁNCER

Después de las causas de cáncer relacionadas con el estilo de vida y con el ambiente, un porcentaje menor del global de enfermedades oncológicas es de origen hereditario. Se trata de cánceres cuyas causas están vinculadas a mutaciones de genes específicos transmitidos por herencia. Menos del 5-10% de los casos de cáncer se deben a causas genéticas y, entre ellos, algunos casos no están del todo bien definidos.

Por ejemplo, en ocasiones la diferencia entre la influencia de la herencia, del ambiente y del estilo de vida es muy sutil, pues no queda claro si en realidad se trata de genes dañados que predisponen al cáncer, genes comunes entre individuos de una misma familia, o se trata más bien de que un medio ambiente y estilo de vida compartidos entre miembros de una familia exponen a sus miembros a los mismos factores de riesgo de cáncer.

Genes que originan el cáncer

En ciertos tipos de cáncer, se produce la asociación entre un único gen dañado y un único tipo de cáncer. Son los cánceres de origen monogénico. Básicamente estos genes pueden ser de cinco tipos:

- **Oncogenes:** son los genes que codifican las proteínas implicadas en la replicación celular y que, cuando se produce una mutación en ellos, determinan una multiplicación descontrolada y potencialmente infinita, propia de las células cancerígenas.
- **Oncosupresores:** son genes encargados de la desaceleración y el bloqueo de la replicación de las células que han alcanzado plenamente su diferenciación. El más común en muchos cánceres es el gen p53 que, cuando sufre una mutación pierde su función y las células se multiplican sin control.
- **Genes reguladores de la apoptosis:** sirven para inducir la muerte selectiva y programada de las células dañadas o viejas (que han perdido la capacidad de dividirse). Su papel es el de defender al organismo de la posible transmisión del material genético alterado a nuevas células hijas. En el cáncer, estos genes pierden su eficacia y la célula madre mutada no encuentra freno a su propia multiplicación, convirtiéndose en inmortal.
- **Genes encargados de la reparación del ADN:** actúan como un control de calidad en cualquier estadio del mecanismo de duplicación de la cadena del ADN. Estos genes controlan, encuentran errores y los corrigen, reparando las partes alteradas de la cadena.

Nuevamente las mutaciones que pueden afectar el funcionamiento de estos genes son supresoras: cuando ocurren, ya no hay puntos de chequeo o control, ni reparaciones en caso de alteraciones cancerígenas.

- **Genes variables:** son genes que, bien por su papel de activación/supresión del sistema inmunitario, o bien por su papel en el metabolismo celular, favorecen el crecimiento local del tumor o su difusión generando metástasis.

Tipos de cáncer hereditario

Para los tipos de cáncer que están vinculados a las mutaciones de genes reconocidos, se pueden llevar a cabo pruebas genéticas a partir de muestras de sangre. Por lo tanto, los cánceres de mama, ovario, próstata, colon y recto, piel (melanoma), pulmón, ojo (retinoblastoma), tiroides y otros, son los que pueden tener una causa genético-hereditaria, aunque en un porcentaje muy pequeño.

TABLA 6. GENES Y CÁNCER	
GEN MUTADO	CÁNCER ASOCIADO
BRCA	Cáncer de mama y ovario
LMYC	Cáncer de pulmón
MLH1	Cáncer colorectal
RNASEL	Cáncer de próstata
VHL	Feocromocitoma, cáncer de las células renales
RB1	Retinoblastoma
CDKN2 y CDK4	Melanoma familiar

Prevención del cáncer hereditario

El conocimiento y la identificación de los genes dominantes que producen cáncer y de las personas que son portadoras de esos genes, es primordial desde un punto de vista de la prevención, ya que permite dirigir las recomendaciones hacia los adecuados comportamientos de prudencia.

En casos de una mutación confirmada o de historial familiar positivo para el cáncer, se aconseja empezar los controles de cribado o screening como estrategia para detectar la enfermedad, unos diez años antes respecto a la edad de aparición en el familiar más joven.

En otros casos se puede proponer la extracción profiláctica del órgano que está en riesgo de contraer un cáncer, parar evitar que se desarrolle el cáncer en sí, o que aparezcan recidivas, por ejemplo, las mastectomías radicales preventivas en determinados casos seleccionados.

Combinación poligénica en el origen del cáncer

Incluso en los cánceres de origen monogénico confirmado, el concepto de único gen/único tumor no es siempre acertado, y es más correcto hablar de "combinación poligénica". Si bien es cierto que el familiar de un paciente que sufre de cáncer tiene más posibilidades de enfermar de cáncer, es también cierto que la mayor parte de esas personas no llega a enfermar porque el riesgo de desarrollar un determinado cáncer tiene que ver tanto con la genética de la persona como con otros factores decisivos que pueden ser protectores frente al cáncer o predisponentes a tenerlo. Por ejemplo, en el caso del cáncer de pulmón: si una persona, además de tener el gen LMYC relacionado con el cáncer de pulmón, mantiene un consumo de tabaco de forma activa, aumenta de manera exponencial su riesgo de desarrollar cáncer.

Epigenética

¿Por qué si todas las células de nuestro cuerpo (excepto los glóbulos rojos) tienen la misma información genética son tan distintas en forma y función las células de diferentes tejidos? La respuesta la da la epigenética. También en el cáncer, tanto si su origen es genético o facilitado por carcinógenos, el ADN no tiene la última palabra en la multiplicación celular desordenada e invasiva. Por encima de la genética está la epigenética.

La epigenética engloba los mecanismos que determinan qué gen se activa y qué gen queda inactivo. Si lo comparamos con un libro diremos que las palabras son los genes, pero los signos de puntuación son los que dan a la lectura un sentido u otro muy diferente. En el ADN hay moléculas que modulan la lectura de genes, que son clave en la formación del cáncer, haciendo que el gen se lea con mayor o menor énfasis, o incluso que no se lea. En ese sentido la epigenética se ha comparado a un regulador-interruptor que enciende, apaga o modula la expresión de los genes. Estudios en gemelos entre otros evidencian que es la epigenética la que condiciona la expresión del cáncer en un gemelo y no en el otro.

La pregunta clave es, ¿qué hace que la epigenética encienda unos genes y apague otros? No tenemos todas las respuestas, pero cada día aumentan los estudios que muestran que es el medio ambiente, el estilo de vida el que influye en la epigenética y eso nos deja unos márgenes de maniobra que dependen de nuestras decisiones de vida.

Diez puntos para recordar

1. El 90 % de los cánceres es atribuible a causas ambientales y no genéticas.
2. Más del 65 % de los cánceres ambientales es de tipo conductual, por lo tanto, es evitable.
3. La inflamación crónica y el estrés aumentan el riesgo de enfermar de cáncer.
4. Se ha demostrado que menos del 1 % de las sustancias químicas son realmente inofensivas.
5. El tabaco es la causa de más del 25 % de los casos de cáncer de origen "no genético", de un tercio de las muertes por cáncer y del 15 % del resto de muertes en general.
6. El alcohol es la causa del 8 % de los cánceres de origen no genético.
7. La IARC considera que el 5 % de los cánceres es debido a la obesidad, el 3,5 % en los hombres y el 6,5 % en las mujeres.
8. Los cánceres de pulmón aumentan un 10 % por cada 1 % de partículas que hay en el aire.
9. Un cáncer de cada seis es debido a causas infecciosas.
10. Menos del 5 % de los cánceres son por causa genética.

CAPÍTULO 3

LOS DIFERENTES TIPOS DE CÁNCER

3.1. EL CÁNCER DE MAMA

3.1.1. EL CÁNCER DE MAMA EN LA ACTUALIDAD

Es el cáncer más común en las mujeres, cuya detección precoz aumenta las posibilidades de curación. El cáncer de mama es la enfermedad femenina de nuestros días. En los países occidentales, una mujer de cada ocho presentará algún tipo de cáncer de mama en algún momento de su vida.

En los últimos años, la lucha contra el cáncer de mama se ha reflejado con un notable eco mediático representado, entre otras cosas, por el conocido símbolo de los lazos rosas y por las campañas y días internacionales dedicados a esta causa.

Al ser un tipo de cáncer que se puede llegar a diagnosticar precozmente con las exploraciones y pruebas adecuadas, resulta de gran utilidad para la salud pública la sensibilización de la población acerca de realizar los controles necesarios para su detección precoz.

El anuncio de un cáncer de mama siempre es un acontecimiento impactante y desequilibrante, ya que, además de las repercusiones para la salud, afecta a una parte del cuerpo de la mujer que representa un aspecto importante de su feminidad y de su identidad.

3.1.2. TIPOS DE CÁNCER DE MAMA

Se habla de cáncer de mama, en singular, pero en realidad hay varios tipos que reflejan la estructura anatómica de la glándula mamaria. Una clasificación general es:
* Según dónde se origine el cáncer se clasifica como cáncer ductal o cáncer lobular.
  * Según su capacidad de invasión en los tejidos puede ser
  – **Cáncer no invasivo, o carcinoma in situ:**
    – Carcinoma ductal in situ (CDIS)
      o neoplasia ductal intraepitelial (DIN)
    – o neoplasia lobular intraepitelial (LIN).

– **Cáncer invasivo o infiltrante:**
  – Carcinoma ductal, el más común (70 % de todos los casos), se origina en un conducto galactóforo y llega a sobrepasar la pared de ese conducto.
  – Carcinoma lobular (15 % de los casos), se origina en un lóbulo de la glándula mamaria y sobrepasa los límites de la estructura de este lóbulo.

3.1.3. SÍNTOMAS

- El cáncer de mama no suele presentar síntomas en fases iniciales.
- Dolor: en la mayoría de los casos no presenta dolor. Causas de dolor:
  – 80 % por fluctuaciones hormonales.
  – Más de 10 % por quistes o patología benigna.
  – Menos del 0,5 % es por cáncer.

El principal problema para diagnosticarlo es que los síntomas reveladores llegan cuando la enfermedad ya está muy avanzada.

Algunos de los síntomas detectables son:
- Nodulos palpables, a veces incluso visibles.
- Alteraciones del pezón, que puede hincharse, retraerse o secretar.
- Alteraciones de la piel, zonas de enrojecimiento y de piel de naranja.

3.1.4. DIAGNÓSTICO DEL CÁNCER DE MAMA

Realizar un diagnóstico temprano es clave para la supervivencia de las pacientes. Cuando se descubre un cáncer maligno de pecho en fase extendida se tiene una supervivencia media a los cinco años inferior al 30 %; mientras que la supervivencia tras un diagnóstico del mismo cáncer maligno, **pero en fase inicial, llega hasta el 90%.**

Por ello, los investigadores han prestado especial atención no solo a su curación, sino a cómo prevenirlo.

Recomendaciones para un diagnóstico temprano:
- **Autoexploración mamaria.** Mediante una adecuada educación sanitaria desde la pubertad, enseñar a las mujeres a reconocer las características de sus propias mamas para poder detectar los cambios que podrían ser señales de alarma.
- Visita al ginecólogo y **ecografía de las mamas, especialmente antes de los 45 años.**
- **Mamografía cada dos años a partir de los 45 años y hasta los 70 años.**
- En caso de enfermedad confirmada por mamografía o por ecografía realizar una biopsia o citología.

- **Citología:** con una aguja fina se toma una muestra de las células del nodulo o tejido tumoral sospechoso, para analizarla y conocer la estructura de ese tejido y su biología.
- **Lavado ductal:** alternativa utilizada en los casos de sospecha de lesión dentro de un conducto galactóforo. Se inyecta un líquido en los conductos galactóforos a través de los orificios del pezón; después se extrae para analizar si contiene células malignas.

• Estudio de extensión, una vez confirmado el diagnóstico para definir el estadio del cáncer, lo cual tiene implicaciones en el tratamiento y el pronóstico. Para ello se realizan pruebas como TAC (tomografía axial computarizada) y gammagrafía, que valoran la extensión local y remota de la enfermedad.

Marcadores tumorales en el cáncer de mama

Es posible que tu médico te indique hacerte un análisis de sangre para buscar marcadores tumorales o de cáncer, lo que permite detectar si hay actividad cancerosa en el cuerpo. Las proteínas y las células tumorales circulantes constituyen dos tipos de marcadores que pueden medirse. Los tumores cancerosos suelen producir una proteína específica en la sangre que sirve como marcador de la enfermedad. Las células tumorales circulantes son células que se desprenden del cáncer y se incorporan al torrente sanguíneo. Es posible medir el nivel de proteínas y células tumorales circulantes mediante un simple análisis de sangre.

Estos son algunos ejemplos de análisis de marcadores que te puede indicar el médico.

- **CA 15-3:** se utiliza para detectar cáncer de ovario y de mama.
- **TRU-QUANT y CA 27.29:** puede indicar la presencia de cáncer de mama.
- **CA-125:** puede indicar la presencia de cáncer de ovario, recurrencia de cáncer de ovario y recurrencia de cáncer de mama.
- **ACE** (antígeno carcinoembrionario): marcador que se utiliza para detectar cáncer de colon, pulmón e hígado. Este marcador puede utilizarse para determinar si el cáncer de mama se ha propagado hacia otras partes del cuerpo.
- **Células tumorales circulantes:** células que se desprenden del cáncer y se incorporan al torrente sanguíneo. Un nivel elevado de células tumorales circulantes puede indicar que el cáncer está creciendo. El análisis CellSearch ha sido aprobado por la Administración de Alimentos y Medicamentos de los Estados Unidos para monitorear el nivel de células tumorales circulantes en mujeres que han sido diagnosticadas con cáncer de mama metastásico.

3.1.5. RELACIÓN PSICOBIOLÓGICA EN EL CÁNCER DE MAMA

Extraído del libro *"La osteopatía Psicobiológica, Comunicación Subconsciente Tisular, CST"*. Francisco Fajardo. Editorial Dilema, 2019.

Los pechos representan la feminidad y la maternidad. Este tipo de cáncer suele indicar ciertas actitudes y pensamientos profundamente arraigados desde la tierna infancia.

Este tipo de cáncer generalmente viene de un **fuerte sentimiento de culpabilidad interior** hacía uno mismo o hacía uno o varios de sus hijos: "¿Por qué ha nacido? ¿Qué hice para tenerlo? ¿Soy bastante buena madre o mujer para cuidarme de él? Todas estas preguntas aumentan mi nivel de culpabilidad, llevándome a rechazarme y aumentando mi temor a que me rechacen los demás.

Para mí, como mujer en el universo físico, el volumen y la forma de mis pechos pueden tener cierta importancia según las circunstancias. Se observa que si mi lado masculino, izquierda, es dominante (yang), puedo tener senos más pequeños y puedo considerarles frecuentemente como inútiles o sin valor. El cuerpo habla y mis senos también; soy yo la que he de decidir la importancia concedida a este símbolo femenino y sexual.

Para una mujer primero es el territorio y luego el nido (en todos sus sentidos, desde el literal hasta el simbólico). La mujer necesita sentirse protegida para poder ella proteger a su hijo. La falta de protección que siente la mujer sigue ocupando un primer plano, determinando así un sentimiento de peligro, amplificado por la ausencia de su pareja.

Lo normal es que la pareja se una y forme el nido, y que cada miembro ejerza su rol. El hombre está orientado al exterior, busca el alimento y se ocupa de la protección general del nido. La mujer está orientada al interior, a cuidar del nido y sus habitantes (hijos, madre, mascota, etc.). El cuidado, la protección y el crecimiento en armonía de nuestros hijos, dentro de un marco familiar lo más agradable posible, es el roll fundamental de la mujer en el nido.

El hombre protege a la mujer y esta, al sentirse segura, puede hacer su labor de protección de los hijos y cuidado del nido familiar.

Los quistes representan fijaciones en la memoria, rencores, cóleras reprimidas.

El cáncer de pecho frecuentemente se produce por mis hijos, mis "pajarillos", o de alguien a quien considero como tal (por ejemplo una madre enferma que siento desprotegida, como "un niño pequeño"). Puedo tener miedo a que mi "nido" (hogar) se derrumbe. También puedo tener un gran miedo o un gran estrés con relación a la supervivencia de uno de mis hijos o de todos ellos. En un sentido más amplio, el "nido" puede agrupar mi cónyuge, mi hogar, mis hermanos y hermanas, particularmente si viven bajo el mismo techo. Es pues frente a la familia, lo que históricamente podría llamarse el clan, que tengo la sensación o el temor de que haya derrumbamiento, estallido.

Hay que saber si el cáncer es en el pecho izquierdo o en el derecho, ya que las connotaciones son diferentes.

El lado derecho corresponde al campo afectivo (femenino), y el izquierdo al campo racional (masculino).

- **El cáncer en el pecho derecho** designa todas las dificultades afectivas y emociones inhibidas en mí como mujer.

   Y más me vale aceptar con amor la mujer y la madre en mí, y los sentimientos interiores que vivo con relación a cada uno de ambos papeles.

   El pecho derecho tiene que ver con el lado femenino (madre, hija, hermana...), y con los hijos, ya sean estos reales o simbólicos (como por ejemplo un negocio, una mascota...); así como con la feminidad, el sentimiento, la familia. "No puedo alimentar a mi bebé porque está muy enfermo y tengo miedo de perderlo". "No puedo proteger a mi hijo, porque no estoy protegida por mi pareja" o "no puedo proteger a mi hijo porque se aleja del nido: va a un país extranjero a estudiar". En este caso también hay un conflicto de separación. "No quiero alimentar a mi hijo porque me impide hacer mi trabajo en el exterior. El hijo me molesta y me impide realizarme".

   También puede ser por "no puedo proteger a la familia". También puede haber un conflicto separación: "no puedo dejar a la familia y quiero hacerlo".

- **El cáncer de pecho izquierdo** tiene que ver con el lado masculino (el padre, el esposo, el hijo, el hermano), así como con la masculinidad, la personalidad, la fuerza, el individualismo, la jerarquía (que representa el padre social, el que "educa"), la autoridad.

   El pecho izquierdo tiene que ver con sentir la protección de la pareja. Muchas veces un conflicto en el pecho izquierdo nos lleva a un tema de malos tratos (que pueden ser reales o subjetivos activados por una memoria).

   "No estoy alimentada por mi pareja". Hablamos de alimento emocional, apoyo, protección. La mujer tiene la necesidad de alimentar a su pareja para poder conservarla. También puede ser que la pareja esté muy enferma y se tema su muerte.

   "No me siento protegida por mi pareja, porque está siempre ausente y tengo que ocuparme de todo" o "estoy separada de mi pareja: ¿dónde está mi marido?". En muchos casos hay un gran problema de comunicación. Es común escuchar esta expresión: "es como si fuera viuda". Con frecuencia se trata de maridos violentos o alcohólicos.

También puede ser "no puedo proteger a la pareja, no puedo separarme de ella, es muy dependiente de mí y no puedo hacer mis cosas". Puede ser el caso de parejas muy dependientes que obstaculizan la realización de las propias actividades.

En muchos casos también tiene que ver con el padre: "no me siento protegida por mi padre, estoy separada de él".

Otros conflictos de las mamas son:
- **Síndrome del nido vacío:** mujeres que tienen problemas de mamas cuando sus hijos se van de casa. Hay que analizar la herencia ancestral y la herencia materno-paterna.
- **Síndrome de parentalización:** mujeres que suplen las funciones de la madre y se ocupan de todos. Hacen de madres de sus madres o de sus padres, de sus hermanos o hermanas, etcétera. También es muy importante el análisis de la herencia ancestral.

También es importante la ubicación corporal precisa donde se manifiesta la patología:
- En el centro (pezón): es conflictivo, afecta por completo a la persona, en pleno centro.
- En la mitad interna: son mujeres con conflictos del tipo: "necesito ocuparme de mí misma", "estoy yo misma en peligro en el nido, sin protección", "necesito alimentos afectivos".
- En la mitad externa (al lado del hombro y del brazo): son mujeres orientadas hacia el otro, ya sea el hijo, el marido o el padre.
- En la parte superior: la afectada siente "yo soy la que me ocupo del otro".
- En la parte inferior: la mujer tiene un sentimiento de "yo soy la que necesito a mi madre. Necesito que se ocupen de mí".

3.1.6. TRATAMIENTO DEL CÁNCER DE MAMA

TRATAMIENTO MÉDICO

La posibilidad de curación del cáncer de mama depende de la gravedad de la enfermedad.

- Cirugía: suele ser la primera propuesta terapéutica:
- Tumorectomía: eliminar el nodulo afectado.
- Cuadrantectomía: extirpar una parte de la mama.
- Mastectomía radical: extirpar la mama completa, dependiendo de la extensión local.

En los últimos dos casos se pueden incluso extirpar los nodulos linfáticos axilares dependiendo de cuánto estén dañados por la enfermedad. Un ganglio o nodulo linfático "centinela" se define como el primer ganglio linfático al cual las células cancerosas tienen más probabilidad de llegar desde un tumor primario. Un resultado negativo de dicha biopsia de ese ganglio sugiere que el cáncer no ha adquirido la capacidad de llegar a otros ganglios linfáticos cercanos o a otros órganos. Por otro lado, un resultado positivo de la biopsia indica que el cáncer está presente en el ganglio linfático "centinela" y que podría encontrarse en otros ganglios linfáticos cercanos (llamados ganglios linfáticos regionales) y, posiblemente, en otros órganos.
- **Radioterapia:** si el cáncer está muy avanzado y diseminado.
  - Radioterapia adyuvante: después de la cirugía o la **quimioterapia** para tratar de eliminar el resto de las células malignas que hayan podido quedar.
- **Quimioterapia:** en algunos casos se combina con radioterapia, como única opción terapéutica o para reducir el tumor antes de la cirugía.

También hay terapias hormonales, inmunológicas e inhibidores de angiogénesis.

Pronóstico

La supervivencia media a los cinco años es superior al 90 % y en caso de enfermedad localizada es superior al 98 %. Cuando hay afectación de los ganglios linfáticos regionales, esta supervivencia es superior al 85 %. Pero en el cáncer diseminado la supervivencia se reduce al 27 %.

Estas terapias ofrecen una buena esperanza de vida incluso a nivel psicológico. Si tenemos en cuenta los grandes progresos de los últimos años, tanto el impacto estético de las intervenciones como los efectos de la quimioterapia son menos significativos. Las intervenciones ya no son tan devastadoras ni incapacitantes como hace años, incluso en los casos de mastectomía total. Siempre se ofrece la posibilidad de cirugía plástica reconstructiva que, en la actualidad, ofrece resultados anatómicamente muy respetuosos con la anatomía original.

La quimioterapia, por otra parte, puede causar pérdida del cabello y envejecimiento de la piel, aunque la mayoría de los síntomas desagradables pueden desaparecer en cuestión de pocas semanas, una vez finalizada la terapia, y la mayoría de veces no dejan secuelas.

TRATAMIENTO OSTEOPÁTICO

El tratamiento osteopático consiste en asistir y acompañar al paciente en su etapa de recuperación. No pretendemos sustituir al médico, simplemente aportar nuestros conocimientos al servicio de nuestro paciente.

Nuestra misión será cubrir aquellas áreas, muy importantes, que la medicina alopática no valora en los tratamientos contra el cáncer:

1. Principios de prevención (peso corporal, ejercicio físico, alcalinizar, nutrir y oxigenar).
2. Tratamiento osteopático específico para ayudar al sistema inmune y armonizar el SNV y neurohormonal endocrino.

No se trata de demostrar que profesional sabe más, o qué terapia es más efectiva. Se trata de aportar el máximo de recursos a cada paciente en beneficio de su pronta y total recuperación.

1. PRINCIPIOS DE PREVENCIÓN

Antes de curar a alguien, pregúntale si está dispuesto a renunciar a las cosas que le enfermaron.

Hipócrates

NO SOLO DIAGNÓSTICO PRECOZ

Hemos hablado de pruebas de detección y de la importancia del diagnóstico precoz para poder tratar la enfermedad en las primeras fases. También hemos visto que el diagnóstico precoz no es sinónimo de prevención: **el diagnóstico precoz es pasivo**, la persona se somete a estudios para detectar una posible enfermedad latente que todavía no se ha manifestado; la prevención es activa, la persona adopta medidas en su estilo de vida para evitar que la enfermedad aparezca.

Prevenir la enfermedad (y no solo hablamos de cáncer), así como favorecerla, supone una elección libre y activa de la persona. La prevención parte de una toma de conciencia responsable para darse la oportunidad de vivir más tiempo y con una mejor calidad de vida. **"Pre-venir": Antes de venir, actuar antes de que venga la enfermedad.** Podemos llamarlo visión de futuro, sentido común, inteligencia y se puede considerar como un acto de amor hacia nosotros mismos y hacia nuestro cuerpo.

Amar nuestro cuerpo es un deber que tenemos para con nosotros, porque solo con y por medio de él viviremos nuestra vida.

TABLA 7. LOS CUATRO PUNTOS CLAVE DE LA PREVENCIÓN
Peso óptimo y estable
Alimentación sana
Ejercicio físico 4-5 veces por semana
Tranquilidad emocional

EL PESO CORPORAL

No es solo una cuestión de estética. Mantener el peso ideal es una protección real contra el cáncer. Aunque esto pueda sonar extraño las estadísticas lo corroboran.

Sobrepeso y obesidad

La definición dada por la Organización Mundial de la Salud (OMS) se basa en el índice de masa corporal (IMC). En términos generales, es un valor numérico que se obtiene dividiendo el peso (en kilogramos) entre el cuadrado de la altura (en metros). En sí es un dato incompleto porque no da la información sobre la distribución de la grasa en el cuerpo y no distingue entre masa grasa y masa magra. Sin embargo, es válido como punto de referencia funcional. El IMC es un valor numérico:
  • sobrepeso = IMC igual o superior a 25 hasta 29,99
  • obesidad = IMC igual o superior a 30

¿Qué tienen en común el peso y el cáncer? Desgraciadamente, mucho y también se relaciona con dolencias como diabetes, enfermedades cardiovasculares y crónicas. La obesidad representa uno de los principales problemas de salud pública en todo el mundo.

El 44 % de los casos de diabetes tipo 2, el 23 % de los casos de cardiopatía isquémica y el 41 % de los cánceres, a nivel mundial, están relacionados con la obesidad y el sobrepeso.

En cifras absolutas cada año, en todo el mundo, mueren tres millones de personas por estas causas.

Por cada aumento de IMC de 5 kg/m2, el riesgo de cáncer aumenta sinificativamente.

¿Por qué esta relación entre cáncer y obesidad? Una de las razones es que una ingesta calórica excesiva y crónica, unida al reducido gasto energético, provoca una serie de alteraciones que favorecen la aparición del cáncer.

Si nos fijamos en estos hechos, la situación es realmente preocupante y lo peor es que las cifras siguen en aumento.

La buena noticia es que todo esto es absolutamente prevenible. Mirando entonces el lado positivo, estamos viviendo ya una revolución cultural, una creciente conciencia sobre la nutrición y el estilo de vida que, con el tiempo, conducirá a una disminución gradual de la obesidad y el sobrepeso. Y quién sabe si algún día ese 31% de cánceres relacionados con el peso acabe desapareciendo.

Principales alteraciones hormonales producidas por sobrepeso y obesidad

1. Aumento crónico de:

- **Insulina.**
  – Factor de crecimiento similar a la insulina tipo 1 (IGF-1 o somatomedina C).
- **Adipoquinas.** Moléculas bioactivas que juegan un papel decisivo en el desarrollo de la inflamación y la resistencia a la insulina.
- **Estrógeno**, se eleva debido a que:
  – el IGF-1 ya elevado estimula la síntesis de la enzima aromatasa en los adipocitos, y la aromatasa a su vez aumenta la transformación de los andrógenos a estradiol;
  – disminuye la hormona que controla a las hormonas sexuales, con lo que éstas aumentan en sangre.

2. Alteración de la síntesis de la hormona de la saciedad (leptina)

Como consecuencia de estas alteraciones hormonales tenemos:
a. Amplificación de **posibles mutaciones celulares existentes.**
b. Facilitación de **nuevas mutaciones por la acción de:**
- la insulina, que estimula la replicación celular. Su aumento en ayunas se relaciona con el riesgo de cáncer de endometrio, páncreas, colon, recto y de mama en la menopausia; estados inflamatorios crónicos agudos y subagudos por los niveles crónicamente elevados de adipoquinas;
- el índice elevado IGF-1, relacionado con el cáncer colorrectal, de próstata, de mama en premenopausia y postmenopausia;
- y el estrógeno, que estimula la multiplicación de las células de la mama.

EJERCICIO FÍSICO

Las manifestaciones clínicas del cáncer son diversas, como astenia, anorexia, pérdida de peso y empeoramiento de la capacidad física. Además los tratamientos que reciben los pacientes como la cirugía, la quimioterapia o la radioterapia los vuelven inactivos, siendo la inactividad física responsable del 33 % de su mala condición física y fatiga.

Entre el 15-20% de los cánceres están relacionados con la inflamación crónica tisular, y el ejercicio disminuye la inflamación crónica en los tejidos. Algunos estudios sugieren que el ejercicio físico provoca la reducción de las cascadas inflamatorias implicadas en procesos tumorales, disminuyendo también el estrés oxidativo, ya que este es considerado un factor determinante, tanto en el inicio como en la progresión de la enfermedad.

El ejercicio estimula y fortalece el sistema inmune, y hace que las natural killers, los linfocitos que están en primera línea de defensa, sean más agresivas para eliminar virus, patógenos y células tumorales. La actividad física mejora también la resistencia a la sensibilidad a la insulina, lo que puede provocar un mayor riesgo de diabetes, obesidad y cáncer. Además, mejora la circulación sanguínea y la salud de nuestras mitocondrias, por lo que ayuda a eliminar radicales libres (estrés oxidativo) que pueden influir en nuestro riesgo de padecer cáncer.

La fatiga no solo aparece en cánceres activos sino que también lo hace en pacientes que han sido sometidos a tratamientos muy agresivos .

Hoy en día existe una amplia evidencia epidemiológica que asocia la actividad física regular con un menor riesgo para desarrollar cáncer de colon proximal y distal, cáncer de endometrio (en mujeres con sobrepeso u obesidad, posmenopáusicas), cáncer de mama, cáncer de próstata, cáncer esófago-gástrico, cáncer de ovario, cáncer renal, cáncer de pulmón y cáncer de páncreas.

Algunos estudios apuntan a que a menor edad de inicio de la actividad física mayor protección frente al desarrollo del cáncer de mama.

TABLA 8. PORCENTAJE DE REDUCCIÓN DE RIESGO DE CÁNCER	
TIPO DE CÁNCER	REDUCCIÓN DEL RIESGO
Colon proximal	24 %
Colon distal	23 %
Pulmón	24 %
Esófago	42 %
Hígado	27 %
Cabeza y cuello	15 %
Endometrio	17 %
Mama	12 %
Próstata	10 %
Ovario	11 %
Riñón	23 %
Páncreas	11 %
Estómago	22 %
Útero	21 %
Leucemia y mieloma	13 %
Vejiga	13 %

Beneficios del ejercicio físico

Los beneficios son múltiples y a varios niveles: aumento en el nivel de energía, reducción del estrés, de la ansiedad y de la depresión; mejoría de la salud de los huesos, de la función cardíaca, de la fuerza muscular, de la elasticidad articular, de la calidad del sueño, del apetito y del tránsito intestinal.

Si no fuera lo suficiente, hablemos del cáncer y de su relación con la actividad física.

En términos de beneficios generales, los mejores resultados se obtienen con una actividad física intensa diaria (correr o caminar rápido) durante al menos 30 a 60 minutos. Revisémoslos punto por punto:

- Disminución del riesgo de desarrollar cáncer en general. El ejercicio físico es una protección válida contra el cáncer porque fortalece el sistema inmune y aumenta la capacidad antioxidante haciendo más eficiente la reparación del ADN. Del mismo modo, mejoran los valores glucémicos y lipídicos, se reduce el peso, se regula la insulina y los desequilibrios inflamatorios con la consiguiente reducción del riesgo cancerígeno asociado.
- Aumenta la supervivencia hasta en un 50-60 % después de las terapias convencionales contra el cáncer.
- Mejora la tolerancia a la terapia del cáncer radioterapia y/o quimioterapia atenuando los efectos secundarios: aumenta el apetito, ayuda a mantener una buena nutrición de los músculos evitando la sarcopenia y la fatiga que normalmente se asocia al tratamiento. De igual manera, mejora la funcionalidad cardíaca, por lo que se reduce el efecto cardiotóxico que algunas quimioterapias y radioterapias pueden provocar, sobre todo en pacientes de edad avanzada.
- Mejora el estado de ánimo y la calidad del sueño, contribuye a prevenir estados depresivos a menudo relacionados con el diagnóstico y tratamiento del cáncer.
- Aumenta la sensibilidad del tumor a los fármacos por la mejora en el flujo sanguíneo que facilita que los agentes quimioterapéuticos lleguen mejor a las células cancerosas.

Varias investigaciones han resaltado el impacto positivo que el ejercicio puede tener en determinados tipos de cáncer. Entre los más estudiados están los de colon, útero y mama. En todos ellos se ha observado una reducción en la prevalencia de la enfermedad y una mayor supervivencia en términos cuantitativos y cualitativos, proporcionales a la intensidad y frecuencia del ejercicio físico, independientemente de la edad. Podemos resaltar un estudio (ver tabla inferior) llevado a cabo por el

National Cancer Institute publicado en Jama Internal Medicine, realizado en Europa y Estados Unidos sobre 1.400.000 personas entre los años 1987-2004. Dicha investigación ha comparado deportistas y personas con estilo de vida sedentario en relación con la aparición del cáncer en trece órganos del cuerpo diferentes.

Los resultados son que los deportistas enferman mucho menos de cáncer. Los porcentajes hablan por sí solos.

En términos generales, la OMS recomienda un ejercicio físico entre moderado e intenso durante 30 a 60 minutos por lo menos cinco veces por semana: diez mil pasos caminando rápido cada día durante 5 días por semana.

Las recomendaciones de ejercicio físico de intensidad moderada deben incluir ejercicios que impliquen los principales grupos musculares cinco veces por semana, según estudios de las Asociaciones americana y canadiense del cáncer. Lo ideal es realizar tres días de ejercicio cardiovascular que mejore la potencia de nuestro corazón y la circulación sanguínea más dos días de ejercicio de tonificación o de fuerza. Este último ha demostrado ser cada vez más importante, sobre todo en los mayores y en los pacientes que tienen pérdida de masa muscular, porque ayuda a recuperarla, a mantenerla y a mejorar la funcionalidad de los pacientes, lo cual impacta mucho en su día a día.

EL PODER DE LAS EMOCIONES Y DE LA ESPERANZA

"La risa fortalece y estimula las células inmunes que luchan contra el cáncer", afirma Christian Boukaram, oncólogo y profesor universitario de neurología en Montreal. Nada nuevo. Hace siglos que Galeno asoció el tumor de mama con un estado de ánimo melancólico. Aunque con enfoques diferentes, otros autores se han referido al poder de la desesperación y de las emociones reprimidas en el inicio de la enfermedad.

El factor común: la pérdida de la paz interior, la sensación de aislamiento, el colapso de la propia seguridad y equilibrio. Aunque es obvio, sin embargo, ha habido siempre una fuerte resistencia por parte del mundo científico en reconocer el papel de los factores psicológicos en el surgimiento del cáncer, quizá por la dificultad de su medición y contraste. Se descubrió el ADN y se pensó que era el secreto de la vida y que la enfermedad estaba en los genes, de modo que sería suficiente descifrarlos para comprender sus mecanismos y usarlos para recuperar la salud. Esta certeza positivista comenzó a fallar cuando, poco después del año 2000, al decodificarse los genes se descartó, de manera definitiva, la idea de que un gen defectuoso era sinónimo de enfermedad. Hoy entendemos que la realidad del genoma es mucho más compleja y que además tiene millones de interruptores que pueden activar o no los genes. ¿Qué enciende y qué apaga esos interruptores?

Los estímulos a los que la célula está expuesta de manera crónica.

El cáncer, ¿una cuestión de genes?

"En la actualidad estamos obligados a volver a definir este modelo y afirmar que el cáncer no tiene una única causa, sino que es una enfermedad crónica relacionada con numerosos factores. Si comparamos el cáncer con una planta, los genes son las semillas que brotarán convirtiéndose en cáncer solo si la composición del suelo es favorable", afirma el doctor Christian Boukaram. ¿Qué condiciona las características de ese suelo? ¿La calidad de la sangre que baña y nutre las células del cuerpo? **Alimentación, actividad física, contaminantes ambientales, hormonas y, por último, pero no menos importante, el estado mental.**

De hecho, el cerebro libera neuropéptidos, hormonas, factores de crecimiento y otras sustancias que hacen que incluso nuestros pensamientos y nuestras convicciones puedan modificar la expresión de nuestros genes. Una realidad que la ciencia solo en la actualidad empieza a considerar con seriedad aunque aún con timidez con la epigenética.

El modelo biopsicosocial. En la actualidad hay cada vez más investigaciones sobre la relación entre la esfera psíquica y el cáncer. El primer responsable es el **estrés continuo o prolongado**. Según el doctor Boukaram, "si por una parte el estrés de corta duración parece reforzar el sistema inmunológico, por otra parte, el estrés de larga duración o crónico, con el correspondiente incremento de adrenalina, es perjudicial; y no solo porque predispone a malos hábitos de conducta como fumar, beber alcohol, tener una dieta irregular, dormir mal y no hacer actividad física (todas ellas son causas para una posible enfermedad)".

El estrés no es el único culpable. **El miedo, la ansiedad, el aburrimiento, el rencor, la tristeza, la soledad, la sensación de incompetencia o la falta de realización o satisfacción** pueden actuar en sinergia con otros factores cancerígenos ya conocidos. ¿Tenemos prueba de ello? Algunas investigaciones han demostrado que **la ansiedad aguda puede aumentar hasta treinta veces la agresividad del cáncer, favoreciendo la propagación de metástasis.**

La solución no es adquirir la imperturbabilidad del budismo. No hay que evitar las emociones, solo hay que prestarles atención y darles la importancia que corresponde. Incluso las emociones negativas tienen la función de señalarnos una necesidad frustrada y sugerirnos cómo satisfacerla para restaurar un estado de bienestar interior. Escuchar las emociones, atender las necesidades adecuadamente lleva, con el tiempo, a un estado de paz que, tal y como revelan los estudios, nos permite alcanzar una mejor salud. *"Es esencial tratar a los pacientes en su totalidad además de tratar la dolencia física con métodos convencionales"*, como ha señalado Boukaram. **"Este es el requisito de la oncología integrada: considerar a la persona de acuerdo con un modelo biopsicosocial en el que cada parte interactúa con la otra para encontrar un equilibrio perfecto llamado homeóstasis".**

Psique y espiritualidad

El papel de las emociones, los sentimientos y el estrés psíquico están estrechamente relacionados con varias patologías. En una época en la que muchos investigadores, sobre todo bioquímicos, no creían en el papel de la mente en la génesis de la enfermedad, esta observación causó sensación y abrió el camino para la psiconeuroendocrinoinmunología, que ha demostrado la existencia de interacciones mutuas entre la actividad mental, el sistema endocrino y la reactividad inmunológica.

Estrés, sistema inmunológico y espiritualidad

Ya en 1994, el National Institute of Health en los EE. UU. convocó un simposio histórico sobre la relación entre la mente y el cuerpo y entre el estrés, el sistema inmunológico y la enfermedad. De esta reunión surgió la evidencia de que **los pensamientos, las creencias, las emociones y las intervenciones psicosociales pueden tener un gran impacto sobre la salud** y que existen fuertes vínculos entre el estrés y el síndrome de fatiga crónica, la artritis, la esclerosis múltiple, la tuberculosis, etc.

David Felten, que durante varios años ha trabajado junto con Lee Berk en la Universidad de Loma Linda, ha confirmado que hay dos vínculos principales entre el cerebro y el sistema inmunológico:

- **El sistema endocrino** que usa el hipotálamo y la glándula pituitaria, que forman parte del sistema nervioso central, para orquestar la función de otras glándulas. Se basa en hormonas que tienen un fuerte impacto sobre el sistema inmune.
- **El sistema nervioso autónomo con sus neurotransmisores.**
  Las conexiones anatómicas y funcionales son, por lo tanto, reales y directas y no se trata de intuiciones especulativas.

De ahí la demostración de que todo lo que hacemos para nuestro espíritu y para nuestra mente **tiene realmente un impacto positivo en nuestra salud. La religión y la espiritualidad son buenas para nuestro cuerpo, no solo para nuestra mente.**

A continuación, resumimos algunos de los mecanismos más importantes que están involucrados en la relación espíritu-mente-cuerpo y que están muy bien documentados en el manual Handbook of Religión and Health, editado por el profesor Harold Koenig de la Duke University:

- **Los altos niveles de estrés están fuertemente relacionados al acortamiento de los telómeros**, los "extremos" que protegen los cromosomas y el consiguiente acortamiento de la vida celular. Por lo tanto, más sentimientos positivos y menos estrés dan vida más larga y de mejor calidad.

- **El entorno psicosocial puede influir en la expresión de la predisposición genética (epigenética)** y esto ayuda a explicar por qué la religiosidad y la espiritualidad pueden influir en el estado de la salud física.

- Más de 1.800 estudios de alto nivel científico indican una correlación positiva muy significativa entre las experiencias religiosas/espirituales y la salud mental o física. Al menos dos tercios confirman que aquellos que pasan por estas vivencias, experimentan más emociones positivas (bienestar, felicidad, satisfacción), menos trastornos emocionales (depresión, ansiedad), mejores relaciones sociales (apoyo social, estabilidad en el matrimonio, capital social), y tienen un estilo de vida más sano (realizan más ejercicio físico y tienen una mejor dieta, relaciones sexuales con menos índice de riesgo, menos tabaquismo, más controles de salud, mejor participación en las terapias por su compromiso). La conclusión es que por este motivo las personas religiosas están mejor físicamente: tienen menos enfermedades cardiovasculares, mejores funciones inmunitarias y endocrinas, quizás menos tumores y, por lo general, gozan de longevidad.

Aplicaciones prácticas

Se ha demostrado que mientras oramos se activan las mismas áreas cerebrales empleadas cuando dialogamos con un amigo del que esperamos ser escuchados. La fe y la confianza, de por sí, promueven una condición psico-físico-espiritual que predispone a un fortalecimiento del sistema inmunológico.

En las personas que practican la meditación, se ha constatado un incremento notable de los niveles de dopamina, un neurotransmisor involucrado en la amplificación de la vivencia de las imágenes sensoriales, de la percepción del placer, de la disposición al pensamiento positivo, de la sensación de bienestar y de seguridad.

Hay que recordar que "nuestras imágenes mentales se basan en recuerdos de objetos y acontecimientos. Cuando los hemos percibido por primera vez, los hemos interpretado y organizado y posteriormente hemos almacenado el resultado. Estas interpretaciones, junto con su organización, siguen estando presentes cuando reactivamos los recuerdos para crear una nueva imagen".

Finalmente, para lograr un buen nivel de bienestar, hay que dirigir de manera intencionada el foco de nuestro cerebro, transformando en costumbre diaria esos principios que son bien conocidos desde hace siglos.

Newberg y Waldman, en sus estudios, han determinado que "la meditación y la oración intensa fortalecen, de manera permanente, la función neuronal en las partes del cerebro vinculadas a la disminución de ansiedad y depresión, al incremento de la conciencia social y de la empatía y a la mejora de las funciones cognitivas e intelectuales" luchando contra el envejecimiento y el estrés, así como mejorando el control de las emociones. Para facilitar la aplicación práctica de lo que hemos comentado hasta ahora, se enumeran ocho ejercicios mentales, en orden de importancia creciente:

1. **Sonreír.** Esta acción interrumpe la alteración del estado de ánimo y promueve una actitud positiva incluso en las relaciones sociales. Se puede ampliar a la risa y a la escucha de música alegre.

2. **Permanecer intelectualmente activos para estimular los lóbulos frontales**. Imaginar objetivos que nos interesen facilita esto. Es muy importante que las tareas sean agradables. Es mejor tratar de resolver los problemas lo más rápido posible que limitarse a los crucigramas o a los cálculos matemáticos. También es positivo leer e intercambiar opiniones sobre temas complejos. No lo es el uso de los videojuegos que, normalmente, tienden a aumentar la agresividad y a disminuir la capacidad de gestionar la frustración.

3. **Relajarse conscientemente.** Llevar a cabo simples actividades agradables que relajen el cuerpo y la mente, escuchar música tranquila, orar, hacer punto, etcétera.

4. **Bostezar.** Sorprendentemente, el bostezo activa las neuronas espejo y las conexiones entre diferentes áreas del cerebro y el resultado es una clara y notable mejora de la conciencia social y de la empatía, una mayor agudeza mental, de la concentración, de la memoria, de la sensación de placer, del control muscular y una reducción general del estrés.

5. **Meditar.** La meditación y las oraciones mejoran la salud física y emocional. Reducen la depresión y aumentan los niveles de dopamina y de serotonina, mejorando el rendimiento antes de una prueba.

6. **Ejercicios aeróbicos.** Los estiramientos (stretching) y caminar rápido y correr, mejoran la relajación y la sensación de bienestar, reducen los estados depresivos y son buenos para combatir el envejecimiento del cuerpo y del cerebro.

7. **Dialogar y encontrarse con otras personas.** No es cuestión de hablar del tiempo o de quejarse, se trata de hablar de ideales abstractos, de temas científicos y filosóficos, de Dios y de las necesidades más importantes. El vínculo y la comunicación con otras personas mantiene las capacidades cognitivas en mejor estado durante más tiempo.

8. **Tener fe.** Siempre será imposible tener certezas absolutas por lo que siempre será necesario tener un cierto grado de confianza en lo que creemos. La fe equivale a la esperanza, al optimismo y a una expectativa positiva para el futuro. Newberg y Waldman llegan a la conclusión de que *"una moderada ilusión optimista"* es neurológicamente esencial para mantener una motivación sana y una buena salud mental.

LA ALIMENTACIÓN

Que tu alimento sea tu medicina y tu medicina tu alimento.

Hipócrates

Las pautas de alimentación anticáncer se resumen en utilizar alimentos que previenen la aparición del cáncer y dejar de usar los que la favorecen. Hemos visto hasta ahora que es beneficioso reducir el consumo de carne, sobre todo si ha sido procesada, reducir la ingesta de otros alimentos de origen animal, eliminar el alcohol, sustituir la sal con potenciadores de sabor vegetales, escoger cereales con bajo índice glucémico y eliminar los azúcares refinados.

Además, deberíamos enriquecer los platos con todos los **alimentos anticáncer.** Son alimentos fáciles de encontrar y muchos tienen propiedades que inhiben la proliferación celular. De muchos alimentos se cree que la acción protectora es el resultado de una combinación de efectos en diferentes vías metabólicas implicadas en la carcinogénesis: prevención de la aparición del cáncer, eliminación de las primeras células tumorales por los mecanismos de autofagia, modulación de la producción de factores de crecimiento que promueven la progresión del cáncer (a través del consumo adecuado de azúcares y proteínas) o disminución de la inflamación por medio de la higiene intestinal.

Veamos algunos ejemplos con más detalle.

Las crucíferas y el sulforafano y el indol-3-carbinol

Es decir, brócoli, coles de Bruselas, col lombarda, col rizada, entre otras. Las crucíferas contienen sustancias altamente protectoras capaces de actuar en la fase de "iniciación". El sulforafano que contienen actúa a nivel del núcleo celular, protegiendo el ADN de posibles acetilaciones y metilaciones causadas por agentes tóxicos. En otras palabras, protege la estabilidad del ADN y evita la posibilidad de mutaciones.

El indol parece ser un anticancerígeno que actúa sobre las enzimas hepáticas involucradas en la desintoxicación. Pueden, por ejemplo, reducir la velocidad de la transformación tóxica de las aflatoxinas y la eliminación de aquellos compuestos intermedios cancerígenos incluso antes de que se unan al ADN. **Los estudios en humanos muestran un papel protector de estos alimentos para el cáncer de vejiga y pulmón.**

Las manzanas y la quercetina (flavonoides)

Favorecen las enzimas hepáticas de desintoxicación y tienen una acción protectora contra los efectos cancerígenos del humo del tabaco.

Vegetales de color amarillo, naranja y rojo y el betacaroteno

El betacaroteno es una sustancia que se encuentra en las plantas de color amarillo, naranja o rojo (zanahorias, albaricoques, calabaza, melón e incluso en las espinacas). Tiene varias funciones importantes en el cuerpo:
- la preservación de la vista,
- la regulación del sistema inmune,
- la regulación de la diferenciación y proliferación celular,
- la activación de los genes supresores de los cánceres,
- aporta sus importantes propiedades antioxidantes

De hecho, **la vitamina A, producida por la activación del betacaroteno, a su vez tiene numerosas propiedades anticancerígenas:** elimina la transcripción genética de oncogenes y tiene efecto inhibidor de la proliferación celular, también tiene una acción inhibidora de la nueva formación de vasos sanguíneos en los cánceres, frena la reproducción celular, promueve la diferenciación celular y activa la apoptosis de las células superfluas.

Pescado, algas, frutos secos y ácidos grasos polinsaturados omega-3

Las grasas polinsaturadas (que tienen más de un doble enlace entre sus carbonos) se clasifican en dos grupos:
- Los omega-6 (ácido linoleico, el gammalinoleico y el araquidónico) que originan los mediadores inflamatorios.

- Los omega-3 (ácido docosahexaenoico [DHA] y ácido eicosapentaenoico [EPA]) que tienen muchas funciones a nivel de membrana en células altamente diferenciadas.

Estas grasas, en particular el DHA, han mostrado propiedades antinflamatorias y anticancerígenas; es útil integrarlas en la dieta, ya que ejercen una excelente acción preventiva.

Alimentos protectores frente al cáncer

- **Bebidas vegetales:** avena, de arroz (solo de arroz integral o germinado), mijo, sorgo, almendras, entre otras, de vez en cuando de soja y solo biológica.
- **Frutos secos:** almendras, anacardos, avellanas, nueces, nueces de Brasil, piñones, semillas de sésamo, de calabaza, de girasol, de amapola, de chía, de lino.
- **Hongos:** kawaratake, maitake, shiitake. Los hongos son las plantas con mayor número de propiedades medicinales, destacando las inmunomoduladoras, antiinflamatorias y antitumorales.
- **Fruta deshidratada:** arándanos, goji, dátiles, orejones o uvas pasas (en pequeñas cantidades en sustitución del azúcar).
- **Fruta fresca:** (si no es biológica, mejor pelada) antes de las comidas principales; excelente los frutos rojos. Al final de la comida solo piña o manzanas de temporada. ¡Nunca fruta en almíbar! La fruta con mayores propiedades curativas y depuradoras es la manzana.
- **Cítricos:** naranja, limón, kiwi y piña. Junto con el arándano rojo y el pomelo son ricos en vitamina C y antioxidantes.
- **Frutos rojos o morados:** fresa, cereza, frambuesa y mora, Además de la granada (ver capítulo 7), la grosella, el albaricoque, el melocotón, la ciruela roja, la sandía, la papaya y la uva, deben su color a los betacarotenos y a los polifenoles, fitoquímicos que poseen poderosas propiedades anticancerígenas y antioxidantes.
- **Verduras crudas:** ensaladas con al menos tres colores.
- **Verduras cocinadas:** al vapor o al horno (con papel de horno). En las comidas principales las verduras crudas y/o cocinadas siempre tienen que estar presentes, nunca cocinadas en exceso o recalentadas.
- **Brotes:** en pequeñas cantidades (alfalfa germinada, soja, brócoli, lentejas).
- **Cúrcuma:** Los poderosos curcuminoides contenidos en la cúrcuma han demostrado poderosos efectos para reducir las prostaglandinas inflamatorias, citoquinas, interquina-6 y del factor de necrosis tumoral alfa (TNF-a). Además son potentes inhibidores del dolor y de las células cancerosas.

- **Jengibre:** la Universidad de Michigan en uno de sus estudios, demostró los efectos anticancerígenos, incluso en el polvo de jengibre que venden en los supermercados.

  El jengibre logra matar a las agresivas células del cáncer de ovario. Este estudio también demostró que tiene un beneficio adicional de evitar que las células se vuelvan resistentes al tratamiento de la quimioterapia.

  En otras pruebas realizadas con ratones, se demostró que ingerir diariamente jengibre inhibió el crecimiento del cáncer de próstata en el 56 % de los ratones. La British Journal of Nutrition publico un estudio en el que se demostró que la actividad in vitro e in vivo del jengibre podría ser eficaz para el tratamiento contra el cáncer de próstata, con estas investigaciones se puede creer que es realmente eficaz.

- **Aloe vera:** posee efectos sobre el sistema inmunológico. En un estudio en ratones que habían sido previamente implantados con células de sarcoma murino, el acemannan estimula la síntesis y libera un factor de necrosis tumoral, el cual inició un ataque inmunológico que resultó en necrosis y regresión de las células cancerosas. También se ha demostrado actividad antitumoral. En estudios recientes, una fracción de polisacáridos ha demostrado inhibir la formación de células potencialmente cancerosas. También se ha reportado una inducción de enzimas que previenen las mutaciones tumorales y una inhibición de otras moléculas promotoras de tumores, lo que sugiere un posible beneficio del uso del gel de sábila en la prevención del cáncer.

- **Cereales integrales:** arroz integral, polenta de maíz integral, mijo, quinoa, trigo sarraceno, sorgo.

  Contienen sustancias con efectos conocidos de protección frente al cáncer, principalmente antioxidantes: polifenoles, ácidos fenólicos, lignatos, flovonoides, saponinas, alquilresorcinoles, ácido fítico, tocotrienoles, inhibidores de la proteasa.

- **Pasta integral:** siempre integral y preferentemente biológica.

- **Pan integral:** de masa madre, preferiblemente sin sal. No todos los días.

- **Legumbres:** lentejas, garbanzos, habas, guisantes, judías verdes (no de lata y si tienen que ser en conserva en tarro de cristal).

- **Aceite:** orgánico y prensado en frío; lino, cáñamo, calabaza en ensaladas y tofu, sésamo y de oliva virgen extra. Una cucharada en cada comida.

- **Liliáceas:** ajo, cebolla, puerro, chalota, hierba cebolleta, cocinados o crudos.

- **Tisanas:** té verde (calidad blanca o sencha) hasta cinco veces al día; desintoxicantes para el hígado (diente de león, cardo mariano); antiestrés (melisa, pasiflora, espino blanco, tilo, amapola de California); drenantes (cola de caballo, bardana, vellosilla); digestivas "después de la comida" (hinojo, anís, clavo...).

- **Bebidas:** agua mineral no carbonatada, extractos centrifugados o mejor preparados mezclando una fruta o una verdura dulce, jengibre fresco, limón.

Alimentos favorecedores del cáncer

El Instituto Americano de Investigación Oncológica (por sus siglas en inglés AIRC) en colaboración con la OMS ha recopilado datos y estudios llegando a la conclusión de que más del 30 % de los cánceres se relacionan con una dieta incorrecta y que muchos de los cánceres más frecuentes podrían prevenirse con una alimentación adecuada.

El IGF-1 y los alimentos. La somatomedina o factor de crecimiento insulínico tipo 1 (siglas del inglés Insuline-like Growth Factor 1) es una proteína que actúa como mediador principal de los efectos de la hormona del crecimiento (GH). En resumen, es mediadora o reguladora del crecimiento celular. La hormona del crecimiento es segregada en la adenohipófisis, liberada al torrente sanguíneo y luego estimula al hígado para producir IGF-1. Se produce en mayor medida en los primeros años de vida y alcanza su nivel máximo hacia la adolescencia; después disminuye gradualmente, hasta alrededor de los 40 años cuando se estabiliza.

Todos los tejidos crecen debido a la multiplicación celular, especialmente los cancerígenos. De hecho, muchos estudios han demostrado que **las células cancerosas aprovechan el IGF-1 para su rápido crecimiento. Una combinación que favorece el cáncer es: glucosa, citoquinas (reguladores de la respuesta inflamatoria) e IGF-1 (factor de crecimiento).** Todos estos elementos pueden controlarse con una dieta pobre en hidratos de carbono, proteínas animales y lácteos.

Los principales alimentos favorecedores del cáncer y, por lo tanto, que debemos eliminar de nuestra dieta diaria, o minimizar su consumo son:

- **Azúcares** en general.
- **Caramelos y dulces (golosinas):** con azúcar refinado de todos los tipos.
- **Carnes rojas:** se incluye el cerdo y los embutidos.
- **Lácteos y derivados:** queso, nata, mantequilla, helados, dulces, galletas que contengan leche.
- **Mariscos, crustáceos:** tienen concentraciones de metales pesados y alérgenos.
- **Alcohol:** el alcohol está reconocido como sustancia de comprobada acción cancerígena desde 1988 por la Agencia Internacional para la Investigación del Cáncer (IARC) y por el Fondo Mundial para la Investigación del Cáncer (FMIC), incluso por debajo del umbral mínimo de consumo.
- **Zumos de frutas envasados y refrescos carbonatados:** aunque sean light.
- **Trigo y cereales refinados:** pan blanco, pizza, galletas, bizcochos y todos los productos confeccionados con harina refinada.

- **Patatas fritas:** Evitarlas. Sí se pueden tomar cocidas o asadas en poca cantidad. Consumirlas preferentemente con verduras de hoja.
- **Fritos en general:** están relacionados con la incidencia de cáncer de hígado y de colon, entre otros. Uno de los motivos es que, exponer a los alimentos a altas temperaturas produce una sustancia cancerígena llamada acrilamida.
- **Alimentos ahumados y carbonizados:** recientes investigaciones han demostrado un vínculo estrecho entre los alimentos ahumados y los conservados en salazón con el cáncer. También los alimentos carbonizados como una tostada del desayuno algo quemada, carne de la barbacoa muy hecha o pizza con los bordes quemados tienen relación con las probabilidades de sufrir cáncer. El motivo es el mismo que el de los fritos, la acrilamida.
- **Comida basura:** aportan exceso de grasas saturadas, trans, azúcares, sal, aditivos y poco o nada de vitaminas y minerales. Podemos decir que es más plástico que comida.
- **Margarina y aceites vegetales parcial o totalmente hidrogenados.**
- **Pastillas para caldo:** de cualquier tipo y sobre todo las que contienen glutamato.
- **Sal:** la mayoría de los alimentos que existen en el mercado ya tienen sodio. La sal en nuestro organismo se puede transformar en nitrosamina, una sustancia potencialmente cancerígena, por ello, es muy conveniente evitar la sal en la comida. Además, está relacionada con la hipertensión arterial, la retención de líquidos y alteración de la función renal.
- **Aditivos: colorantes, potenciadores del sabor, etc.** Consumidos de forma regular son potencialmente peligrosos y aumentan el riesgo de cáncer. Estos son los más comunes:
  - Glutamato monosódico
  - E-249, nitrito potásico y E-250, nitrato sódico.
  - E-230 bifenilo, E-231 ortofenilfenol y E-232 ortofenilfenato sódico.
  - E-239 hexametilentetramina,
  - E-284, ácido bárico y tetratonato sódico

A continuación, vamos a dedicar un apartado especial a los dos que más predisponen al cáncer: el azúcar y la carne.

El azúcar

Sabemos que la célula cancerígena, debido a su peculiar capacidad de reproducirse más rápido de lo normal, es insaciable de glucosa (azúcar). Usa la glucosa en presencia y en ausencia de oxígeno y produce ácido láctico, por un mecanismo metabólico especial conocido como el efecto Warburg. Por ello una de las principales pruebas en el procedimiento de evaluación oncológica es la PET, que permite analizar la actividad metabólica de las células para la identificación de posibles metástasis.

El efecto Warburg. En oncología, el efecto Warburg hace referencia al hecho de que la mayor parte de las células cancerosas producen energía principalmente por un proceso de glucólisis anaeróbica, es decir, gracias a altas tasas de glucólisis y fermentación láctica; en vez de producir energía por la oxidación aeróbica del piruvato en las mitocondrias como es lo habitual en la mayor parte de las células normales. Las células malignas tienen, típicamente, unas tasas de consumo de glucosa unas 200 veces mayores que las células normales que les dieron origen.

Otto Warburg en 1920 describió un fenómeno que ocurre durante el cáncer y que le valió un premio Nobel.

El lactato en el ambiente tumoral modula mecanismos que permiten a las células cancerosas crecer, adaptarse, recuperarse, repararse y dividirse.

El lactato ha pasado de ser un metabolito de desecho a un posible mediador molecular esencial en los mecanismos del cáncer.

Cuando hay un exceso de glucosa, ocurre un proceso llamado **glicación**, en el cual, las moléculas de azúcar (glucosa) que se encuentran en exceso en la sangre, atacan las moléculas de proteína en la superficie de las células adhiriéndose a ella deteriorándolas y haciéndoles perder su capacidad de abastecerse de oxígeno, agua y nutrientes y de expulsar sustancias tóxicas y radicales libres. Esto produce un envejecimiento de todas las células del cuerpo sin excepción. La glicación crea los llamados productos finales (AGE) los cuales a su vez fabrican fibras de proteína rígida.

Así que no solo las células se endurecen y empiezan a funcionar mal sino que estos productos finales también actúan como radicales libres acelerando el proceso de envejecimiento.

No existe una asociación directa entre el consumo de azúcar simple y el riesgo de cáncer, a excepción de la débil evidencia en el cáncer colorrectal. Sin embargo, **numerosas pruebas indirectas sugieren que los azúcares juegan un papel importante en el desarrollo de un nuevo cáncer.** Hay estudios que apuntan a **un incremento en el riesgo de cáncer en sujetos con obesidad o diabetes mellitus tipo 2. Son aquellas personas que tienen niveles más altos de azúcar en sangre como resultado, por lo general, de un tipo de alimentación con exceso de calorías (hipercalórica) traducida en un elevado índice glucémico.**

Esta patología es caracterizada por un aumento del azúcar en sangre ya que en la membrana celular hay una resistencia a la insulina (la hormona producida por el páncreas que media la entrada de azúcares simples en las células) de manera que, aunque sean estimuladas, estas no pueden absorber los azúcares con eficacia.

De esta manera aumenta, progresivamente, la concentración del azúcar en la sangre y cuanto más aumenta tanta más insulina se produce, en un círculo vicioso que continúa hasta que el páncreas deja de funcionar. ¿Cuál es el problema? Radica en el hecho de que **la insulina, al igual que los azúcares, estimula la producción del IGF-1 y, juntos, favorecen la proliferación celular.**

El mecanismo es el siguiente: estado de resistencia a la insulina, aumento del azúcar en sangre, de niveles de insulina e IGF-1, amplificando la señal de proliferación celular que también afecta a las células mutadas favoreciendo el cáncer.

Pero no se trata solo del azúcar en sí, el que se añade al café, el blanco, el de caña, el de los dulces, de las bebidas y las mermeladas. También nos referimos al azúcar escondido, que la industria alimentaria utiliza generosamente para hacer que los productos sean más sabrosos, tanto dulces como salados; las harinas refinadas, la bollería; la síntesis de fructosa que se añade a los alimentos y bebidas como "jarabe de glucosa y fructosa", del que la célula es insaciable.

¿A qué conclusión llegamos? **En la dieta del paciente con cáncer es de fundamental importancia limitar todo lo posible los azúcares refinados o añadidos. Y esto también es válido para quien quiere prevenir el cáncer.**

No es que puedan eliminarse todos los azúcares por completo, esto no es posible ni saludable. Lo que podemos y sería deseable hacer es elegir alimentos con un índice glucémico (IG) bajo, y moderar o eliminar los de IG medio y alto.

El IG se mide pues en una escala de 0 a 100, siendo 100 el de la glucosa.

La clasificación de los alimentos según el IG se hace en tres niveles:
- **Alimentos con IG bajo (0 a 55):** aceite de oliva, huevos y quesos, cacahuetes, aceitunas, almendras y avellanas, calabacín, cebolla, coliflor, lechuga, berengena, cerezas y ciruelas, leche, lentejas, nata, remolacha, peras, garbanzos, judias verdes, melocotón, naranja, zanahoria, tomate, manzanas, pan integral, piña, harinas y arroz integral, uvas, guisantes.
- **Alimentos con IG medio (55 a 69):** melocotón y piña en almíbar, zumos de fruta sin azúcar, azúcar blanco (sacarosa), maíz dulce, pasteles y helados, plátanos, mayonesa industrial, muesli.
- **Alimentos con IG alto (69 a 100):** glucosa, azúcar moreno, harina de maíz, pan blanco, patatas cocidas, arroz blanco, calabaza, maíz en copos, harina de trigo, miel, zanahorias cocidas, harina de arroz.

La carne

La ahumada, la que está procesada con sal, la que está fermentada y la que contiene nitratos y nitritos, conservantes **clasificados por la OMS como claramente cancerígenos**, promueven el cáncer de colon, recto y estómago.

Las carnes rojas frescas (ternera, y especialmente el cerdo) se encuentran en el grupo 2 y son probablemente cancerígenas para el estómago, la próstata y el colon y el recto. El efecto cancerígeno estaría mediado por una **alteración del eje IGF-1.**

En el caso del cáncer de colon, la transformación de las proteínas animales realizada por las bacterias intestinales genera compuestos genotóxicos que podrían ser un factor de riesgo adicional.

Por el contrario, las proteínas vegetales, por el limitado contenido de aminoácidos esenciales podrían **reducir el IGF-1.**

El papel de las proteínas de los alimentos en la incidencia del cáncer no es nuevo. En los años setenta, Colin Campbell aclaró muchos aspectos con respecto al papel de las proteínas de los alimentos en el inicio y progresión de los cánceres en "El estudio de China". Como ya hemos mencionado, para que se desarrolle un cáncer se tiene que dar una fase de iniciación y una de progresión. Después de la iniciación, aparecen en el área de mutaciones pequeños grupos de células neoplásicas llamadas focos. Campbell demostró que la cantidad y el tamaño de los focos cancerígenos estaban estrechamente relacionados con la cantidad de proteína en la dieta. Pero aún había más: la célula mutada permanecía "dormida" hasta que una dieta hiperproteica indujera la fase de progresión.

Esto podría detenerse en cualquier momento reduciendo la ingesta de proteína de la dieta al 20 % de las calorías ingeridas. El porcentaje de proteínas completas más allá de las cuales empieza la fase de progresión es el 12 %. Este porcentaje representa la cantidad necesaria y suficiente para permitir el crecimiento celular normal, tanto en ratas como en el hombre.

En el ser humano, esto equivale a unos 50-60g de proteínas al día. La enfermedad aparece si se supera este límite. Una puntualización importante es que las proteínas vegetales no inducen la fase de progresión como las proteínas animales.

La fase de progresión es más decisiva que la fase de iniciación en el desarrollo del cáncer y depende en gran medida de los factores nutricionales. El cuerpo humano está continuamente expuesto a impulsos mutágenos, sin embargo, es capaz de reparar el daño o acoger las células mutadas durante mucho tiempo sin que lleguen a proliferar. Hay alimentos que inducen la proliferación y otros que se oponen a ella. El estado de salud depende del equilibrio entre los dos.

Las conclusiones de *El estudio de China* son que **un consumo moderado de carne es positivo para el hierro, las proteínas y las vitaminas B que aporta, pero es un oxidante y aumenta el riesgo de cáncer.** Por esta razón, **se debería ingerir siempre con fruta, verdura o algún otro antioxidante.** La carne roja no se debería comer más de una vez al mes. La carne blanca se puede comer una o dos veces al mes. En resumen, es mejor consumir proteínas vegetales, aunque sean "incompletas", porque decir "proteínas de alta calidad" o "proteínas completas" no es lo mismo que decir buena salud.

2. TRATAMIENTO OSTEOPÁTICO

a. Las emociones

El trabajo del osteópata en las terapias contra el cáncer, así como en cualquier enfermedad donde prevalezca el trastorno emocional con principal signo clínico, consistirá en realizar osteopatía psicobiológica.

b. Tratamiento osteopático

Será mostrado al final de este trabajo, ya que es el mismo para cualquier tipo de cáncer.

3.2. EL CÁNCER DE PRÓSTATA

El cáncer de próstata representa aproximadamente el 20 % de los cánceres en la población masculina. El riesgo de este cáncer es bajo, especialmente si intervenimos a tiempo. Por esta razón es importante conocer bien tanto los factores de riesgo como los exámenes precoces que pueden cambiar radicalmente y para bien el curso de la enfermedad.

3.2.1. QUÉ ES LA PRÓSTATA

La próstata es una glándula del aparato genital masculino. Está ubicada justo por debajo de la vejiga y rodea una parte de la uretra, el conducto que transporta la orina desde la vejiga hasta fuera del cuerpo. Es una glándula pequeña pero importante. Mide entre 3 y 4 cm de diámetro y pesa menos de 20 g.

Su función es producir el líquido prostático, que contribuye a la síntesis del 26% del líquido seminal, disminuyendo la viscosidad y agilizando la movilidad de los espermatozoides. El líquido prostático proporciona casi la totalidad de los electrolitos, disminuye la acidez de las secreciones vaginales y aporta zinc para la defensa de las infecciones bacterianas.

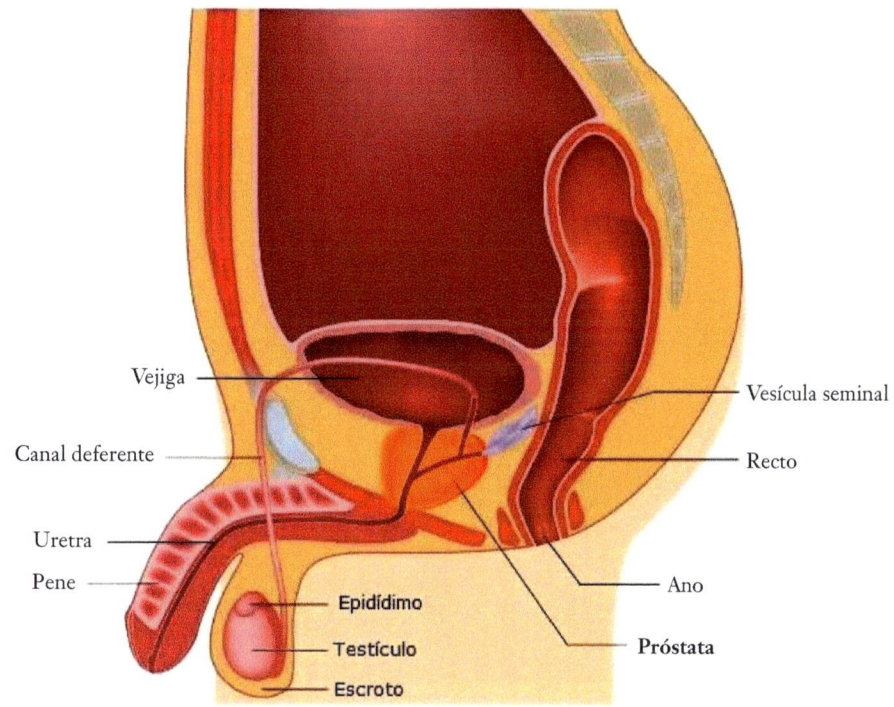

Figura 11. Hiperplasia benigna de próstata

3.2.2. TIPOS DE CÁNCER EN LA PRÓSTATA

- **Hiperplasia benigna de próstata (HBP)**,
  la patología benigna más habitual entre los hombres a partir de los 50 años. No es un cáncer y no aumenta el riesgo de cáncer de próstata, aunque ambas enfermedades pueden existir al mismo tiempo en un paciente.
- **Adenocarcinoma**, es un cáncer maligno que se origina a partir de un componente glandular prostático.
- **Otros cánceres de próstata poco frecuentes:**
  - **Sarcoma**, se origina a partir de la estructura de sostén (conectiva) cercana.
  - **Carcinomas de células de transición**.
  - **Carcinomas de células pequeñas**.

3.2.3. HIPERPLASIA BENIGNA DE PRÓSTATA (HBP)

La hiperplasia benigna prostática (HBP) consiste en un crecimiento no maligno (no cancerígeno) en el tamaño de la próstata.

Los síntomas de la HBP pueden ser leves, en un principio, aunque con el tiempo en la mayor parte de los casos pueden empeorar:
- Dificultad para contener la orina.
- Cambio en el calibre del flujo urinario disminuyendo la fuerza y la inmediatez para emitir la orina.

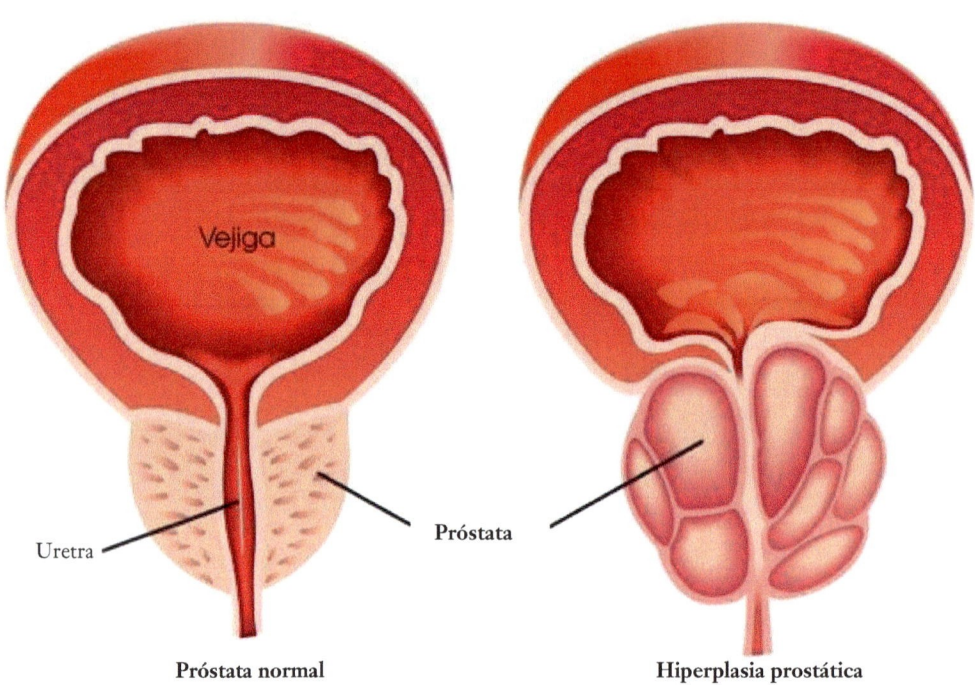

Figura 11. Hiperplasia benigna de próstata

Estos síntomas se producen por el hecho que la próstata, al aumentar su volumen, reduce el diámetro de la uretra obstruyéndola poco a poco, la comprime desde el exterior imposibilitando el vaciado completo de la vejiga. Cuanto mayor es la HBP y la compresión más fuerte, a los síntomas anteriores se pueden añadir otros más severos y otras complicaciones:
- Sangre en la orina o en el líquido seminal.
- Infecciones de las vías urinarias.
- Divertículos de la vejiga.
- Si hay cálculos renales la HBP dificulta o impide su evacuación.

3.2.4. SÍNTOMAS

En las primeras fases, los síntomas de un cáncer de próstata pueden coincidir con los de la HBP, aunque sean enfermedades distintas. Por este motivo, son síntomas precoces a los que hay que prestar atención.

Los síntomas del cáncer de próstata son distintos para cada persona, incluso a veces no se manifiestan con ningún síntoma concreto.

Principales síntomas de la hiperplasia benigna de próstata (HBP):
- Dificultad para comenzara orinar.
- Flujo de orina débil o interrumpido.
- Micción frecuente, especialmente por la noche.
- Dificultad para vaciar la vejiga por completo.
- Dolor o ardor al orinar.
- Sangre en la orina o el semen.
- Dolor persistente en la espalda, las caderas o la pelvis.
- Dolor al eyacular.

3.2.5. CAUSAS Y FACTORES DE RIESGO

Hay otro aspecto al que tenemos que prestar atención para tener un diagnóstico temprano del cáncer de próstata, la categoría de riesgo a la que pertenece la persona:
- La edad: si a los 40 años el riesgo es muy bajo, a los 50 empiezan a presentarse los síntomas del HBP, mientras que entre los **65 y los 70** años hay un incremento de las probabilidades de cáncer del 30 % respecto a la media, hasta llegar a los **80 años** con un 70 % más.
- El historial clínico y genético: la presencia de **infecciones repetidas o crónicas** parece favorecer la aparición del cáncer prostático.

De la misma manera, las mutaciones de las condiciones clínicas que determinan un aumento de los niveles de testosterona y/o factor de crecimiento de insulina tipo 1 favorecen también la proliferación de células prostáticas y, en consecuencia, un aumento de la probabilidad de una proliferación cancerosa.
- El estilo de vida: **exceso de grasas, de proteínas de origen animal, insuficiente o nulo ejercicio físico y obesidad.**
- La **predisposición familiar**. El riesgo de enfermarse es el doble para aquellos que tienen parientes cercanos (padre, hermano, etc.) con la enfermedad en comparación con los que no tienen ningún caso en la familia.

3.2.6. CÓMO SE DIAGNOSTICA

1. **Análisis del PSA en sangre**. Si se tienen síntomas en la franja de edad de riesgo, el primer examen que hay que hacer es un análisis del antígeno prostático específico (PSA). El resultado por sí solo no tiene un gran valor diagnóstico, porque una alteración en su concentración no está necesariamente ligada al cáncer, pero es a tener en cuenta para usar otras herramientas diagnósticas. Antes, las concentraciones del PSA de 4,0 ng/ml o menos se consideraban normales. Pero algunas personas con concentraciones del PSA inferiores a 4,0 ng/ml tienen cáncer de próstata y muchas personas con concentraciones del PSA más altas, entre 4 ng/ml y 10 ng/ml, no tienen cáncer de próstata. Además, varios factores hacen que la concentración del PSA varíe. Por ejemplo, la concentración del PSA tiende a aumentar con la edad, el tamaño de la próstata, y la inflamación o infección en la próstata. También aumenta la concentración del PSA después de una biopsia de próstata, la eyaculación o el ejercicio vigoroso (como montar en bicicleta) durante los 2 días anteriores a la prueba. Por el contrario, algunos medicamentos, como la finasterida y la dutasterida, que se usan para tratar la hiperplasia prostática benigna, disminuyen la concentración del PSA.

   Pero en general cuanto más alta sea la concentración del PSA, más probable es que la persona tenga cáncer de próstata.
2. **Exploración rectal llevada a cabo por un urólogo**, junto con el análisis del PSA permitirá que el especialista indique los pasos diagnósticos y terapéuticos a seguir.
3. **El examen ecográfico** detecta directa y visiblemente las alteraciones patológicas de la glándula y del sistema urinario.

Los resultados obtenidos del PSA, la visita al urólogo y la ecografía llevan al diagnóstico.

Si los síntomas son significativos conviene llevar a cabo también un estudio de tipo funcional.

1. **La flujometría**, indica la calidad del flujo urinario y la fuerza de los músculos urinarios y abdominales para forzar el vaciado, permitiendo analizar el compromiso de la funcionalidad de la vejiga.
2. **Examen de la orina**, permite descartar patologías inflamatorias y/o infecciosas y las posibles trazas de sangre.
3. **Biopsia**. Cuando se confirma una neoplasia maligna, se procede con la biopsia de la glándula para tener la confirmación histológica de la enfermedad.

4. **Estudio de extensión**. Si la biopsia es positiva, se procede con una tomografía axial computarizada (TAC) o una resonancia magnética nuclear (RMN), incluso con una gammagrafía ósea para valorar la extensión local y metástasis remota en los huesos, pulmones, hígado o cerebro.

3.2.7. RELACIÓN PSICOBIOLÓGICA EN EL CÁNCER DE PRÓSTATA

Extraído del libro *"La osteopatía Psicobiológica, Comunicación Subconsciente Tisular, CST"*. Francisco Fajardo. Editorial Dilema, 2019.

Cuando la próstata desciende, ejerce una gran presión sobre la vejiga. Indica que tengo dificultad en soltar los sentimientos de inutilidad que me he construido interiormente, la orina representando la liberación de mis emociones negativas.

Se trata de **conflictos de pérdida en la familia, protección de la descendencia o sexualidad fuera de norma.**

La próstata equivale al útero en la mujer, son los mismos conflictos.

Conflicto semigenital desagradable (sucio) y conflicto de pérdida en la familia: cualquier conflicto derivado de situaciones dramáticas de los hijos, pareja, nietos o equivalente, como un accidente, una enfermedad, una muerte.

Conflicto de sentir que debemos ser más competentes con una mujer probablemente más joven. Conflicto de sentimientos de vivir una sexualidad fuera de la norma. También encontramos historias de castración: la mujer castra al hombre mediante chantajes y la imposición de sus normas: *"si no haces eso, hoy no hay cama"* o autocastración: *"no puedo satisfacerla"*.

3.2.8. TRATAMIENTO MÉDICO

La terapia depende en primer lugar de la edad del paciente y de sus condiciones generales.

- Para pacientes mayores o con otras enfermedades graves puede ser preferible mantener una actitud conservadora, llevar a cabo una vigilancia activa o supervisar sin tratar, pero con controles periódicos.
- Si el perfil es de bajo riesgo, se puede evitar la cirugía y solo realizar controles rutinarios de dosis PSA, visitas al urólogo y biopsias para monitorizar la enfermedad.
- En caso contrario, se lleva a cabo la intervención de prostatectomía radical, es decir, la extirpación de la glándula y de los ganglios linfáticos regionales.

- Para los estadios más avanzados, a la intervención quirúrgica puede añadirse radioterapia u hormonoterapia. Se prefiere la hormonoterapia a la quimioterapia en los casos de cánceres metastáticos para reducir la cantidad de testosterona y anular su efecto estimulante proliferativo sobre el cáncer y sus diseminaciones remotas.
- Existen terapias, todavía experimentales, como la crioterapia (la eliminación de las células cancerosas con el frío), el HIFU (ultrasonidos focalizados de alta intensidad sobre el cáncer), las vacunas y los fármacos antiangiogénicos.

3.2.9. PREVENCIÓN

La alimentación puede contribuir a la prevención del cáncer de próstata:
- Reducir la grasa de origen animal (carne roja y lácteos).
- Aumentar las grasas no saturadas (monoinsaturadas y poliinsaturadas).
- Aumentar la fruta, verdura y cereales integrales. Además, en hombres mayores de 50 años o si presenta uno o más síntomas, se indica una visita anual al urólogo junto con análisis del PSA.

PRINCIPIOS DE PREVENCIÓN

Los ya expuestos anteriormente en el capítulo 3.1.

TRATAMIENTO OSTEOPÁTICO

a. Las emociones

El trabajo del osteópata en las terapias contra el cáncer, así como en cualquier enfermedad donde prevalezca el trastorno emocional con principal signo clínico, consistirá en realizar osteopatía psicobiológica.

b. Tratamiento osteopático

Será mostrado al final de este trabajo, ya que es el mismo para cualquier tipo de cáncer.

3.3. EL CÁNCER DE COLON Y RECTO

3.3.1. EL CÁNCER DE COLON Y RECTO EN LA ACTUALIDAD

El cáncer de colon y recto es el segundo cáncer más frecuente y el segundo más mortal entre la población general. Es el tercero más frecuente entre los hombres después del cáncer de próstata y el de pulmón y el segundo en las mujeres después del cáncer de mama. Solamente en los Estados Unidos, el cáncer de colon y recto es el responsable del 14 % de las muertes por cáncer, con más de cincuenta mil fallecidos cada año.

3.3.2. TIPOS DE CÁNCER DE COLON Y RECTO

Los tumores que aparecen en el colon y recto pueden ser benignos o malignos. La mayor parte se debe a la **degeneración de pólipos**, que son pequeñas protuberancias de la mucosa intestinal. No todos los pólipos son peligrosos. Los pólipos de tipo adenoma tienen mayor riesgo de transformarse de lesiones precancerígenas en lesiones cancerígenas confirmadas. Cuanto más grande es el pólipo, mayor es la probabilidad de que ocasione una lesión cancerígena. **La probabilidad de que un pólipo de colon evolucione hacia una forma invasiva de cáncer depende del tamaño del pólipo en sí**, mínima (menos del 2 %) para tamaños menores a 1,5 cm, intermedia (2-10 %) para dimensiones de 1,5-2,5 cm y significativo (10 %) para dimensiones superiores a 2,5 cm. Puede derivar en adenocarcinoma, adenocarcinoma mucinoso, de células en anillo de sello o carcinoma.

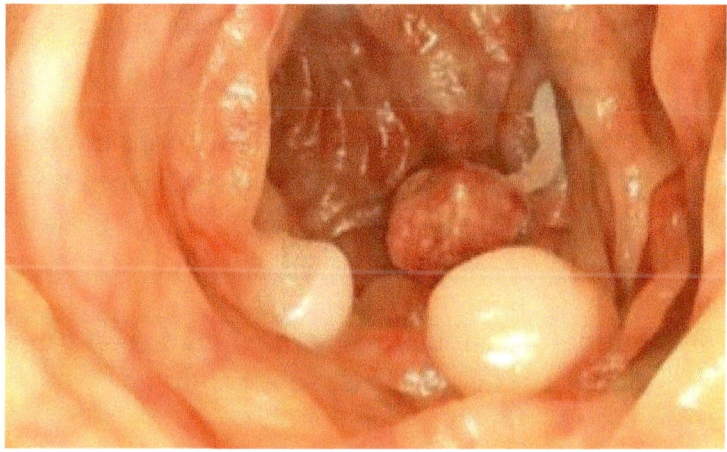

Foto 3. Pólipos en el colon

3.3.3. CAUSAS Y FACTORES DE RIESGO

Gran parte de los factores de riesgo para el cáncer de colon y recto pueden ser evitables mediante un estilo de vida saludable.

- **Obesidad:** el sobrepeso y la obesidad, especialmente el exceso de grasa acumulado en la zona de la cintura (obesidad central), aumentan el riesgo de padecer cáncer de colon y recto tanto en hombres como en mujeres, aunque con mayor probabilidad entre los hombres.
- **Sedentarismo:** la inactividad física aumenta la probabilidad de desarrollar cáncer colorrectal. En las personas más activas este riesgo disminuye.
- **Consumo de carne roja** y carne procesada:
  - **Carne roja:** como la carne de res, cerdo, cordero, caballo o cabra. Ha sido clasificada por la IARC (Agencia Internacional de Investigación sobre el Cáncer) en el **grupo 2A**, es decir, probablemente cancerígena para humanos.
  - **Carne procesada:** es la carne que se prepara con salazón, curado, fermentación, ahumado u otros procesos para transformar el sabor y mejorar la conservación. La mayoría contienen carne de cerdo o de res, pero también otras carnes rojas, aves, sangre y subproductos cárnicos. Las carnes procesadas incluyen perritos calientes, salchichas, jamón, carne en conserva, cecina o carne seca, así como preparados o salsas a base de carne. La clasificación de la IARC incluye a la carne procesada en el **grupo 1** de agentes demostradamente cancerígenos para humanos.
- **Alimentación:** la dieta pobre en fibra, con escasas frutas y verduras, y rica en grasas contribuye a aumentar el riesgo de cáncer colorrectal.
- **Tabaco:** el consumo de tabaco durante largo tiempo aumenta la probabilidad de desarrollar un cáncer colorrectal y fallecer por su causa, en comparación con las personas no fumadoras.
- **Alcohol:** el consumo alto de alcohol se ha relacionado con un mayor riesgo de cáncer colorrectal.
- **Enfermedades inflamatorias intestinales:**
  Las personas que padecen enfermedades inflamatorias crónicas del intestino, como la enfermedad de Crohn y la colitis ulcerosa, tienen un mayor riesgo de enfermedad neoplásica.
- **Enfermedades hereditarias** que predisponen al cáncer colorrectal, como la poliposis adenomatosa familiar (FAP).
- **Antecedentes familiares:** familiares de primer grado **con cáncer colorrectal.**
- Presencia de **lesiones preneoplásicas, sobre todo adenomatosas.**

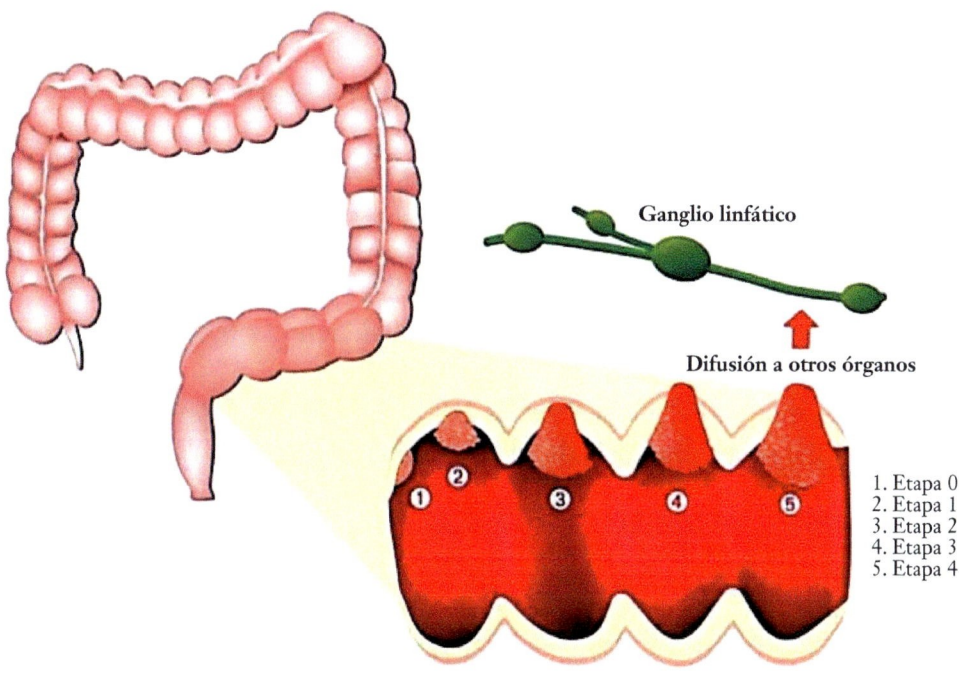

Ganglio linfático

Difusión a otros órganos

1. Etapa 0
2. Etapa 1
3. Etapa 2
4. Etapa 3
5. Etapa 4

Figura 12. Etapas del cáncer de colon.
El tratamiento del cáncer de colon depende de la etapa de la gravedad de la enfermedad.

3.3.4. CÓMO SE DIAGNOSTICA

Síntomas

La mayor parte de los pólipos no presentan ningún síntoma. Solo el 5 % de los pólipos presentan pequeñas pérdidas de sangre debidas a una ulceración, que pueden detectarse solo con un análisis de sangre oculto en las heces (SOH).

El 95 % remanente es más bien asintomático.

De esta manera, el tumor puede crecer de forma silenciosa (asintomática), sin dar manifestaciones clínicas, durante meses o años hasta llegar a etapas avanzadas o metástasis.

En otras ocasiones presenta síntomas muy inespecíficos. Son síntomas variables que dependen de la localización del tumor, de su extensión y de la presencia de obstrucciones o hemorragias: **diarrea o estreñimiento o la alternación de ambas, la pérdida del apetito y de la fuerza, pérdida de peso o sensación de empacho.** Estas manifestaciones pueden solaparse a las de muchas otras enfermedades abdominales o intestinales.

Cribado (o screening) del cáncer colorectal

Es la forma de obtener un diagnóstico temprano o precoz, es decir, antes que el cáncer haya crecido demasiado o invadido otras partes del cuerpo fuera del intestino.
- El primer paso es la **búsqueda de sangre oculta en las heces**. Ventajas y límites: es una prueba poco invasiva, ya que es suficiente una muestra de heces. Pero es una prueba que solo puede **identificar el 5 % de los pólipos**. Se recomienda cada dos años, para todas aquellas personas con franja de edad entre los 50 y los 75 años. Países como España tienen el objetivo de estandarizarlo para toda la población.
- Normalmente se relaciona con la colonoscopia (ver apartado en el capítulo cuarto), que se realiza cada diez años a partir de los 45 años, según la 'American Cancer Society'.

Las dos pruebas, sangre oculta en heces y colonoscopia, pueden **identificar el 75 % de los tumores**.

Hay cierta polémica sobre la necesidad de llevar a cabo estos dos exámenes como prueba de primer nivel a partir de los 45 años o si dejar la colonoscopia para un segundo nivel de diagnóstico, es decir, solo en casos de positividad familiar y/o presencia de sangre en las heces y/o síntomas sospechosos.
- Para quien no tuviera factores de riesgo o síntomas, también existe la posibilidad de la rectosigmoidoscopia, que es una colonoscopia del último tercio del colon.
- Como alternativa también se puede considerar la colonoscopia virtual que reconstruye el colon utilizando imágenes obtenidas por TAC. Es mucho menos invasiva y molesta, aunque no tiene la misma fiabilidad de la verdadera colonoscopia y el paciente recibe una dosis no baja de rayos X.

No faltan las opciones, pero lo más importante a destacar es que, **independientemente de cómo se lleve a cabo, el cribado reduce de manera significativa la mortalidad por cáncer colorrectal**, porque un diagnóstico en el momento adecuado es sinónimo de mayor eficacia en el tratamiento. Los exámenes de cribado son, por lo tanto, esenciales.

Cribado positivo

En el caso de que las pruebas de cribado sean positivas, tienen que ir acompañadas de otras pruebas específicas:
- exploración rectal,
- palpación de los ganglios linfáticos,
- ecografía transrectal para una valoración local de la enfermedad.

- Para valorar el estadio del cáncer y la búsqueda de metástasis: radiografías de tórax, TAC abdominal con contraste y gammagrafía ósea.

3.3.5. RELACIÓN PSICOBIOLÓGICA EN EL CÁNCER DE COLON Y RECTO

Extraído del libro *"La osteopatía Psicobiológica, Comunicación Subconsciente Tisular, CST"*. Francisco Fajardo. Editorial Dilema, 2019.

El colon está con **guardar y no expulsar**. El cáncer del colón puede derivar de causas similares a las del estreñimiento pero con un factor emocional más importante y profundo.

En el caso del estreñimiento, son las energías o las emociones más superficiales las que intervienen; en cambio, en el caso del cáncer de colon, hay que buscar la causa en las energías y emociones situadas más en profundidad. Por esto, mis intestinos pueden funcionar normalmente o regularmente y puedo sin embargo desarrollar un cáncer del colón.

Conflicto de **"pedazo" indigerible**. Enojos, enfados, peleas, ira, negocios, herencias, traiciones o decepciones financieras, difamación malintencionada, acusaciones. Algo muy feo o muy desagradable. Una acción vil, baja, innoble, infame, desagradable, una jugarreta. También la persona puede haber vivido muchas **"guarradas"** repetitivas (no una sola desencadenante) y se haya ido llenando el vaso.

Según la localización tendremos los siguientes matices:
- Colon ascendente: "guarrerías" hechas por ascendentes (reales o simbólicos).
- Colon transversal: "guarrerías" hechas por colaterales (reales o simbólicos).
- Colon descendente: "guarrerías" hechas por descendentes (reales o simbólicos).
- Ángulos cólicos: puede afectar a ambos.
- Recto: es algo distinto, ya solo queda soltar el pedazo, aquí el sentido está en "eliminar una situación que le hace daño". Es tomar la última conciencia. Conflicto femenino de identidad: *"No me siento reconocida en mi familia"*. No saber dónde está mi sitio. Conflicto de situación en el territorio, mal vivido "Estar entre dos aguas". *"No sé quien soy dentro de esta familia, nido, casa, clan"*. *"He perdido mi lugar en el territorio"*. No querer o no poder soltar una guarrada, evacuar, expulsar el pedazo (puesto que es el final del colon). *"No quiero perdonar, lo guardo"*. Conflicto de no poder expulsar el pedazo. Mirar la relación con la madre. Impurezas que quiero pero no puedo eliminar (algo putrefacto).
- Sigmoides: conflicto con algo muy vil donde es necesario que el otro no exista más. Se cura al evacuar.

3.3.6. TRATAMIENTO MÉDICO

Llegados a este punto, si hay cáncer, ¿cómo se trata?

- Si el cribado ha sido eficaz y el diagnóstico oportuno, nos encontramos frente a un simple pólipo (adenoma). No es invasivo, no metastatiza y su **extirpación quirúrgica** soluciona la enfermedad.
- Si la lesión es maligna la terapia quirúrgica conservadora por sí sola no es suficiente. Pueden ser necesarias algunas sesiones de **quimioterapia y/o radioterapia postoperatoria para reducir el riesgo de recidiva de la enfermedad o radioterapia previa a la operación para reducir el volumen del tumor.**
- Otra opción, para los casos más avanzados, es la de los **fármacos biológicos.**

Siempre que se pueda llevar a cabo la reducción de la masa tumoral antes de la intervención quirúrgica esto puede determinar la posibilidad de mantener, o no, la función rectal del paciente. De no poder mantener esa función, podría necesitar evacuar las heces mediante una ostomía (orificio en el abdomen que comunica con el intestino).

3.3.7. PRONÓSTICO

Normalmente se calcula que la tasa media de supervivencia después del diagnóstico es del 64,5 % en cinco años. Esta cifra aumenta de manera apreciable si la enfermedad se trata cuando aún está en un estadio inicial, es decir, sin metástasis, con ganglios linfáticos limpios y una extensión visceral limitada.

El paradigma es siempre el mismo: cuanto antes se realice el diagnóstico, el tratamiento será más eficaz y la curación tendrá mayores posibilidades.

3.3.8. CÓMO SE PUEDE PREVENIR

Probablemente, si la respuesta a las campañas de diagnóstico precoz fuera mayor, las muertes por cáncer colorrectal podrían reducirse de manera considerable.

Si, además, se tiene en cuenta que más de la mitad de los factores de riesgo de este cáncer son evitables y dependen en gran manera de decisiones personales, la necesidad de dar más énfasis a la prevención cobra relevancia.

PRINCIPIOS DE PREVENCIÓN

Los ya expuestos anteriormente en el capítulo 3.1.

TRATAMIENTO OSTEOPÁTICO

a. Las emociones

El trabajo del osteópata en las terapias contra el cáncer, así como en cualquier enfermedad donde prevalezca el trastorno emocional con principal signo clínico, consistirá en realizar osteopatía psicobiológica.

b. Tratamiento osteopático

Será mostrado al final de este trabajo, ya que es el mismo para cualquier tipo de cáncer.

3.4. EL CÁNCER DE PULMÓN

3.4.1. EL CÁNCER DE PULMÓN EN LA ACTUALIDAD

Es el segundo cáncer más común que afecta tanto a hombres como a mujeres, después del cáncer de piel. Alrededor del 14 % de todos los cánceres nuevos son cánceres de pulmón. 9 de cada 10 cánceres de pulmón son atribuibles al tabaquismo. El cáncer de pulmón es la causa principal de muerte por cáncer en hombres y mujeres. Alrededor de una de cada cuatro muertes por cáncer se debe al cáncer de pulmón. Por ejemplo, cada año mueren más personas por cáncer de pulmón que por la suma de los cánceres de colon, mama y próstata.

3.4.2. TIPOS DE CÁNCER DE PULMÓN

El cáncer de pulmón se clasifica básicamente en cuatro tipos diferentes:

- **Carcinoma de células no pequeñas:** representa el 85 % de todos los casos de cáncer de pulmón. Es el cáncer pulmonar que produce más víctimas entre la población: **155.000 muertes al año, el 14 % de todos los nuevos diagnósticos de cáncer. El primero en los hombres y el tercero en las mujeres.**
- **Carcinoma de células pequeñas:** representa el 10-15 % de todos los casos de cáncer de pulmón.
- **Tumor carcinoide pulmonar de origen endocrino.**
- **Linfoma pulmonar** de origen linfático: junto al tumor carcinoide, entre ambos constituyen el 5 % restante.

3.4.3. CAUSAS Y FACTORES DE RIESGO

El principal riesgo de contraer un cáncer primario de pulmón es el tabaquismo activo o pasivo, pues **nueve de cada diez cánceres son atribuibles al tabaquismo.** Según la Organización Mundial de la Salud, "el tabaco mata hasta a la mitad de sus consumidores".

Cada año fallecen más de siete millones de personas por causas relacionadas con el tabaco. De todas ellas, más de seis millones son consumidores de tabaco y alrededor de ochocientos noventa mil son fumadores pasivos, es decir, personas no fumadoras expuestos al humo de tabaco ajeno. Curiosamente casi el 80 % de los más de mil millones de fumadores que hay en el mundo viven en países de ingresos bajos o medios. El tabaco es la causa principal de muerte por cáncer en hombres y mujeres.

Fumar un paquete de veinte cigarrillos al día aumenta el riesgo de padecer cáncer de pulmón veinte veces en comparación con los no fumadores. No es solo una cuestión de cantidad, también es importante la edad de comienzo (cuanto más joven se empieza, mayor es la posibilidad de enfermar), la duración de exposición (en el caso del fumador pasivo) y la **ausencia de filtro** en los cigarrillos.

3.4.4. OTROS FACTORES DE RIESGO:

- Un pequeño número de cánceres no ligados a la exposición del tabaco están determinados por **factores contaminantes como el gas radón, el amianto y los metales pesados.**
- Un **historial familiar positivo** también conlleva mayor riesgo de padecer cáncer de pulmón.

- Haber padecido **enfermedades pulmonares graves en el pasado**: neumonía, pleuritis, tuberculosis pulmonar, entre otras.
- Haber sido sometido a **tratamientos de radioterapia en el tórax.**

3.4.5. QUÉ SÍNTOMAS PRESENTA

El cáncer de pulmón es discreto, no da síntomas especiales en sus fases más precoces. Muy a menudo el diagnóstico ocurre de manera casual al detectar una masa pulmonar en una radiografía simple de tórax. Los verdaderos síntomas llegan más tarde, cuando el cáncer sigue su camino, hasta entonces los síntomas y señales son muy inespecíficos:
- Tos persistente,
- se reduce la capacidad respiratoria y la resistencia al esfuerzo,
- dolor en el tórax,
- cansancio,
- pérdida de peso,
- pérdida de apetito,
- en los casos más graves presencia de sangre en el esputo,
- infecciones broncopulmonares que no se curan a pesar de las terapias.

Todo esto ocurre en un tiempo relativamente corto, porque el cáncer de pulmón prolifera y crece rápidamente. Se expande a nivel local en la pleura o en los bronquios, afecta a los ganglios linfáticos y, gracias a la rica vascularización, se extiende mucho en poco tiempo. De hecho, muchos síntomas dependen justamente de la precoz extensión local y remota.

Otros síntomas, según la extensión a otros órganos, pueden ser: dolor pleural, dolor de huesos, ictericia, dolor de cabeza, vértigos o nodulos visibles en la piel.

3.4.6. CÓMO SE DIAGNOSTICA

Ante cualquier síntoma de sospecha es necesario acudir al médico para proceder al estudio del caso con las siguientes pruebas posibles:
- Radiografía de tórax.
- Análisis de esputo.
- Broncoscopia, que a su vez puede obtener:
  - muestra del líquido mediante lavado broncoalveolar para su análisis,
  - muestra de tejido por biopsia.

- TAC torácico.
- Resonancia magnética.
- Tomografía por emisión de positrones (PET), un examen histológico y cintigrama óseo (también llamada gammagrafía ósea), fundamental para la búsqueda de eventuales rastros de enfermedad incluso remotos.

3.4.7. RELACIÓN PSICOBIOLÓGICA EN EL CÁNCER DE PULMÓN

Extraído del libro *"La osteopatía Psicobiológica, Comunicación Subconsciente Tisular, CST"*. Francisco Fajardo. Editorial Dilema, 2019.

Al estar los pulmones directamente vinculados a mi capacidad de vivir, el cáncer de los pulmones me indica mi **miedo a morir y conflicto de "pedazo" de aire.** En efecto, hay una situación en mi vida que me roe por dentro y me da la sensación que me muero. Quizás es después de una separación o de un divorcio, de la muerte de un ser querido, de la pérdida de un empleo que es muy importante para mí. De hecho, **toda situación que para mí representa, conscientemente o inconscientemente, mi razón de vivir.** Cuando desaparece mi razón de vivir o si tengo miedo de que desaparezca, esto pone en evidencia que la otra posibilidad que a mí se me presenta es, en cierto modo, la muerte.

Puedo preguntarme si es el humo de cigarrillo que me trae el cáncer de los pulmones o si es el miedo a morir que me hace fumar cigarrillos y, en consecuencia, me hace desarrollar el cáncer de los pulmones. **Cuando fumo, pongo un velo sobre emociones que me molestan** y que me impiden vivir. Al no resolver el conflicto, este puede crecer en mí al punto de hacerme desarrollar un cáncer de los pulmones.

También tenemos el conflicto de **"amenaza en el territorio"** que corresponde a los bronquios y el **conflicto de tristeza** que aporta la medicina tradicional china en relación al pulmón.

Un conflicto programante importante puede ser **la vuelta de cordón umbilical en el cuello al nacer** que nos deja una impronta de "asfixia" importante.

El conflicto puede ser completamente simbólico, como el caso de sentir que uno **"se ahoga en esta familia"** y que no tiene su espacio (territorio), miedo a morir de asfixia dentro del territorio.

Si el cáncer aparece en la **pleura**, estamos hablando de un **conflicto de protección**. En este caso sería **"miedo a morir"**, junto con una "amenaza aguda" o un ataque.

3.4.8. TRATAMIENTO MÉDICO

Las diferentes opciones de tratamiento varían por tipo y eficacia según el cáncer, el estadio y su progresión. Por lo tanto, la supervivencia también varía.

- **Cáncer de células pequeñas:**
  - **Quimioterapia.**
  - **Radioterapia** asociada a la quimioterapia tanto para eliminar todas las células malignas del área donde se encontraba el tumor primario, como para paliar y contener los síntomas en el caso de que la enfermedad esté extendida.
  - La cirugía no se indica cuando hay una buena respuesta a los fármacos y la quimioterapia es suficiente, o cuando se detecta metástasis precoz desde el momento del diagnóstico.

- **Cáncer de células no pequeñas:**
  - **Cirugía**, para extirpar una parte del tejido pulmonar, un lóbulo pulmonar o todo el pulmón, si la funcionalidad respiratoria del paciente es buena.
  - La **quimioterapia** y la **radioterapia** se reservan para los siguientes casos:
    - pacientes que no pueden ser intervenidos quirúrgicamente,
    - como terapia previa para disminuir las dimensiones del tumor antes de la operación
    - y como terapia posterior a la operación.

Hay también otras opciones terapéuticas:
- los medicamentos biológicos, que interfieren en el crecimiento del tumor,
- los tratamientos localizados con radiofrecuencia, ablación fotodinámica o láser.

La supervivencia media global del cáncer de pulmón, según estadísticas del National Cancer Institute, referidos a los Estados Unidos de América, es de 18,6 % a los cinco años, es decir, casi diecinueve personas de cada cien sobreviven cinco años o más al cáncer de pulmón, como término medio. Pero según el estadio en el que se encuentra la enfermedad en el momento del diagnóstico y del inicio del tratamiento, este porcentaje de supervivencia puede aumentar, por ejemplo, en los tumores distantes la supervivencia es del 4,7 %, mientras que en los tumores localizados la supervivencia se eleva al 56,3 %.

3.4.9. CÓMO SE PUEDE PREVENIR

El primer paso en la prevención del cáncer de pulmón es dejar de fumar, o aun mejor, ni siquiera empezar a hacerlo.

Como nueve de cada diez cánceres de pulmón están ligados al tabaquismo, al no fumar se podrían prevenir en casi un 90 % las posibilidades de enfermar. Aunque el riesgo no se reduce de inmediato al dejar de fumar, sino que tarda más de quince años en igualarse con el resto de la población.

Otras medidas de prevención en cuanto a estilo de vida son: **ejercicio físico y una dieta completa y equilibrada, rica en fruta y verdura.**

Para el restante 10 % de cánceres no relacionados con el tabaco, debido a su elevado componente profesional, conviene aplicar **correctas normas de seguridad en el trabajo** respecto a la exposición respiratoria a agentes cancerígenos.

No hay disponibles pruebas de screening o cribado. Hay quien propone la TAC en espiral anual o un examen citológico de esputo en pacientes que ya han cumplido los 50 años, tanto fumadores como exfumadores. Otros se definen por la búsqueda de marcadores flemáticos específicos o por el análisis de los micro-RNA, pequeños fragmentos de material genético relacionados a un riesgo más o menos elevado de enfermedad o a un fenotipo más o menos agresivo de enfermedad. Pero, de momento, no hay técnicas que permitan su detección temprana, por esto **la mejor manera de prevenirlo es evitando el tabaco.**

PRINCIPIOS DE PREVENCIÓN

Los ya expuestos anteriormente en el capítulo 3.1.

TRATAMIENTO OSTEOPÁTICO

a. Las emociones

El trabajo del osteópata en las terapias contra el cáncer, así como en cualquier enfermedad donde prevalezca el trastorno emocional con principal signo clínico, consistirá en realizar osteopatía psicobiológica.

b. Tratamiento osteopático

Será mostrado al final de este trabajo, ya que es el mismo para cualquier tipo de cáncer.

3.5. EL CÁNCER DE VEJIGA

3.5.1 EL CÁNCER DE VEJIGA EN LA ACTUALIDAD

Los cánceres de vejiga representan el **20 % de los cánceres en general**. Es el tercer tipo de cáncer más común entre los hombres, después del cáncer de pulmón y el de próstata. En las mujeres ocupa el lugar undécimo en frecuencia. No es un cáncer muy agresivo y la media de **supervivencia a los cinco años es superior al 95 %**. En la mayoría de los casos, se descubre y se trata ya en un estadio superficial y con un buen pronóstico.

3.5.2 TIPOS DE CÁNCER DE VEJIGA

Hay cuatro tipos principales de cáncer de vejiga. Los primeros tres tienen un aspecto visiblemente maligno y un comportamiento agresivo:
- **carcinoma de células de transición (urotelial)**, que es el más común y representa el 95 % de los casos,
- **adenocarcinoma**,
- **carcinoma epidermoide primitivo**,
- Y **papiloma**, que es menos invasivo y más superficial.

Todos los tipos de cáncer de vejiga tienen en común una estructura papilar en el 75 % de los casos y plana o nodular en el 25 % restante. Todos tienen una tendencia a hacer recidiva.

3.5.3 QUÉ SÍNTOMAS PRESENTA

Los síntomas de aparición temprana facilitan el diagnóstico precoz, que es muy importante para el desarrollo de la terapia.

El cáncer de vejiga tiene una presentación **clínica muy a menudo similar a la de otras muchas patologías urinarias y, por lo tanto, poco específica**. Por eso, es preciso un análisis más detallado para realizar un diagnóstico diferencial. **Estos síntomas son: sangre en la orina, escozor al orinar, dolor o dificultad, aumento de las infecciones del tracto urinario**. Entre todos los síntomas, la **hematuria** es la señal más indicativa de un inicio de patología neoplásica. Puede darse también en casos de cistitis o litiasis urinaria, pero siempre hay que llevar a cabo un estudio más exhaustivo.

3.5.4. CAUSAS Y FACTORES DE RIESGO

- **Tabaco: los riesgos atribuibles a la población por fumar tabaco se han estimado entre 50 % y 65 % en hombres y entre 20 % y 30 % en mujeres**. Todo se debe a que en la vejiga permanecen los metabolitos tóxicos del tabaco hasta ser expulsados al exterior por la orina.
- Exposición en el lugar de trabajo a sustancias químicas de uso industrial: hay un riesgo elevado para las personas que están en contacto, por su profesión, con **elevadas concentraciones** de algunos contaminantes como las **nitrosaminas y aminas aromáticas, el arsénico y otras sustancias. Se usan en el tratamiento de la ropa, del cuero, de la goma, de los colorantes y de las pinturas.**
- Infecciones: los casos relacionados a factores infecciosos son raros. Se dan en caso de infeciones crónicas sobre todo en la zona al sur del Sahara y están relacionados con infecciones por el parásito Schistosoma.
- Radioterapia y quimioterapia: algunas investigaciones han demostrado una conexión en casos de recientes tratamientos en la pelvis, debido especialmente a patologías ginecológicas o prostéticas.
- Herencia: el factor genético/familiar tiene menor peso en este tipo de cáncer.

3.5.5. CÓMO SE DIAGNOSTICA

La historia clínica es primordial. Sobre todo, el análisis de los factores de riesgo que pueden predisponer.

En primer lugar, se hará un **examen de la orina** seguido del **urocultivo** para descartar infecciones.

Una vez descartadas las infecciones, se realizan más pruebas:
- **ecografía de los riñones,**
- **urografía,**
- **examen citológico de la orina:** para determinar la existencia de células tumorales malignas (CTM).
- **Cistoscopia:** se recomienda cuando la **citología** de orina es positiva. Es una prueba invasiva pero extremadamente útil porque permite, no solo la visualización directa del interior de la vejiga, sino también realizar una biopsia en el caso de ver áreas sospechosas de malignidad.
- **Biopsia:** la biopsia extraída mediante cistoscopia es analizada por el anatomopatólogo y garantiza la seguridad del diagnóstico.

En el caso de que se confirme la enfermedad hay que hacer un estudio tanto de la extensión local como de la posible difusión remota (metástasis) con:

- **Tomografía axial computarizada (TAC).**
- **Resonancia magnética nuclear (RMN).**
- **Tomografía por emisión de positrones.**
- **Gammagrafía ósea.**

La valoración de la enfermedad metastática es primordial para conocer el estadio del cáncer, puesto que tiende a diseminarse por vía linfática y hemática: en primer lugar afecta a los ganglios de la zona (loco-regionales), seguidamente a los pulmones, al hígado y a los huesos.

3.5.6. RELACIÓN PSICOBIOLÓGICA EN EL CÁNCER DE VEJIGA

Extraído del libro *"La osteopatía Psicobiológica, Comunicación Subconsciente Tisular, CST"*. Francisco Fajardo. Editorial Dilema, 2019.

Afecta, al igual que los pechos, generalmente a las mujeres.

La vejiga se resiente de la presión educativa recibida durante la infancia, sobre todo cuando la educación se parece a una forma arcaica de amaestramiento que juega con el registro "castigo-recompensa" y da lugar invariablemente a la culpabilidad y frustración. La educación estricta, la disciplina, las prohibiciones, y las viejas creencias han desarrollado en la mujer miedos y culpas incontrolables, como el miedo a su cuerpo o el miedo a no estar limpia. Estas tensiones influyen sobre la vejiga y provocan inflamaciones y otros problemas.

La vejiga es la reservorio donde la orina está en "espera" de ser soltada. Representa también las "esperas" que alimento frente a la vida. Problemas de vejiga me indican que puedo tener **tendencia a agarrarme a mis viejas ideas, que me niego a soltar**. Resisto al cambio a causa de mi inseguridad. La importancia del control. Del tipo "no soltar prenda", "no dejarse ir" o "mantener se bajo control".

A veces, padecen tabúes, como "los placeres del cuerpo son sospechosos" o "la sexualidad es condenable". Ocupa mal su espacio, porque tiene miedo a molestar a los demás.

Suelen ser mujeres obedientes y sumisas. A esta mujer le horrorizan las tensiones y hace lo posible para evitarlas. Habitualmente es una persona pudorosa.

Conflicto de territorio. Es un conflicto vivido en femenino de "organización del territorio": no poder organizarse en el territorio o no poder eliminar lo que es sucio porque esta orina ya no sirve para marcar el territorio.

Conflicto vivido en masculino de "marcaje de territorio": no poder ser ni tener valor dentro de "mi" territorio. "No tengo suficiente líquido para marcar".

Puedo cuestionarme para conocer lo que retengo en mi vida y que me interesa soltar.

3.5.7. TRATAMIENTO MÉDICO

El principal tratamiento es la cirugía. El tipo de intervención depende de la extensión del tumor y del grado de infiltración.

- Papilomas: es suficiente la **extirpación del tumor con una intervención a través de la uretra** que respete la anatomía y dañe lo menos posible.
- Lesiones con más de un foco de malignidad o recidivantes: es preferible la **cistectomía**, es decir, la extirpación del órgano con derivación urinaria externa y linfadenectomía.

La **quimioterapia** se administra para el papiloma en caso de recidiva de la enfermedad. Se inserta en la vejiga el bacilo de Calmette-Guérin para estimular al sistema inmunitario o, como alternativa, se administran quimioterápicos.

En el resto de los casos, más invasivos y con afectación confirmada de los ganglios linfáticos, **se usa la quimioterapia como tratamiento previo** para reducir las dimensiones tumorales antes de la cirugía.

Mención especial al uso específico de la quimioterapia asociado a la **hipertermia** (ver en el capítulo sexto), el quimioterápico se suministra llevando la temperatura local a 44 °C, temperatura en la que parece se amplifica la eficacia del medicamento.

La **radioterapia tiene un papel fundamental como preparación antes de operar, o como paliativo** en los casos de enfermedad que no pueda operarse.

3.5.8. PRONÓSTICO

Por lo general, el pronóstico es favorable, dado que la mayor parte de los cánceres de vejiga se diagnostican a tiempo. Cuanto más precozmente se diagnostique el cáncer, menos agresiva necesitará ser la cirugía y las otras terapias médicas.

3.5.9. PREVENCIÓN

La posibilidad de un diagnóstico precoz es debida a una clara manifestación clínica. De hecho, no hay exámenes de cribado que permitan identificar precozmente la enfermedad.

La prevención en cuanto a la alimentación y al estilo de vida siempre es una decisión positiva. **Evitar el tabaco**, ya que es el principal factor de riesgo y dejarlo constituye una medida eficaz para reducir de modo significativo las posibilidades de enfermar. Estas posibilidades disminuirían aún más si se asocia **una dieta sana, escasa en grasa animal y carnes elaboradas**. Estas indicaciones cobran mayor importancia para las personas que, por cuestiones de trabajo, se ven expuestas a otros factores químicos de predisposición al cáncer.

PRINCIPIOS DE PREVENCIÓN

Los ya expuestos anteriormente en el capítulo 3.1.

TRATAMIENTO OSTEOPÁTICO

a. Las emociones

El trabajo del osteópata en las terapias contra el cáncer, así como en cualquier enfermedad donde prevalezca el trastorno emocional con principal signo clínico, consistirá en realizar osteopatía psicobiológica.

b. Tratamiento osteopático

Será mostrado al final de este trabajo, ya que es el mismo para cualquier tipo de cáncer.

3.6. EL CÁNCER DE PÁNCREAS

3.6.1. EL CÁNCER DE PÁNCREAS EN LA ACTUALIDAD

El cáncer de páncreas supone el 20 % de los cánceres de tracto digestivo, el 3,2 % de los nuevos casos de cáncer y el 7,3 % de todas las muertes por cáncer al año a nivel global.

3.6.2. TIPOS DE CÁNCER DE PÁNCREAS

- Por parte del componente endocrino resultan **los cánceres neuroendocrinos**: son el 30 % de todas las neoplasias pancreáticas, tienen un desarrollo más lento y una mejor esperanza de vida respecto a los otros tipos de cáncer de páncreas.
- Respecto a la parte exocrina: en los conductos de los acinos pancreáticos se originan más del 70 % de los **adenocarcinomas** del páncreas.
  Se trata de neoplasias mucho más graves con pronósticos más severos. Invaden y se difunden rápidamente por vía sanguínea y linfática y, a menudo, llegan a metastatizar los pulmones y el hígado.

3.6.3. SÍNTOMAS

En la mayoría de los casos son cánceres silenciosos en su inicio: no presentan síntomas, pero cuando estos aparecen significa que la enfermedad ya está muy avanzada:
- **Pérdida de apetito y de peso,**
- **náuseas y vómitos,**
- **debilidad generalizada y sensación de malestar,**
- **dolor abdominal,**
- **en algunos casos ictericia,**
- **y diarrea y esteatorrea por mala digestión de las grasas en los casos de conflicto del componente exocrino pancreático.**

También se puede dar ascitis, tromboflebitis y fiebre según va avanzando la enfermedad.

En aproximadamente el 20 % de los casos, es decir, en aquellos en los que hay un conflicto de las células destinadas a la producción de insulina, se puede dar un cuadro de diabetes mellitus tipo 2. Se ha encontrado una relación entre esta diabetes y el cáncer de páncreas que hace recomendar una especial vigilancia y atención en caso de diabetes tipo 2.

3.6.4. CÓMO SE DIAGNOSTICA

Este cáncer se diagnostica cuando aparecen los síntomas porque, desgraciadamente, no se conocen métodos de detección precoz (cribado).

En el momento en que se presentan los síntomas, se solicita el estudio con las analíticas y las siguientes pruebas diagnósticas:

- **Control médico y analíticas de sangre. Se valoran la funcionalidad pancreática, la hepática, la glucemia y los marcadores tumorales CEA y CA 19-9** que, aunque no sean específicos, son orientativos en el diagnóstico.
- **Ecografía del abdomen.** Aunque suele ser una de las primeras pruebas a realizar debido a que es fácil e inocua, no es la prueba de elección en el diagnóstico, ya que otras pruebas como la TAC o la ecografía endoscópica tienen más capacidad para detectar un tumor en el páncreas.
- En el caso de un resultado positivo, o de una sospecha fundada debido a los exámenes anteriores, la **TAC o la ecografía endoscópica** permiten una verificación más segura del posible tumor y de su probable extensión a los ganglios, hígado y vesícula biliar.
- Solo se usan en casos muy puntuales y específicos pruebas que combinan la endoscopia y la imagen radiológica, como la **colangiopancreatografía retrógrada endoscópica y la biopsia ecodirigida** por vía endoscópica. En el primer caso para observar con un contraste el interior de los conductos, a la vez que tratar una posible oclusión de éstos mediante la aplicación de una endoprótesis (stent); y, en el segundo caso, para confirmación de un diagnóstico dudoso tomando una muestra de tejido.

3.6.5. RELACIÓN PSICOBIOLÓGICA EN EL CÁNCER DE PÁNCREAS

Extraído del libro *"La osteopatía Psicobiológica, Comunicación Subconsciente Tisular, CST"*. Francisco Fajardo. Editorial Dilema, 2019.

El conflicto en su conjunto está relacionado con un **"pedazo" tóxico difícil de digerir,** un pedazo simbólico la mayoría de veces, asociado a una sensación que puede ser descrita por una gran variedad de expresiones y calificativos, algunos muy significativos.

Cuando hablamos de "pedazo", nos referimos a **una situación que la persona ha vivido y le ha resultado lo peor que ha padecido su la vida**, y que podría calificarse, según cada uno, de: contrariedad indigesta, afrenta, insulto, traición, cochinada, vileza, humillación, degradación, hostigamiento, vergüenza, maldad, descortesía, crueldad, sadismo, porquería, ofensa, animadversión, odio, grosería, mala pasada, jugarreta, bazofia, marranada, guarrada infame, feo, asquerosidad, bajeza, repugnante.

Las cuales podrían deverse a: disputa familiar, una traición de un ser querido, una herencia, una historia sentimental, una crítica injustificada, una acusación sin fundamento, etc.

En el **cáncer de páncreas**, la "afrenta" alcanza un tamaño que nada tiene que ver con las anteriores. ¡Es el mayor "pedazo" del mundo en la mente de la persona afectada! Está relacionado siempre con la **ignominia**.

Según Jean Pierre Barral, D.O. el páncreas y el bazo son los absorvedores de los golpes más graves. El **estrés inaceptable** les afecta. **Reaccionan al duelo que se rechaza**.

El cáncer de páncreas es la conversión orgánica inconsciente de una actividad conflictiva. Este conflicto se vive como algo indigesto, referido a un "pedazo" muy gordo y difícil de digerir: una ignominia, lo más grave desde el punto de vista de quien lo sufre.

En los casos de pancreatitis, crónicas o agudas, la temática es exactamente la misma. La diferencia radica en la intensidad: no es tan alta como en el cáncer de páncreas. En caso de pancreatitis aguda, suele tratarse de un psico-shock coyuntural.

En cambio, ante una pancreatitis crónica, tenemos dos posibilidades. La primera, está relacionada con varios psico-shocks coyunturales y, cada uno de estos, genera una crisis dolorosa. De este modo, la cronicidad se instaura al cabo de un cierto número de crisis.

3.6.6. TRATAMIENTO MÉDICO

El tratamiento del cáncer de páncreas se determina según el tipo, extensión y la etapa del cáncer, además de otros factores que el médico considera. Las opciones de tratamiento del cáncer de páncreas pueden incluir:
- Cirugía.
- Tratamientos de ablación o embolización.
- Radioterapia.
- Quimioterapia y otros medicamentos.

También es importante el control del dolor. En ocasiones, la mejor opción terapéutica puede incluir más de un tipo de tratamiento.

3.6.7. PRONÓSTICO

El cáncer de páncreas podría curarse. Usamos el condicional ya que el pronóstico, en los estadios avanzados, independientemente de la posibilidad de intervención quirúrgica del tumor, es de una **supervivencia a cinco años de los adenocarcinomas intervenidos del 8,5 %.**

A esto hay que añadir una mortalidad en la intervención de un 3,5 %.

Para los tumores que no se pueden intervenir, en cambio, los tratamientos paliativos pueden alargar la supervivencia hasta llegar a una media de ocho meses desde que se hizo el diagnóstico, mejorando también la calidad de vida del paciente.

Hay que admitir que no son resultados satisfactorios. Por este motivo es muy importante la prevención.

3.6.8. PREVENCIÓN

En los casos en los que no es posible tener un diagnóstico temprano y la terapia no es efectiva, es cada vez más significativa la identificación y la eliminación de los principales factores de riesgo. Siempre con la esperanza de dar algún paso más en el futuro.

La prevención se basa en eliminar los factores que predisponen a tener la enfermedad.

- En primer lugar, el **tabaco**. El incremento de los casos de cáncer de páncreas entre las mujeres en los últimos años está estrechamente relacionado con el hábito de fumar. Actualmente, el número de mujeres que fuman se ha igualado al de los hombres.
- En segundo lugar, el **alcohol** que, junto con el tabaquismo, triplican el riesgo de neoplasia pancreática.
- Para reducir las posibilidades de tener cáncer, se debería seguir una **dieta equilibrada y sana. También reducir la ingesta de grasas, carne y alimentos de origen animal, perder peso en los casos de obesidad o con un alto IMC y tener precaución con la diabetes insulinodependiente.** La edad más afectada es **entre los 60 y los 80 años. Y afecta a dos hombres por cada mujer.**

De acuerdo a todo lo visto lo que podemos hacer es cuidar nuestro estilo de vida, principalmente lo que comemos y lo que bebemos. Hay que vigilar los síntomas y escuchar a nuestro cuerpo, porque en la actualidad, la prevención y la observación son los únicos medios para reducir la incidencia y la mortalidad del cáncer de páncreas.

PRINCIPIOS DE PREVENCIÓN

Los ya expuestos anteriormente en el capítulo 3.1.

TRATAMIENTO OSTEOPÁTICO

a. Las emociones

El trabajo del osteópata en las terapias contra el cáncer, así como en cualquier enfermedad donde prevalezca el trastorno emocional con principal signo clínico, consistirá en realizar osteopatía psicobiológica.

b. Tratamiento osteopático

Será mostrado al final de este trabajo, ya que es el mismo para cualquier tipo de cáncer.

3.7. EL CÁNCER DE RIÑÓN

3.7.1. TIPOS DE CÁNCER DE RIÑÓN

El cáncer de riñón representa el 2 % de todos los cánceres en general.
Se origina en las células que revisten los túbulos renales, unos pequeños canales que transportan la orina hasta la pelvis renal.

- En primer lugar, tenemos los tumores de riñón de células claras, de células granulares y carcinoma sarcomatoide que suman juntos más del 90 % de todos los tumores malignos del riñón.
- En segundo lugar, los **sarcomas**, que se originan en los tejidos de soporte del riñón.
- Y el **tumor de Wilms** o nefroblastoma, un tumor maligno que afecta, de manera más habitual, a los niños.

3.7.2. SÍNTOMAS

Independientemente del tipo, los tumores de los riñones son básicamente **asintomáticos en la fase inicial.** La mayor parte se **diagnostican de manera casual al hacer una ecografía abdominal o TAC** que se ha pedido hacer por otros motivos.

A medida que el tumor progresa pueden aparecer varios síntomas:
• **masa palpable a nivel abdominal,**
• **sangre en la orina (hematuria),**
• **dolor lumbar,**
• **en los hombres, varicocele agudo.**

También se suman los **síntomas denominados constitucionales:** pérdida de peso, fuerte fatiga, fiebre y fiebre leve y anemia que, al igual que los otros síntomas, indican una enfermedad avanzada.

Algunos de los síntomas más específicos son hipertensión, hipercalcemia y plétora.
• La hipertensión arterial está relacionada con el desequilibrio, en los riñones, de la producción de la renina, hormona involucrada en la regulación de la presión arterial.
• La hipercalcemia (alto nivel de calcio en sangre) se debe al aumento de factores que facilitan la reabsorción ósea y la liberación del calcio en la sangre.
• Mientras que la plétora es causada por la producción excesiva de eritropoyetina por la misma masa tumoral.

3.7.3. DIAGNÓSTICO

Los síntomas son de gran ayuda porque hacen sospechar y, por lo tanto, llevan a la realización de exámenes que pueden ayudar a confirmar o descartar el diagnóstico.

Y cuando no hay síntomas, el diagnóstico es casual.

Los primeros exámenes en casos de sospecha:
• **Análisis de la orina.**
• **Ecografía y TAC.**
• **Urografía.**
• **Resonancia magnética.**

3.7.4. RELACIÓN PSICOBIOLÓGICA EN EL CÁNCER DE RIÑÓN

Extraído del libro *"La osteopatía Psicobiológica, Comunicación Subconsciente Tisular, CST"*. Francisco Fajardo. Editorial Dilema, 2019.

En sentido figurado, ya que los riñones limpian el cuerpo de residuos, es como si limpiasen mi cuerpo de ideas negativas que le habitan. Un mal funcionamiento de mis riñones denota una retención de mis viejos "patrones" emotivos o bien una retención de ciertas emociones negativas que solo piden ser liberadas.

Conflicto de desvalorización, líquidos y referentes. Conflicto de moralidad vital. Conflicto de territorio.

Conflicto relacionado con su función de escoger lo que se desecha del cuerpo. Las unidades funcionales, los glomérulos tienen la misión de escoger entre lo bueno y lo malo, eso nos da un **conflicto de duda entre lo que es "bueno o malo para mí"**, conflicto de elección. También es muy importante el **conflicto de convivencia y relación con los semejantes**, que proviene de su capacidad de regular la homeostasis (que es la relación con los elementos externos).

Conflicto de los emigrantes: **conflicto de arraigo y conflicto existencial**, en relación al "territorio más íntimo", uno se siente "fuera de su elemento", en relación a la gestión de líquidos (los líquidos son nuestros referentes).

Conflicto de Miedos existenciales: ¿Qué estoy haciendo aquí en la Tierra? ¿Para qué sirvo?

La frase clave es: "estoy en peligro de vida o muerte". También un conflicto de líquidos "miedo a ahogarse".

Más específicamente el riñón derecho (femenino):

- En el plano emocional, el riñón derecho sirve para eliminar lo que no puede evacuar el hígado. Así pues, se observan las mismas características.
- El vínculo biológico con los progenitores. Es la relación fundamental de todo ser humano. Algunas personas pueden estar en conflicto permanente con sus padres o con uno de ellos, pero una fuerza irresistible los lleva siempre hacia ellos. Los hijos adoptados que no cesan en la busca de sus verdaderos padres, si lo hacen con mucha determinación, pueden desarrollar disfunciones renales.
- Tiene que ver con el lado femenino (madre, hija, hermana...), con la feminidad, el sentimiento, la familia.

Más específicamente el riñón izquierdo (masculino):

- Está en simbiosis con el sistema urogenital, por lo tanto, se hace eco de la sexualidad y de la sensualidad. Cuando hablamos de sexualidad, no nos limitamos al acto sexual propiamente dicho. Nos referimos más ampliamente a un potencial, es decir, al conjunto de fenómenos relativos al instinto sexual y a la satisfacción. En cuanto a la sensualidad, corresponde al apego de la persona a los placeres de los sentidos y a las sensaciones eróticas.
- Tiene que ver con el lado masculino (el padre, el esposo, el hijo, el hermano), así como con la masculinidad, la personalidad, la fuerza, el individualismo, la jerarquía (que representa el padre social, el que "educa"), la autoridad.

3.7.5. TRATAMIENTO MÉDICO

Si se ha confirmado el diagnóstico, lo primero que hay que hacer es observar el grado de invasión local y remota de la masa tumoral. Este es el determinante principal en la decisión sobre el tipo de tratamiento.

- La primera y mejor opción es la cirugía. Si se extirpa todo el riñón se llama **nefrectomía**. También pueden extraerse los ganglios linfáticos, la glándula suprarrenal del mismo lado y los tejidos cercanos que hayan sido invadidos.

Normalmente siempre se lleva a cabo la nefrectomía incluso cuando el carcinoma está extendido, con una manifiesta enfermedad metastática que invada los vasos sanguíneos, en tales casos la extirpación de la masa tumoral puede ser beneficiosa.

- En aquellos pacientes en los que no esté indicada la intervención quirúrgica, por una frágil condición clínica o en los pacientes con una enfermedad muy localizada, puede proponerse, como alternativa, la **terapia percutánea:** se introduce una aguja en la piel y se procede a la extirpación de la masa tumoral.
- La solución combinada de radioterapia y quimioterapia se usa poco en los riñones. El carcinoma del riñón **por lo general es resistente a la quimioterapia, que solo se lleva a cabo en casos de enfermedad metastática avanzada en los que no se pueda intervenir.**
- **Por otra parte, la radioterapia, se usa solo como tratamiento paliativo del dolor por metástasis ósea.**
- En los casos en los que la enfermedad está ya muy avanzada una opción interesante es la **terapia inmunológica o inmunoterapia:** usar sustancias fabricadas por el propio cuerpo, o en laboratorio, para mejorar o restaurar la función del sistema inmunitario.

3.7.6. PRONÓSTICO

La supervivencia media a los cinco años es de un 75 %, considerando que este porcentaje medio se refiere tanto a los casos detectados en fase precoz como a los más avanzados. Y una excelente noticia es que, además, podemos evitar los mayores factores de riesgo con pequeñas medidas en el día a día.

3.7.7. PREVENCIÓN

La prevención del cáncer de riñón se basa en evitar en la medida de lo posible los factores de riesgo conocidos, para disminuir las probabilidades de padecer este tipo de cáncer:

- **Evitar el tabaco** que, como hemos visto también en otros casos, tiene una relación bien demostrada en el cáncer de riñón que se incrementa en más del 30 % entre los fumadores.
- **Evitar la hipertensión y la obesidad** porque por un lado la hipertensión parece causar un daño crónico en el riñón, mientras que la obesidad, con el resultante aumento del nivel de valor estrogénico normal, incrementa el riesgo de patología neoplásica en general.

Hay algunos factores de riesgo que no son evitables, pero conocerlos puede ayudarnos a estar más atentos. Son:
- Para los hombres, haber cumplido más de 60 años.
- Algunas enfermedades genéticas hereditarias como la esclerosis tuberosa o el síndrome de Von Hippel-Lindau.
- **Una enfermedad renal crónica con terapia de diálisis desde hace tiempo.**

Estas medidas preventivas no solo reducirían la incidencia del cáncer del riñón en general, sino que mejorarían aún más el pronóstico al facilitar un diagnóstico y tratamiento temprano.

PRINCIPIOS DE PREVENCIÓN

Los ya expuestos anteriormente en el capítulo 3.1.

TRATAMIENTO OSTEOPÁTICO

a. Las emociones

El trabajo del osteópata en las terapias contra el cáncer, así como en cualquier enfermedad donde prevalezca el trastorno emocional con principal signo clínico, consistirá en realizar osteopatía psicobiológica.

b. Tratamiento osteopático

Será mostrado al final de este trabajo, ya que es el mismo para cualquier tipo de cáncer.

3.8. EL CÁNCER DE BOCA

3.8.1. TIPOS DE CÁNCER EN LA BOCA

- En más del **90 % de los casos son tumores de origen epitelial**, es decir, del tejido que recubre la superficie de la cavidad oral.
  - El carcinoma de células escamosas, en particular, puede afectar indistintamente cualquier estructura. Un tumor sustancialmente maligno que se propaga por vía linfática, provocando metástasis en primer lugar en los ganglios del cuello y por vía hemática llega al hígado, a los huesos, al cerebro y al pulmón.
- El 10 % restante de los casos tiene que ver con tumores de los huesos, mandibulares o maxilares.

3.8.2. EL CÁNCER ORAL EN LA ACTUALIDAD

El tumor de la boca es bastante frecuente: el **decimocuarto en prevalencia a nivel mundial, con una media de trescientos mil casos nuevos cada año.** Tiene una difusión bastante heterogénea, lo que es común en cualquier lugar de la geografía es que predomina en el sexo masculino (con un 10 % de los casos de cáncer entre los hombres y el 4 % entre las mujeres) y, más específicamente, en hombres a partir de la mediana edad (edad media del diagnóstico de 64 años).

3.8.3. CAUSAS Y FACTORES DE RIESGO

Tenemos una polarización geográfica, de género y de edad por sus principales factores de riesgo: **el tabaco (sobre todo el de mascar), el humo y el alcohol.**

- El tabaco incrementa más de veintisiete veces la probabilidad de tener un cáncer oral respecto al resto de la población.
- Con tabaco y alcohol juntos el incremento es de cincuenta veces más.
- El papel del alcohol como factor independiente en la carcinogénesis oral aún no está claro, aunque la evidencia epidemiológica estudiada establece el papel sinérgico del alcohol con el tabaco.

Los principales causantes no son solo el humo, el cigarrillo, el puro o la pipa. Lo es también el tabaco de mascar, que explica el mayor número de casos en zonas asiáticas donde esta costumbre es mucho más habitual que en occidente.

Se produce un daño oxidativo e inflamatorio, que se amplifica en casos de **dieta pobre en fruta y verdura fresca.**

Sin olvidar los **traumas o inflamaciones crónicas de la cavidad oral por múltiples causas:** prótesis dentales removibles que no se fijan bien y causan repetidas microlesiones, la escasa higiene oral, infección por herpes, por el virus del papiloma humano (VPH) o por el hongo Candida albicans en los casos de personas con un débil sistema inmune, una exposición prolongada y sin protección a los rayos solares.

Los factores genéticos y familiares tienen menor incidencia y se siguen investigando.

3.8.4. SÍNTOMAS

En algunas ocasiones son asintomáticos. Los peores cánceres son los silenciosos y lo mismo ocurre con el carcinoma de células escamosas de la cavidad bucal. Se puede **detectar casualmente**, por ejemplo, en una visita de control en el dentista, que identificaría la **leucoplasia** o la **eritroplasia, condiciones precancerosas que predisponen al cáncer.**

Normalmente el área más afectada es la lengua, le siguen los labios y finalmente el resto de la cavidad oral. Cuando el tumor empeora, empeoran también los síntomas: úlceras, sangrados, hasta llegar a tener dificultad para tragar, respirar y hablar.

Cáncer oral, difícil de tratar

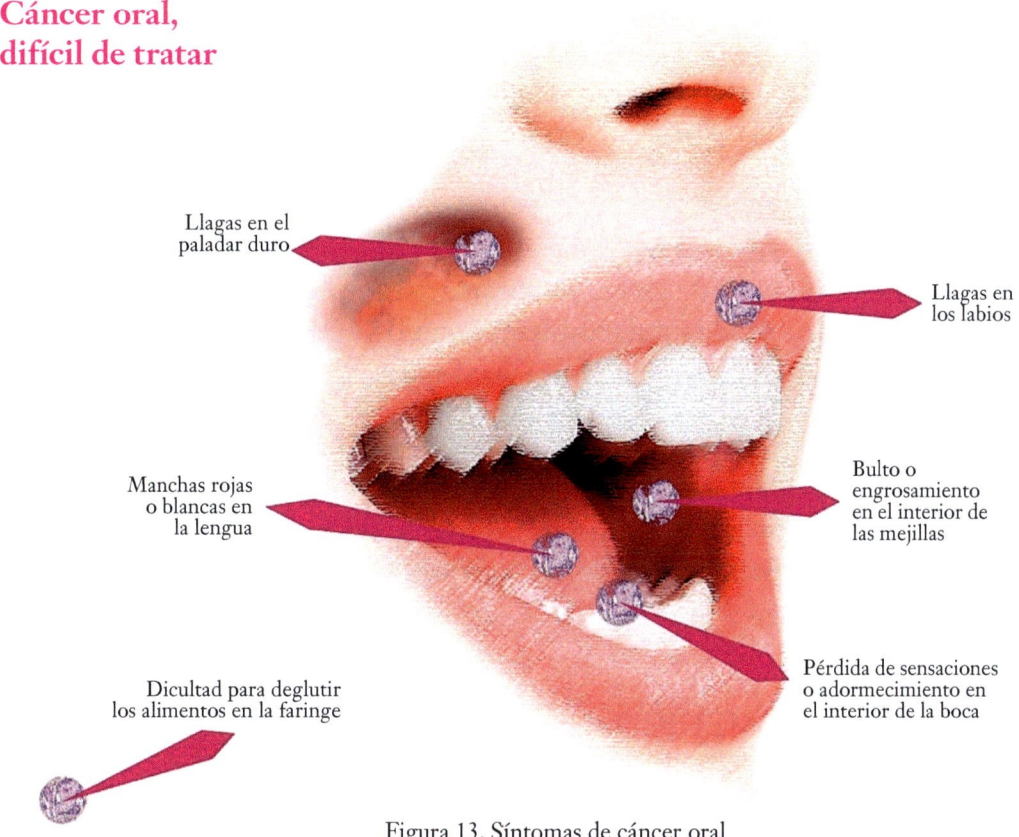

Llagas en el paladar duro

Llagas en los labios

Manchas rojas o blancas en la lengua

Bulto o engrosamiento en el interior de las mejillas

Dicultad para deglutir los alimentos en la faringe

Pérdida de sensaciones o adormecimiento en el interior de la boca

Figura 13. Síntomas de cáncer oral

3.8.5. DIAGNÓSTICO

Mejor hacer una **visita con un médico especialista** antes que estas complicaciones sean graves.

Pruebas que resultan útiles en el diagnóstico:
- **biopsia** para el estudio histológico con el microscopio,
- **examen endoscópico** para descartar otras enfermedades en las áreas cercanas,
- **radiografía de tórax**,
- **ecografía del abdomen**,
- **TAC o RMN y PET**.

Todas estas pruebas son útiles para delimitar la extensión del tumor y la posible presencia de metástasis.

3.8.6. RELACIÓN PSICOBIOLÓGICA EN EL CÁNCER DE BOCA

Extraído del libro *"La osteopatía Psicobiológica, Comunicación Subconsciente Tisular, CST"*. Francisco Fajardo. Editorial Dilema, 2019.

Al ser la piel la línea de demarcación entre el exterior y mi interior, la boca, en sí, es la puerta de entrada, el vestíbulo entre lo que entra (aire, alimento, líquido) y lo que sale de ella (aire, palabras transportando las emociones).

Puede que sea una persona de quien se dice que **"se come a su prójimo"**. Puedo alimentar **sentimientos de destrucción hacía una o varias personas**, lo cual me hace decir: a él, me lo comería. Queriendo decir que le deseo mal o su muerte en cierto sentido.

Conflicto de atrapar bocado y desvalorización respecto a la palabra: no conseguimos expresarnos, o no conseguimos ser valorados (alimento emocional).

Conflicto de pedazo: no nos permitimos expresar nuestra agresividad, o no conseguimos alimentarnos. Siempre vivido en un entorno de resentimiento constante y de larga duración.

3.8.7. TRATAMIENTO MÉDICO

El procedimiento es el habitual, no mucho más complicado que para cualquier otro tumor:
- **cirugía**,
- posibles **fármacos moleculares**,
- **quimioterapia y radioterapia posteriores**.

Lo que marca la diferencia en el tratamiento del carcinoma escamocelular de la cavidad bucal es la necesidad de una segunda intervención quirúrgica para la **reconstrucción**. Y todo esto porque, a menos que se trate de tumores precoces y limitados en los que **un tratamiento láser con un mínimo daño de los tejidos cercanos puede ser la solución**, en la mayor parte de las neoplasias orales es necesaria una **extirpación quirúrgica amplia** con las consiguientes dificultades para masticar, deglutir y hablar. Grandes alteraciones que hay que intentar solucionar o, por lo menos, minimizar para mantener una calidad de vida digna. Por ello es necesaria una segunda intervención: la reconstrucción con músculos, hueso y grasa. Esta tendrá que ir asociada a una terapia con logopeda para educar a la boca en los nuevos movimientos para el habla y la deglución.

3.8.8. PRONÓSTICO

El tratamiento es bastante complejo. El pronóstico estadístico da una **media aproximada de supervivencia a cinco años del 64,8 %, los cánceres con diagnóstico temprano se sitúan como mucho en un 80-90 % y los cánceres ya metastásicos en una media del 19 %.**

Mucho va a depender de las complicaciones posteriores: la dificultad para poder comer a menudo conlleva una pérdida de peso, los efectos secundarios de la quimioterapia y de la radioterapia, la presencia de metástasis, la deformación del rostro después de la intervención, contribuyen a abatir física y psicológicamente al paciente.

3.8.9. PREVENCIÓN

Dado que no disponemos de medios para un diagnóstico temprano las herramientas fundamentales son la prevención y la vigilancia, así podríamos evitar el problema desde su origen en muchos casos.
- Es imprescindible **eliminar el consumo de tabaco** en todas sus formas y reducir, o mejor, eliminar completamente **el alcohol,**
- mantener una dieta rica en alimentos vegetales frescos,
- **vacunarse contra el VPH,**
- llevar a cabo una **visita anual al dentista,**
- y no subestimar cualquier lesión en la boca.

PRINCIPIOS DE PREVENCIÓN

Los ya expuestos anteriormente en el capítulo 3.1.

TRATAMIENTO OSTEOPÁTICO

a. Las emociones

El trabajo del osteópata en las terapias contra el cáncer, así como en cualquier enfermedad donde prevalezca el trastorno emocional con principal signo clínico, consistirá en realizar osteopatía psicobiológica.

b. Tratamiento osteopático

Será mostrado al final de este trabajo, ya que es el mismo para cualquier tipo de cáncer.

3.9. EL CÁNCER DE GARGANTA

3.9.1 TIPOS DE CÁNCER DE GARGANTA

Hay varios tipos:
- El **carcinoma de células escamosas** es el más habitual, con un 95 % de los casos. Se origina en el tejido epitelial de las paredes de los dos conductos.
- Otros tipos como los **linfomas**, los **sarcomas**, los **adenomas** y los **adenocarcinomas** suman el 5 % restante.

3.9.2. CAUSAS Y FACTORES DE RIESGO

Para este cáncer los principales factores de riesgo son tres, ya mencionados: **tabaco, alcohol y drogas**. Actúan de manera individual, pero si se juntan dos o los tres, el resultado se potencia.

El daño oxidativo, por la combustión de los materiales o por la intoxicación a nivel local de las mucosas de la garganta, con el tiempo provoca daños en las células epiteliales y mayor probabilidad de mutaciones.

El 90 % de los pacientes con cáncer faringolaríngeo es consumidor de tabaco, de alcohol o de ambas cosas.

Hay que añadir un cuarto y un quinto factor de riesgo: la infección **por virus de Epstein-Bar** y la infección por el **virus del papiloma humano** (el mismo virus que es la causa del cáncer de cuello uterino).

3.9.3. SÍNTOMAS

Las manifestaciones de la enfermedad normalmente están asociadas al papel que desarrolla una determinada parte del cuerpo. Pueden ser síntomas sutiles y, por lo tanto, fácilmente subestimados. Las primeras actividades que resultan implicadas y alteradas son la respiración y la deglución:
- Sensación de impedimento para mover la lengua,
- dificultad para tragar,
- dolor en el área entre el cuello y el oído,
- dificultad para respirar,
- epistaxis (sangrado nasal),
- **disminución de la audición,**
- **y el típico y persistente cambio en la voz, afonía.**

3.9.4. DIAGNÓSTICO

Consulte al médico cuando cualquiera de estos síntomas persista **durante más de quince días.** A partir de ese momento, en primer lugar, se debe realizar una visita al otorrinolaringólogo. Este especialista será quien nos proponga el examen diagnóstico específico, con las posibles pruebas siguientes:

- **Laringoscopia.** Es una exploración endoscópica que permite visualizar de manera directa las primeras vías aéreas-digestivas y puede identificar si hay masas, en el caso de un cáncer ya avanzado, o si solo se trata de leucoplasia y/o eritroplasia.
- La laringoscopia permite además extraer una **biopsia.**
- **Punción-aspiración con aguja fina (PAAF)**: permite extraer una muestra de tejido de un ganglio o masa en el cuello mediante una aguja delgada a través de la piel.
- En el caso de un cáncer ya declarado será necesario hacer otro tipo de pruebas más en profundidad, básicamente **TAC, RMN o PET.**

3.9.5. RELACIÓN PSICOBIOLÓGICA EN EL CÁNCER DE GARGANTA

Extraído del libro *"La osteopatía Psicobiológica, Comunicación Subconsciente Tisular, CST"*. Francisco Fajardo. Editorial Dilema, 2019.

Todas las enfermedades de la laringe (garganta) tienen que ver con el miedo, es una cuestión arcaica. Ulcero la superficie para que el mensaje pueda pasar. Ante una pelea, lo primero que hacemos es abrir las vías de entrada (aire a los pulmones) y salida (mensaje, grito o sonido para ahuyentar al enemigo). Cuando soñamos algo de mucho terror, solemos quedarnos mudos, no podemos gritar. Es algo arcaico, una reacción al pánico en femenino (el relé está en el hemisferio femenino), y el sentido biológico es guardar silencio para no llamar más la atención del depredador y poder esconderse.

Cuando un tumor maligno se instala en las paredes de la laringe, esto significa que siento una **gran necesidad de expresar mi pena interior.** Tendría necesidad de chillar toda mi pena y tengo **miedo de expresar mi perturbación.** ¿Hay alguna persona o situación que me impida expresarme así? Puede que me diga: *"Más vale callar porque sería inútil que hable"*. Tengo la sensación de que se me cae encima y quisiera enfadarme pero no me atrevo. No me siento respetado por lo que soy.

Conflictos de pánico, miedo o susto en el territorio y conflicto de comunicación. Es muy fácil de localizar, es ese miedo que nos deja mudos. Es como cuando soñamos que queremos gritar y no podemos. ¿Cuál es ese miedo atroz que ni siquiera podemos expresar?

Es un conflicto vivido en femenino; en masculino pasaríamos al ataque.

3.9.6. TRATAMIENTO MÉDICO

El tratamiento es esencialmente quirúrgico, puesto que no hay alternativas válidas para el cáncer de laringe-faringe. En la fase inicial **la eliminación con láser únicamente de la masa tumoral, preservando el órgano,** puede ser suficiente, mientras que, en los casos de carcinomas invasivos, es necesaria la extirpación completa de la laringe y/o faringe.

Las opciones de intervención radical consisten en la ablación de la zona afectada, intervenciones que comprometen la funcionalidad para alimentarse y hablar de una manera más o menos reversible, aunque son eficaces para tratar el cáncer.

La quimioterapia y la radioterapia se utilizan como tratamiento después de la intervención quirúrgica para limpiar el área y reducir la probabilidad de recidiva.

3.9.7. PRONÓSTICO

Una vez realizado el diagnóstico se puede tratar. El pronóstico dependerá en buena medida del momento en que se detecta el cáncer. En la actualidad la **supervivencia a cinco años es de un 60 %.**

3.9.8. PREVENCIÓN

En esta situación, más que en otras, es completamente cierto el principio de "vale más prevenir que curar". El cáncer de la faringe-laringe es tan incapacitante como evitable. En este caso, tanto la dificultad del tratamiento como los factores de riesgo (hábitos de alimentación, ocio, tiempo libre y de relaciones sexuales), hacen que la prevención sea la mejor opción con diferencia.

Las recomendaciones son el abstenerse de fumar y de beber bebidas alcohólicas, una **visita anual al dentista y una endoscopia faringolaríngea a partir de los 60 años necesariamente para los que fuman y toman alcohol**, así como vacunación contra el VPH.

PRINCIPIOS DE PREVENCIÓN

Los ya expuestos anteriormente en el capítulo 3.1.

TRATAMIENTO OSTEOPÁTICO

a. Las emociones

El trabajo del osteópata en las terapias contra el cáncer, así como en cualquier enfermedad donde prevalezca el trastorno emocional con principal signo clínico, consistirá en realizar osteopatía psicobiológica.

b. Tratamiento osteopático

Será mostrado al final de este trabajo, ya que es el mismo para cualquier tipo de cáncer.

3.10. EL CÁNCER DE PIEL

3.10.1. EL CÁNCER DE PIEL EN LA ACTUALIDAD

Teniendo en cuenta las continuas demandas a las que está sometida y, aplicando la condición que relaciona un daño crónico con la aparición del cáncer, es evidente que la piel es uno de los elementos que más fácilmente es víctima del cáncer. De hecho, los cánceres de piel son los más comunes; según la OMS constituyen uno de cada tres casos de cáncer en el mundo.

3.10.2. TIPOS DE CÁNCER DE PIEL

El 94 % de los casos son **carcinomas de células escamosas**, que se originan en las células superficiales de la piel, y los **carcinomas basocelulares o basaliomas**, en las células profundas. Con un 6 % de los casos merecen especial atención el **linfoma cutáneo**, el **carcinoma de Merkel**, el **sarcoma de Kaposi**, y el **melanoma**.

El melanoma, en concreto, es un cáncer extremadamente maligno de baja frecuencia, el 1,5 % del total de cánceres. Se origina en las células responsables de la pigmentación cutánea, los melanocitos, con rápidos signos de fuerte malignidad y marcada tendencia a la metástasis.

El melanoma es el responsable de la mayoría de casos de muerte por cáncer de piel.

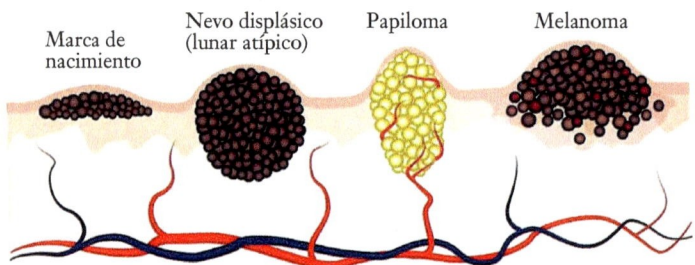

Figura 14. Diferentes alteraciones cutáneas

Causas y factores de riesgo

La razón por la cual se origina un cáncer de piel se relaciona con las continuas demandas externas a las que está expuesto el sistema tegumentario, la piel. Entre todas, la más peligrosa y mayormente asociada al desarrollo de cáncer de piel, tanto en el melanoma como en el no-melanoma, es debida a los **rayos ultravioletas que llegan a la superficie del cuerpo por la exposición, sin protección, tanto al sol como a las lámparas** en los centros de bronceado.

Entre los agentes no modificables podemos enumerar una **pigmentación clara del rostro y del cuero cabelludo, las pecas y los lunares, y la edad**, que acumula unos daños celulares y mutaciones en el material genético mayores respecto a una piel joven. No es ninguna coincidencia que la prevalencia del cáncer de piel aumente con el envejecimiento y que el comienzo de su aparición sea mayoritariamente a partir de los 50 años.

3.10.4. SÍNTOMAS Y DIAGNÓSTICO

Algo bueno de un cáncer que afecta a la zona más superficial del cuerpo es su fácil visibilidad: un cáncer en la piel se puede ver. La cuestión es tener las herramientas adecuadas para reconocer ese cambio. Para poder reconocer un tumor tenemos que tener, como mínimo, la sospecha de su presencia, precisamente porque un lunar puede no ser el lunar de siempre. Como regla general, **hay que sospechar de cualquier cambio en la piel como la aparición de manchas que no teníamos, de una protuberancia, de pequeñas úlceras que no curan, así como cambios evidentes en lesiones ya existentes.**

Por ejemplo:

- El carcinoma espinocelular aparece como un nodulo con bordes altos y un hueco central. En algunos casos es una pequeña úlcera que tarda en curarse y que sangra de manera intermitente, aunque sistemática.
- El carcinoma basocelular aparece como una pequeña masa de textura perlada o como una mancha rosa, su tamaño tiende a aumentar hasta, en algunos casos, ser confundido con un melanoma.

1. **En primer lugar, autodiagnóstico.** Es bueno observarse con atención trente al espejo regularmente para detectar si hay algo que no está bien.
2. **A continuación visitar al dermatólogo** que observará las manchas.
3. **El especialista puede realizar una dermatoscopia comprobando** lesión por lesión. Con una lupa especial con luz que analiza la piel y permite identificar características exclusivas de la enfermedad que a simple vista serían imperceptibles.
4. **Biopsia** para un correcto diagnóstico.

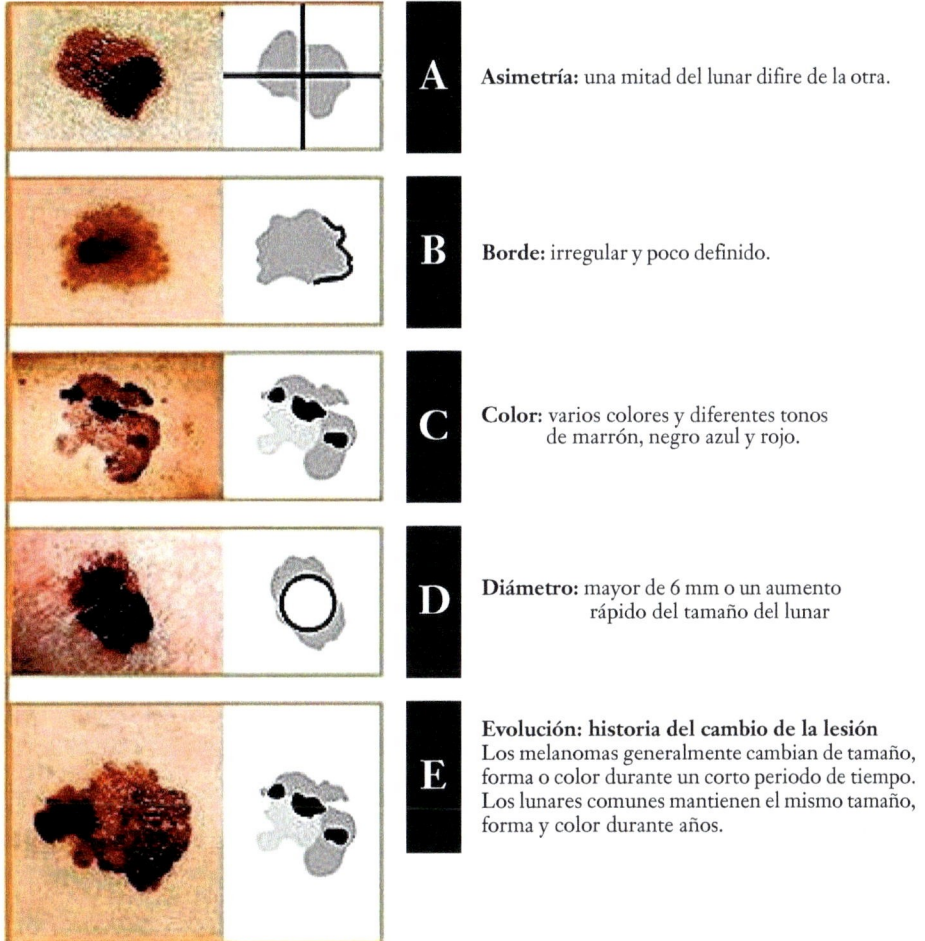

Figura 15. Evaluación de riesgo de melanoma.
Hay cinco reglas que utilizan las cinco primeras letras del alfabeto:

A: Asimetría de lesión
B: Bordes irregulares
C: Color no uniforme de la mancha
D: Diámetro mayor de 5 mm
E: Evolución rápida de la mancha

3.10.5. RELACIÓN PSICOBIOLÓGICA EN EL CÁNCER DE PIEL

Extraído del libro *"La osteopatía Psicobiológica, Comunicación Subconsciente Tisular, CST"*. Francisco Fajardo. Editorial Dilema, 2019.

La piel recubre todo mi cuerpo y delimita lo que está "en el interior" y lo que está "en el exterior", es decir mi individualidad.

Por su superficie, mi piel es el órgano más importante de mi cuerpo. Es una capa protectora que delimita con precisión mi espacio vital y que deja translucir fielmente e inconscientemente mi estado interior.

El **melanoma** o cáncer del lunar, se trata de un tumor al nivel de la piel y que procede de las células que están encargadas de pigmentar esta (melanocitos). El melanoma aparece en el lugar de mi cuerpo que puedo relacionar con un suceso en que **me sentí ensuciado, manchado**. Vuelvo a plantear mi integridad física.

También puedo haber vivido un suceso en que **me sentí arrancado de alguien o de algo que apreciaba mucho** (las enfermedades de la piel frecuentemente están relacionadas con una separación). Perdida del contacto corporal. Pérdida de contacto con la madre, la familia, el rebaño, los amigos.

Conflicto de padre (melanocitos, queratinina... protección solar, del padre).

3.10.6. TRATAMIENTO MÉDICO

Se aconseja **la extirpación de la lesión** porque la enfermedad metastática es un riesgo real para todos los cánceres de piel y no hay que subestimarlo. Es un riesgo altísimo para el melanoma y más bajo para el espinocelular y el basocelular.

Para los tumores benignos se puede optar por el **curetaje o legrado, la electrodesecación con aguja eléctrica, la vaporización láser, la crioterapia o la cirugía de Mohs**, es decir la extirpación micrográfica de las capas en varias etapas hasta llegar a la eliminación completa del tumor.

Para el **melanoma, considerado a priori maligno, y para las otras formas de tumores que muestren signos de malignidad, la cirugía radical sigue siendo la terapia mayormente utilizada.** Se eliminan incluso los bordes sanos alrededor de la lesión para tener la seguridad de extirpar completamente el tumor. A menudo se elimina incluso el ganglio linfático centinela [ver el apartado Cómo se trata el cáncer del Cáncer de mama] junto con otros ganglios linfáticos drenantes.

A esta terapia se pueden añadir tratamientos locales: radioterapia localizada, fármacos quimioterápicos en cremas y ungüentos, terapia fotodinámica usando una luz que destruye las células tumorales que han sido sensibilizadas por la aplicación de fármacos específicos y fármacos inmunoestimuladores.

La radioterapia y la quimioterapia sistémicas son terapias paliativas usadas en caso de metástasis avanzada.

3.10.7. PREVENCIÓN

En este caso, más que en cualquier otro, la prevención es tan esencial como difícil de practicar dado que estar moreno gusta a muchas personas. Mejor dicho, gusta muchísimo a la cultura occidental. Es cierto que es bonito el bronceado, pero conlleva una exposición a los rayos UV que son el factor de riesgo más grande para los cánceres de la piel.

En el caso de los niños y, sobre todo, de **los bebés menores de seis meses no se les debe exponer directamente al sol**, sí a la luz solar indirecta, ni tampoco se recomiendan todas las cremas solares por su facilidad para absorberse en la piel fina de los bebés. Hay cremas específicas con los llamados "filtros físicos" y también ropa que les cubra el cuerpo, o sombrillas.

Es bueno recordar que al reducir la exposición a los rayos UV, el envejecimiento de la piel y la aparición de arrugas serán más lentos. Estaremos menos bronceados, pero se nos verá más jóvenes.

Otra precaución importante es tener controlados los lunares.

PRINCIPIOS DE PREVENCIÓN

Los ya expuestos anteriormente en el capítulo 3.1.

TRATAMIENTO OSTEOPÁTICO

a. Las emociones

El trabajo del osteópata en las terapias contra el cáncer, así como en cualquier enfermedad donde prevalezca el trastorno emocional con principal signo clínico, consistirá en realizar osteopatía psicobiológica.

b. Tratamiento osteopático

Será mostrado al final de este trabajo, ya que es el mismo para cualquier tipo de cáncer.

3.11. EL CÁNCER DE HÍGADO

3.11.1. SÍNTOMAS

Según el informe "Las cifras del cáncer en España 2022" publicado por SEOM, la incidencia estimada de cáncer de hígado en España fue de 6604 casos (5100 varones y 1504 mujeres) suponiendo el 2.3% de todos los cánceres y el decimotercero por orden de frecuencia en los tumores sólidos.

En el hepatocarcinoma aparecen pocos síntomas, por lo que es de identificación y tratamiento tardíos. **Algo de náuseas, a veces vómitos, pérdida del apetito, leve pero continuada pérdida de peso, abdomen hinchado, dolor en la parte superior del abdomen, en la espalda y en los hombros, importante debilidad incluso en las actividades diarias, fiebre e ictericia.**

3.11.2. DIAGNÓSTICO

No hay pruebas de cribado, solo prevención y observación. Si los síntomas coinciden con la sospecha de hepatocarcinoma en primer lugar hay que hacer una serie de estudios:

- **Análisis de sangre** para evaluar los marcadores de la funcionalidad hepática. La alfafetoproteína (AFP) es el marcador tumoral que más se usa para detectar el cáncer de hígado. Sin embargo, otros tipos de cáncer, algunos estados, como el embarazo, y ciertas afecciones, como la hepatitis, también aumentan las concentraciones de AFP.
- **Ecografía**: primera prueba con imagen; no es invasiva, no es cara y permite distinguir entre patologías benignas y malignas.
- **TAC y RMN**, para completar el estudio de diagnóstico por imagen.
- En algunos casos **angiografía**.
- Finalmente **biopsia**, para eliminar cualquier duda.

3.11.3. RELACIÓN PSICOBIOLÓGICA EN EL CÁNCER DE PIEL

Extraído del libro *"La osteopatía Psicobiológica, Comunicación Subconsciente Tisular, CST"*. Francisco Fajardo. Editorial Dilema, 2019.

Cuando la función del Hígado es correcta la sangre y la energía fluyen libremente por el cuerpo y los sentimientos no se bloquean.

El hígado es ante todo el órgano del ser y del yo profundos.

Este órgano **se relaciona con la cólera y su control**: no mostrar nunca enfado o mostrarlo muy fuerte a menudo indica desequilibrios en la función de Hígado.

Los dolores de hígado proceden de mi propia actitud. **Mis frustraciones acumuladas, mis odios, mis celos, mi agresividad contenida son factores activadores de los problemas del hígado.** Estos sentimientos esconden miedos que no pueden expresarse de otro modo. Tengo tendencia a criticar y juzgar a los demás con facilidad. Me quejo constantemente.

Resisto a alguien o a algo. Vivo con mucho disgusto y no acepto a ciertas personas tales como son. **La alegría de vivir es frecuentemente inexistente porque tengo envidia de los demás, lo cual me perturba y me pone triste.**

Aún no he comprendido que lo que yo reprocho al otro solo es el reflejo de mí mis-mo. Solo es mi espejo. Me quejo constantemente y pido a los demás que cambien. ¿Dónde está mi buena voluntad? ¿Cuál es el esfuerzo por mi parte? También carezco de alegría de vivir, simplicidad. Podré desarrollar un cáncer de hígado si todas las emociones que me son nefastas me "agobian" desde hace tiempo. Frecuentemente, resulta de un **conflicto con relación a la familia o al dinero, especialmente cuando tengo miedo de carecer de algo.**

3.11.4. TRATAMIENTO MÉDICO

La mejor opción es la hepatectomía, es decir, la extirpación solo de la parte de hígado enfermo o, en algunos casos, de un lóbulo, que sería una lobectomía. En pacientes con buenas condiciones generales, con masa tumoral localizada a veces se puede proponer el trasplante.

En los casos en los que las condiciones generales del paciente o del resto del hígado no son buenas (por ejemplo, si padece cirrosis), se descarta la cirugía como opción terapéutica de elección.

Si el tumor ya está difundido, localmente o a distancia o si está localizado pero las condiciones del paciente son comprometidas, la terapia paliativa mejora la calidad de vida.

3.11.5. PRONÓSTICO

Una vez se extirpa el tumor, pueden pasar dos cosas: curación o recaída. En caso de volver a tener la enfermedad, dentro de los dos años siguientes a la intervención, se trata igual que el primer cáncer. En cambio, si se cura, la supervivencia a cinco años ha mejorado mucho en los últimos años, 17 % sin hacer el trasplante y el el 50-70 % para quien ha sido trasplantado o **para quien ha sido intervenido de una enfermedad detectada precozmente.**

3.11.6. PREVENCIÓN

No hay cribado, no hay síntomas específicos.

Lo único seguro es la prevención. Como en muchos otros casos, la solución verdaderamente eficaz es no enfermar o por lo menos controlar los factores de riesgo. Con algunos factores no podemos hacer nada: el sexo, la edad, la herencia, no se pueden modificar. **Hombres que hayan cumplido los 60 años** y que tengan familiares cercanos enfermos tienen más riesgo.

Las infecciones crónicas constituyen el factor de riesgo fundamental: los **virus de la hepatitis B y C** provocan una inflamación a largo plazo, inducen cirrosis progresiva y no reversible que predispone a la oncogénesis hepática. Por lo menos para el **virus de la hepatitis B** hay una vacuna. Hasta los 18 años es recomendable su uso, a partir de los 18 años solo si se está en riesgo de contagio.

Otras causas que pueden provocar cirrosis y, por lo tanto, cáncer son el **alcohol**, el mal uso durante tiempo de **fármacos o uso de drogas, infecciones parasitarias** o aflatoxinas ingeridas con algún tipo de cereal.

Las que no son evitables son las **enfermedades hepáticas autoinmunes.** La recomendación es tener precaución con lo que comemos, con lo que bebemos y con los comportamientos de riesgo. Sin olvidar las vacunas para adultos.

Para vivir necesitamos el hígado, por lo que debemos cuidarlo.

PRINCIPIOS DE PREVENCIÓN

Los ya expuestos anteriormente en el capítulo 3.1.

TRATAMIENTO OSTEOPÁTICO

a. Las emociones

El trabajo del osteópata en las terapias contra el cáncer, así como en cualquier enfermedad donde prevalezca el trastorno emocional con principal signo clínico, consistirá en realizar osteopatía psicobiológica.

b. Tratamiento osteopático

Será mostrado al final de este trabajo, ya que es el mismo para cualquier tipo de cáncer.

3.12. EL CÁNCER DE TIROIDES

3.12.1. TIPOS DE CÁNCER DE TIROIDES

Lo que normalmente acompaña a la enfermedad tiroidea es la variación de su volumen y/o de su consistencia, una característica que es muy importante para el diagnóstico, porque cualquier alteración, cualquier **nódulo**, es fácilmente palpable.

Los nodulos en la tiroides son relativamente frecuentes **(el 6,4 % en las mujeres y el 1,6 % en los hombres)** pero la aparición de un nodulo no significa necesariamente que sea un cáncer, ya que se puede tratar tanto de tumores malignos como de tumores benignos. Incluso puede ser un nodulo simple que no altere el funcionamiento de la glándula.

- En la mayor parte de los casos son masas tumorales benignas, los **adenomas**, que se presentan como nodulos simples en una tiroides sana. No son invasivos ni agresivos y se pueden diferenciar bien, provocan síntomas según la compresión que ejercen en las partes adyacentes, a una alteración de la producción de hormonas tiroideas o son completamente asintomáticos (de hecho, en el **30 % de las autopsias se encuentran tumores de tiroides, no diagnosticados en vida porque no produjeron ningún síntoma)**.
- En cambio, cuando este tipo de cáncer es maligno, los **carcinomas**, es más variable en cuanto a tipos y gravedad.
  - Aquellos que se originan a partir de las células foliculares, que producen las hormonas tiroideas, constituyen la mayoría de los tumores malignos:
    - el **papilar** (75 %)
    - y el **folicular** (15 %).
  - El 10 % restante puede tener varias formas neoplásicas:
    - aquellos de células parafoliculares (próximo a las células que producen las hormonas) llamados carcinomas medulares (menos del 5 %),
    - los anaplásicos, muy agresivos y rápidamente metastásicos (1 %)
    - y finalmente las metástasis que llegan de otros tumores.

3.12.2. CAUSAS Y FACTORES DE RIESGO

- Este cáncer lo padecen con más frecuencia las mujeres, entre cuatro y ocho por cada hombre, aunque médicamente no está bien definida la razón, las causas emocionales son las principales causas. Lo veremos más adelante.
- Las **radiaciones ionizantes** constituyen un segundo factor de riesgo importante: médicos radiólogos, técnicos de radiología o pacientes a los que se ha hecho radioterapia en el cuello suelen ser las personas con más riesgo.
- En tercer lugar, la **falta de yodo**. Este elemento, esencial para la síntesis de las hormonas tiroideas, si se toma en cantidades inapropiadas provoca la proliferación de las células de la tiroides, la glándula aumenta su tamaño, las células proliferan y se forma el denominado "bocio" aumentando la probabilidad de mutación y de tumor.
- No olvidemos el papel del proceso inflamatorio. **Inflamación, daño oxidativo y el infiltrado inflamatorio** como principales responsables del linfoma tiroideo asociado a la tiroiditis autoinmune Hashimoto.
- Por último, y no menos importante, aunque menos frecuente, el **factor hereditario**. Un historial hereditario positivo del cáncer de tiroides aumenta el riesgo, y es una condición que empeora si es de tipo medular asociado al síndrome por neoplasia endocrina múltiple tipo II (NEM II).

3.12.3. SÍNTOMAS

Hay dos maneras de detección de un cáncer de tiroides, o por los síntomas o por los exámenes en un control rutinario preventivo. Si se detecta un nodulo o cuando se dan episodios relacionados a alteraciones en la producción hormonal de la glándula, no está de más sospechar. En el caso de síntomas indeterminados que pueden ser característicos tanto de la enfermedad benigna como maligna, la verdadera herramienta para identificar un cáncer de tiroides sigue siendo solo el diagnóstico temprano. El cáncer de tiroides puede causar cualquiera de los siguientes signos o síntomas:
- Ronquera u otros cambios en la voz que persisten.
- Problemas de deglución.
- Inflamación en el cuello.
- Tos constante que no se debe a un resfriado.
- Dificultad para respirar.
- Dolor en la parte frontal del cuello que algunas veces alcanza hasta los oídos.
- Un bulto o masa en el cuello, que algunas veces crece rápidamente.

3.12.4. DIAGNÓSTICO

El primer paso es la **autoexploración**.

A continuación, realizar una exhaustiva **visita médica**. En dicha consulta el paciente estará sentado con el cuello recto. Primeramente, se hace una inspección para evaluar cualquier asimetría, teniendo en cuenta que los nodulos visibles solo son los que miden más de 2 cm. Entonces el médico observa y explora la espalda del paciente. Solo se pueden notar nodulos de más de 1 cm y de estos hay que considerar varias características: la forma, la superficie, la textura, la movilidad en comparación con los planos adyacentes y el lugar donde se encuentra el nodulo. Toda esta información, en manos de un experto, puede hacer sospechar de un diagnóstico de malignidad.

Si se mantiene la sospecha, el siguiente paso es la **valoración del perfil de las hormonas tiroideas**, junto con una ecografía de la tiroides y una posible **biopsia eco dirigida**.

Otras pruebas a realizar pueden ser:
- **Gammagrafía, con TAC o con RMN**. Se prefiere la gammagrafía tiroidea en los casos en los que la ecografía no puede definir con seguridad la benignidad o malignidad del nodulo. Se trata de un examen de segundo nivel que estudia la forma (morfología) y la función del órgano afectado o del nodulo hallado, aprovechando la capacidad de la tiroides de fijar moléculas de metales pesados como el yodo y el tecnecio y marcándolos con isótopos radioactivos. La gammagrafía permite trazar una imagen de la tiroides constante y proporcional a la actividad metabólica de captación del yodo/tecnecio de la propia glándula. En función de lo que absorbe el nodulo, los relieves gammagráficos describen respectivamente nodulos tiroideos que captan el contraste más, igual o menos que el resto de la glándula (hipercaptantes o calientes, isocaptantes o tibios e hipocaptantes o fríos). Sin embargo, la gammagrafía no asegura la malignidad o no del nodulo.
- **El TAC y la resonancia**, por otra parte, permiten comprobar mejor las características del nodulo, de la glándula y su relación con las estructuras del cuello y del mediastino y, sobre todo, el estado de los ganglios linfáticos del cuello.

3.12.5. RELACIÓN PSICOBIOLÓGICA EN EL CÁNCER DE TIROIDES

Extraído del libro *"La osteopatía Psicobiológica, Comunicación Subconsciente Tisular, CST"*. Francisco Fajardo. Editorial Dilema, 2019.

La glándula tiroides se halla en la base del cuello. Está vinculada directamente al centro de energía de la garganta, también llamado chakra de la garganta.

Conflictos de urgencia (tiempo), impotencia. Conflicto de atrapar el pedazo. Conflicto femenino de miedo frontal.

Conflicto de sentirse sobrepasado por los acontecimientos.

Conflicto de urgencia.

Conflicto de no ser lo suficientemente rápido para poder atrapar el "pedazo", o aun teniendo el "pedazo" en la boca, no estoy seguro de tragarlo.

Vivido en femenino: conflicto de tiempo con tonalidad de impotencia frente a lo que se avecina.

Vivido en masculino afectaría a los ganglios.

En los conductos tenemos un conflicto de impotencia: "tengo las manos atadas y no puedo hacer nada" o "habría que hacer algo urgentemente, pero nadie hace nada".

3.12.6. TRATAMIENTO MÉDICO

Si el tumor es maligno, la primera opción terapéutica es la cirugía. Normalmente se suele extirpar toda la glándula, la **tiroidectomía**.

En los casos de un pequeño carcinoma papilar o folicular de la tiroides que puede ser curado manteniendo el resto de la tiroides y, por consiguiente, la producción hormonal de la glándula se opta por la extirpación solo del lado involucrado y del tracto de tiroides que une los dos lóbulos **(lobectomía con istmectomía).**

Si los ganglios linfáticos están afectados por la enfermedad se eliminan y, en algunos casos, aunque estén limpios, también.

Después de la tiroidectomía total, para suplir la falta de producción de hormonas tiroideas por parte de la glándula extirpada, se establece una **terapia sustitutiva que será de por vida, tomada por vía oral.**

Al mismo tiempo, en carcinomas papilares o foliculares especialmente agresivos o extendidos, se prescribe un **tratamiento radioterápico local** con yodo radioactivo para eliminar los posibles residuos. El yodo radiactivo, también conocido como 1-131, se administra al cuerpo en forma de líquido o cápsula y se concentra en las células de la tiroides.

En cambio, la **quimioterapia, en el tratamiento de la neoplasia tiroidea, tiene un campo de aplicación más reducido,** y suele usarse solo en casos de enfermedad avanzada y agresiva (especialmente para el carcinoma anaplásico) y cuando ya ha ocasionado metástasis remota.

De forma similar la terapia con fármacos biológicos queda relegada a una reducida práctica terapéutica: en la actualidad existe solo un fármaco, activo contra algunos tipos de cáncer de médula ósea, que reduce la proliferación de las células cancerígenas y de los vasos sanguíneos.

3.12.7. PRONÓSTICO

Normalmente, la **supervivencia a diez años puede llegar hasta un 97%**. Por lo tanto, se trata de un cáncer curable y fácilmente diagnosticare de manera "fiable" y "fácil", siempre y cuando las personas tengan las herramientas para reconocer las señales de alarma y sepan actuar rápidamente. Precisamente para estos tipos de cáncer, en que el tratamiento y el diagnóstico son posibles, es esencial el **conocimiento, la información y la formación para reconocerlo cuanto antes.**

3.12.8. PREVENCIÓN

¿Y para prevenir? Hay dos buenos hábitos fundamentales: **usar sal yodada en los países alejados del mar** y, para las **mujeres, una ecografía de la glándula a partir de los 45 años.** Para todos es recomendable una exhaustiva **visita al médico cada año con correspondiente exploración.**

PRINCIPIOS DE PREVENCIÓN

Los ya expuestos anteriormente en el capítulo 3.1.

TRATAMIENTO OSTEOPÁTICO

a. Las emociones

El trabajo del osteópata en las terapias contra el cáncer, así como en cualquier enfermedad donde prevalezca el trastorno emocional con principal signo clínico, consistirá en realizar osteopatía psicobiológica.

b. Tratamiento osteopático

Será mostrado al final de este trabajo, ya que es el mismo para cualquier tipo de cáncer.

3.13. EL CÁNCER DE ÚTERO Y CUELLO DE ÚTERO

3.13.1. TIPOS DE CÁNCER DE ÚTERO

No hay solo un tipo de cáncer, hay varios.
- El cáncer de cuello de útero en primer lugar:
    - de **células escamosas** en un 80 %, causado por el ectocérvix, la parte más externa de la salida del órgano,
    - y el **adenocarcinoma** del endocérvix para el 15 % restante.
    - Los cánceres de tipo mixtos están incluidos en el 5 % que falta.

El cáncer del cuello uterino hasta hace poco era el tipo más frecuente entre las mujeres.

En la actualidad lo es solo en los países en vías de desarrollo puesto que, en los países industrializados, la prueba Papanicolaou ha reducido significativamente la incidencia y la prevalencia.

Los tipos de cáncer del endometrio son **adenocarcinomas** en un 80 %, **endometrial**, de células claras, papilares, que derivan de la porción de la glándula y sarcomas en un 15 %, **leiomiosarcoma** y tumores estromales endometriales de la parte muscular-conectiva.

Un pequeño porcentaje es para los tumores mixtos, carcinosarcomas, que proceden de ambas componentes.

Del miometrio normalmente se originan tumores benignos que no despiertan mayor preocupación desde un punto de vista oncológico. **Los fibromas**, los pólipos, rara vez degeneran en tumores malignos y la única relevancia clínica que pueden tener es la de su sintomatología: metrorragia, menorragia e infertilidad.

3.13.2. CAUSAS Y FACTORES DE RIESGO

¿Por qué está tan difundido? El principal motivo es el virus del papiloma humano, un virus con especial afinidad por el cuello del útero, lo infecta por el contacto sexual, invade las células e induce a mutaciones que facilitan las formaciones cancerosas.

El resto de los cánceres del útero constituyen el 4 % de las neoplasias de la mujer en general. Los más habituales son los que se originan en el endometrio. La causa radica principalmente en la alta tasa de cambio celular: cada 28 días las células de la cavidad uterina se deshacen en el flujo menstrual y otras nuevas se crean para ocupar su lugar, nuevas glándulas y nuevos microvasos sanguíneos. No hace falta mucho para que este potencial de réplica se convierta en una multiplicación anormal e incontrolada. Básicamente se puede dar por los estados de desequilibrio hormonal. Teniendo en cuenta el hecho de que la proliferación endometrial mensual obedece a los estrógenos, **cualquier estado estrogénico alterado va a predisponer al desarrollo del cáncer: menarquia precoz, menopausia tardía, obesidad, nuliparidad, diabetes o la terapia sustitutiva solamente de estrógenos en la menopausia.**

Con la edad avanzada, por encima de los 50 años, porque la mujer ha estado expuesta a los estrógenos durante más tiempo.

3.13.3. SÍNTOMAS

Tanto para los cánceres del útero como para los del cuello del útero la sospecha empieza siempre que haya **sangrado vaginal fuera de la menstruación o después de la menopausia, pérdidas vaginales anómalas por el color, olor o consistencia, dolor local o que llega hasta la espalda, dolor en el transcurso de las relaciones sexuales o pérdida de peso sin causa aparente.**

3.13.4. DIAGNÓSTICO

Si se presentan uno o más de estos síntomas, el procedimiento de diagnóstico es principalmente:
- **visita ginecológica** acompañada por una o varias pruebas más específicas.
- En primer lugar, **ecografía abdominal, ecografía por vía vaginal y prueba de Papanicolaou,**
- seguidamente **histeroscopia**, legrado tomando pequeñas muestras de las paredes del útero,
- **biopsia** y examen de las muestras de tejido al microscopio.
- **RMN, TAC o PET** para el estudio de la extensión del tumor.

Se llevará a cabo un procedimiento diferente y especial en el caso de sospecha de cáncer de cuello de útero: en primer lugar, la prueba Papanicolaou y, en caso de dar positivo, **búsqueda del ADN** del virus del papiloma humano, examen de la vagina y del cuello del útero y la **RMN o la TAC-PET** para la valoración del cuadro en general.

3.13.5. RELACIÓN PSICOBIOLÓGICA EN EL CÁNCER DE ÚTERO Y CUELLO UTERINO

Extraído del libro *"La osteopatía Psicobiológica, Comunicación Subconsciente Tisular, CST"*. Francisco Fajardo. Editorial Dilema, 2019.

En el útero

El útero simboliza mi estado de mujer, es el hogar de mi creatividad.
La nidación se opera en este santuario cálido y seguro.
Conflictos de supervivencia, perpetuar la especie, descendencia.
Conflicto de vivir fuera de la norma. **Mi casa.**
En el endometrio tenemos conflictos relacionados con el embarazo, desde la concepción hasta el parto. Es nuestra primera casa:
- Conflicto sexual (momento de la fecundación y concepción).
- Conflictos relacionados con la pérdida de un hijo o de una pareja (real o simbólica).
- Conflicto sexual juzgado como sucio. Conflicto de "nidificación imposible" o "no puedo gestar al niño porque no tengo casa (útero) donde cuidarlo". Todo esto incluye: embarazos que han ido mal, recién nacidos que mueren, un niño mal formado, abortos clandestinos, madres que mueren dando a luz, etc.

En la musculatura uterina tenemos conflictos de desvalorización por no poder quedarse embarazada, por no poder tener un hijo o impotencia para cuidar al niño. "No soy capaz de tener un hijo".
En el caso de un mioma: "no soy capaz de encontrar pareja".

En el cuello uterino

El cuello del útero (igual como el útero) representa la feminidad, la matriz original y el **hogar materno**.
Inhibo probablemente ciertas **emociones referentes a mi hogar**, mi familia o cualquier situación vinculada a ambos aspectos.
Puedo sentirme culpable, rencoroso u odioso, pero no lo comento.
El hogar suele representar un ideal por alcanzar, bien sea respecto de mi pareja o de mi familia. Puedo vivir grandes miedos, inseguridad o culpabilidad con la idea que este hogar no se formará como lo quisiera, o bien que corre el riesgo de disolverse, lo cual representaría para mí un fracaso. Seguirá una desvalorización con relación a quien soy y lo que soy capaz de realizar.

El útero es "la primera casa" y tiene que ver, evidentemente, con los hijos. El sentido de un cáncer de cuello de útero es el de reconstruir, cambiar, remodelar... la casa, en un contexto de "hijos" (ya sean reales o simbólicos).

3.13.6. TRATAMIENTO MÉDICO

Cuando hay un cáncer maligno, la extirpación quirúrgica es la única opción válida, aunque hay otros métodos. En primer lugar, según la extensión y el tipo.

• Para el cáncer del cuello del útero, si está muy localizado, la **criocirugía** o la **cirugía láser** pueden ser suficientes para asegurar la eliminación completa de las células malignas; o bien la extirpación, en forma de cono (**conización**), de una parte del tejido del cuello del útero. Esto permite la eliminación del tumor a la vez que mantiene, sin cambios, la función del cérvix.

• En cambio, en el caso de cánceres ya extendidos o tumores del cuerpo del útero, independientemente de su origen histológico, la opción terapéutica más segura es **la histerectomía**, la extirpación completa del útero.

• En los casos muy avanzados de tumores uterinos con invasión en el cuello uterino o en los tejidos adyacentes, a la histerectomía puede añadirse la extirpación de la parte de la vagina cercana al cuello del útero y/o la extirpación de los ganglios linfáticos, de las trompas y los ovarios.

Esta es la parte psicológicamente más comprometida de este cáncer: si se opera en edad fértil con la extirpación total del órgano, hay que preparar a la paciente ante la imposibilidad de un futuro embarazo.

El segundo factor a tener en cuenta en el momento de escoger la opción terapéutica es la edad. Siempre que la edad lo permita, en las mujeres que deseen quedar embarazadas, se opta por la opción conservadora. Del mismo modo, en las mujeres que aún no han llegado a la menopausia, siempre y cuando el cáncer esté suficientemente localizado, se evita la extirpación de ambos ovarios para evitar inducir la menopausia. La radioterapia puede ser una alternativa valiosa para intentar conservar el órgano y su funcionalidad en las pacientes jóvenes: **radioterapia externa** o interna (**braquiterapia**) introduciendo en el útero óvulos radiactivos.

En cambio, la quimioterapia se utiliza solo en los casos más avanzados e invasivos, locales y remotos.

Para el cáncer del cuello del útero se utiliza también la terapia hormonal para contrarrestar el efecto que los estrógenos tienen sobre el endometrio y así prevenir que el cáncer regrese (recidiva).

En los cánceres del cuello del útero parecen prometedores los anticuerpos monoclonales para mutaciones específicas.

3.13.7. PREVENCIÓN

Diferenciemos, puesto que según se trate de un cáncer del cuerpo o del cuello del útero las herramientas de las que disponemos para la prevención y el diagnóstico temprano son distintas.

- Para el cáncer del cuerpo del útero, la única recomendación válida es a nivel de estilo de vida: **una alimentación sana y mantener un correcto y saludable peso del cuerpo**, básicamente para prevenir diabetes, obesidad y todos los desequilibrios hormonales asociados a ambos. Según el criterio del ginecólogo se puede optar, en casos muy específicos, por la **píldora anticonceptiva** para las mujeres fértiles que no quieren quedar embarazadas o por la **terapia sustitutiva** con el complemento de un componente de progesterona para las que ya están en la menopausia.
- En el caso de cáncer de cuello del útero la opción cambia. Para este tipo existe la posibilidad de una eficaz prueba de cribado.

La prueba Papanicolaou es de fundamental importancia. En muchos países el examen citológico del cuello del útero forma parte de los programas de prevención oncológica nacional. Se realiza cada tres años desde la primera relación sexual o, como mucho, a partir de los 25 años y hasta los 65. De esta manera se diagnostica la infección del virus del papiloma y se puede controlar las pacientes que puedan dar un resultado positivo. Porque, de hecho, la infección no es igual a cáncer. De los más de cien tipos de virus del papiloma humano solo algunos son cancerígenos y, en la mayoría de los casos, el virus se elimina solo por lo que, en la siguiente prueba, el Papanicolaou da resultado negativo. El cribado tiene que ir acompañado de un **comportamiento seguro**. Las relaciones sexuales con muchas parejas diferentes elevan mucho el riesgo de infección, el hecho de usar preservativo no elimina del todo las probabilidades de infección, que puede darse incluso con el mero contacto cutáneo y mucoso del área genital.

PRINCIPIOS DE PREVENCIÓN

Los ya expuestos anteriormente en el capítulo 3.1.

TRATAMIENTO OSTEOPÁTICO

a. Las emociones

El trabajo del osteópata en las terapias contra el cáncer, así como en cualquier enfermedad donde prevalezca el trastorno emocional con principal signo clínico, consistirá en realizar osteopatía psicobiológica.

b. Tratamiento osteopático

Será mostrado al final de este trabajo, ya que es el mismo para cualquier tipo de cáncer.

3.14. EL CÁNCER DE ESTÓMAGO

3.14.1 TIPOS DE CÁNCER DE ESTÓMAGO

A nivel mundial el cáncer de estómago se sitúa en **el quinto lugar entre los fumadores habituales**, con más de diez mil muertes por año. Cada año hay un total de ochocientos mil nuevos casos, mayoritariamente en Japón, Corea y China, países del norte de Europa y Latinoamérica (Chile, Costa Rica). Mientras que en España, Alemania, Portugal e Italia, los hombres tienen una doble incidencia y mortalidad en relación a las mujeres.

El trabajo del estómago hace que esté en continua exposición a las enzimas, los ácidos, los alimentos (a veces contaminados) y las toxinas. ¿Quién protege a la mucosa gástrica? Lo hacen la mucina y el bicarbonato que la reparan de la acción corrosiva de los ácidos y las enzimas. El mismo ácido la protege de cualquier patógeno ingerido. Pero, a pesar de eso, el estómago enferma: gastritis, úlceras, atrofias, infecciones por el Helicobacter pylori... y cáncer.

- En más del 95 % de los casos **adenocarcinoma**. Suele ser de tipo intestinal, con células anormales similares a las que hay en la pared intestinal del primer tramo de intestino delgado. Es frecuente en los hombres a partir de los 50 años.

- Está el tipo de cáncer gástrico **difuso**, menos frecuente, pero en igual porcentaje entre hombres y mujeres, penetra en los tejidos gástricos y provoca úlceras.
- El **cáncer gástrico inicial**, que está circunscrito a las primeras capas de tejido del estómago por lo que tiene mejores posibilidades de curación.

3.14.2. CAUSAS Y FACTORES DE RIESGO

Es importante albergar sospechas para investigar posteriormente los posibles factores de riesgo.

- La alimentación **con un exceso crónico de grasas, almidones, alimentos salados, ahumados ricos en nitratos y nitritos precursores de las nitrosaminas cancerígenas.**
- **La ingesta diaria de alcohol.**
- **El humo del tabaco.**
- **La infección por Helicobacter pylori.**
- **Una notable poliposis gástrica, anemia perniciosa o anteriores intervenciones quirúrgicas del estómago.**
- **La herencia**: familiares cercanos con historiales de cáncer gástrico (padres, hermanos) y factores genéticos, como mutaciones de los genes p53 y APC, pueden promover la susceptibilidad neoplásica en varios órganos en general y en el estómago en particular, como por ejemplo la **enfermedad de Von Hippel-Lindau.**
- **La exposición ambiental y profesional a partículas, humos y radiaciones.**
- **Y la edad**: se considera que la edad media de la aparición es alrededor de los 50 años; a mayor edad aumenta el porcentaje de los casos.

3.14.3. SÍNTOMAS

En este cáncer los síntomas no permiten identificarlo con claridad, por ello el diagnóstico a menudo se produce cuando ya está en un estado avanzado con extensión hacia otros órganos o partes del cuerpo (metástasis). **Los síntomas son cada vez más específicos a medida que la enfermedad avanza, hasta la confirmación del cáncer: pérdida de peso, vómitos, sobre todo justo después de comer, heces de color oscuro por el sangrado y dolor intenso y constante.** Son pocas advertencias y no muy significativas. **Ardor de estómago, sensación de hinchazón** o, simplemente, mala digestión. Si la hinchazón, la náusea y el ardor se repiten en el tiempo y si han disminuido las ganas de comer, llegando la persona a adelgazar de manera involuntaria o si se nota un malestar general, es bueno empezar a sospechar.

3.14.4. DIAGNÓSTICO

No subestimar nunca los síntomas: hacer **una visita al médico** y recoger los datos para un buen diagnóstico son las primeras pautas a seguir.

La gastroscopia sigue siendo una indicación apropiada solo en los casos de síntomas e historial que sugieran esta patología.

Si hay síntomas, si el historial de exposición a los factores de riesgo es positivo o el historial familiar lo es, se inician las pruebas. Por ejemplo:

- **Prueba de aliento**, para descartar la infección por Helicobacter pylori.
- **Análisis de sangre**.
- **Esofagogastroduodenoscopia o endoscopia gastrointestinal alta** con sonda luminosa para visualizar el estómago desde el interior y, en caso necesario, extraer una muestra.
- **Biopsia**, en el caso de anomalías morfológicas.
- **Ecografía, TAC o RMN** para tener una visión completa de la extensión local del tumor.
- Y, si las pruebas son positivas, una **radiografía del tórax, PET y gammagrafía** para excluir una metástasis.

3.14.5. RELACIÓN PSICOBIOLÓGICA EN EL CÁNCER DE ESTÓMAGO

Extraído del libro *"La osteopatía Psicobiológica, Comunicación Subconsciente Tisular, CST"*. Francisco Fajardo. Editorial Dilema, 2019.

Si tengo cáncer de estómago debo tomar conciencia del "trozo" o de la **situación que no soy capaz de digerir**.

Esta situación "que no pasa", **la vivo de un modo muy intenso y muy fuerte**. "Es abominable todo lo que me hicieron, todo lo que me hicieron sufrir. Además, no vi nada llegar" Esto puede expresar lo que vivo.

Conflicto de pedazo no digerible: **enfado, enojo, ira por algo que no podemos digerir**; respecto a una persona, una situación o circunstancia. Por ejemplo, en relación a herencias, inversiones, cuando uno no puede obtener su "parte", una pensión, un fallo legal, etc.

El sentido biológico de fabricar más tejido en el estómago es: producir más jugos gástricos para descomponer o digerir el pedazo que no puedo digerir.

Según Jean Pierre Barral, D.O. el estómago está relacionado emocionalmente con nuestra vida de relación y que representan el "yo con respecto a los demás". Es la imagen que damos a los demás, la representación del yo con respecto a los demás, al trabajo y a la sociedad. Muestran más lo que hacen (profesional y socialmente), que lo que son. Gustan aparentar socialmente. Gran frustración por no alcanzar sus objetivos.

3.14.6. TRATAMIENTO MÉDICO

- Por lo general, es **cirugía**. Hay varias técnicas quirúrgicas con un mismo principio, extracción más o menos completa del órgano, según la localización, la extensión y la difusión del cáncer.
- **La quimioterapia se añade a la intervención quirúrgica en los casos de enfermedad metastática.**
- Mientras que los **fármacos biológicos** se dispensan en casos específicos de mutación genética.

El impacto en la curación es importante, sobre todo en términos de calidad de vida. La gastrectomía requiere ajustes en la alimentación, mientras que la quimioterapia tiene una lista de posibles efectos secundarios.

3.14.7. PRONÓSTICO

Lo que verdaderamente resulta complicado en este tipo de cáncer es la detección. Al darse un diagnóstico tardío la tasa de supervivencia no es de las mejores: los datos europeos dan unos valores aproximados del **42 % a un año, del 23 % a cinco años, con una disminución añadida del 17 % en los pacientes mayores de 74 años**. La importancia de un diagnóstico temprano la demuestra la clara diferencia, en términos de supervivencia, entre solo un 3 % para los pacientes con metástasis y un 61 % para los que tienen solo un cáncer gástrico inicial.

3.14.8. PREVENCIÓN

Una dieta sana, equilibrada, rica en vegetales y pobre en carne, tanto a la plancha como cocinada a la sal o ahumada. **Abstinencia de alcohol** o, al menos, una reducción significativa en el consumo. Dejar de fumar y un oportuno tratamiento antibiótico para **erradicar el Helicobacter pylori** una vez diagnosticado.

PRINCIPIOS DE PREVENCIÓN

Los ya expuestos anteriormente en el capítulo 3.1.

TRATAMIENTO OSTEOPÁTICO

a. Las emociones

El trabajo del osteópata en las terapias contra el cáncer, así como en cualquier enfermedad donde prevalezca el trastorno emocional con principal signo clínico, consistirá en realizar osteopatía psicobiológica.

b. Tratamiento osteopático

Será mostrado al final de este trabajo, ya que es el mismo para cualquier tipo de cáncer.

3.15. EL CÁNCER DE CEREBRO

3.15.1. TIPOS DE TUMORES Y CÁNCER EN EL CEREBRO

Hasta la fecha el cáncer del sistema nervioso no es de los más frecuentes, es un 1 % de la totalidad. Los cánceres cerebrales que se forman por la metástasis de otro (mama, pulmón, hígado) son, al contrario, diez veces más frecuentes respecto a los que se originan en el propio cerebro.
- Los que se originan en las células gliales, que tienen funciones de sostén y nutrición, constituyen el 40 % de los cánceres cerebrales.
- Y el restante 60 % lo encontramos en:
  - los **meduloblastomas** en el cerebelo (de células indiferenciadas del cerebelo, suele darse en los niños),
  - **meningiomas** en las meninges,
  - **hemangioblastomas** de origen vascular,
  - **germinomas** de células germinales,
  - **neurinomas** que se originan en células que producen la mielina nerviosa,
  - **craneofaringiomas** de células embrionales en edad temprana,
  - y **linfomas** primarios, de células linfocitarias en personas inmunodeprimidas.

3.15.2. CAUSAS Y FACTORES DE RIESGO

Es muy complicado identificar las causas, la patogénesis y los factores de riesgo del cáncer cerebral. Hay diversas hipótesis respecto a las causas no genéticas del cáncer cerebral que son suposiciones más o menos respaldadas por investigaciones muy recientes, pero no tenemos aún claro su alcance, por lo que es necesario seguir investigando.

3.15.3. SÍNTOMAS

Los síntomas no son los mismos para cada tipo de cáncer y para cada persona y dependen del área afectada tal como podemos comprobar en la tabla 9.

A estas características específicas hay que añadir, por lo general, el principio de que cada masa tumoral que crece en el cráneo, causa en algún momento un aumento excesivo de la presión interna: **cefaleas agudas que no responden a los analgésicos, crisis epilépticas.**

TABLA 9. SÍNTOMAS DE CÁNCER CEREBRAL	
Afectación del lóbulo frontal	Dificultad en el movimiento de una parte del cuerpo, confusión. Alteraciones del estado de ánimo. Fatiga.
Afectación del lóbulo parietal	Crisis epilépticas. Parálisis. Dificultad para escribir o realizar tareas motoras complejas.
Afectación del lóbulo occipital	Alucinaciones. Alteraciones de la visión. Inclusive ceguera.
Afectación del lóbulo temporal	Ausencia de equilibrio. Falta de fluidez en el habla. Dificultad para comprender y llevar a cabo órdenes simples.
Afectación del cerebelo	Problemas de equilibrio y coordinación de movimientos.
Afectación del hipotálamo e hipófisis	Trastorno de la homeostasis general. Alteración del crecimiento en niños. Alteraciones del apetito o del sueño.

3.15.4. DIAGNÓSTICO

Los síntomas hablan con bastante claridad, se trata de algo evidente: por muy lentamente que puedan aparecer, las alteraciones neurológicas, normalmente, son muy claras. Cuanto mayor sea la concienciación de que "algo no va bien" más rápido será el diagnóstico. Cuanto más rápidamente se acuda al médico, con mayor prontitud se hará una **visita neurológica, y las pruebas diagnósticas oportunas que pueden incluir inicialmente una TAC y una RM.**

Cuanto antes se identifique el cáncer, antes será localizado, se podrá conocer su tipo o clasificación y se podrá empezar el tratamiento.

3.15.5. RELACIÓN PSICOBIOLÓGICA EN EL CÁNCER DE CEREBRO

Extraído del libro *"La osteopatía Psicobiológica, Comunicación Subconsciente Tisular, CST"*. Francisco Fajardo. Editorial Dilema, 2019.

El tumor es una proliferación excesiva de las células anormales en el cerebro. El tumor está conectado con **emociones reprimidas, pesares profundos, sufrimientos del pasado.**

En el cerebro, el tumor primitivo que se desarrolla a partir de células del cerebro significa que mi central del tratamiento de las informaciones registra aún ciertas **ideas, creencias o esquemas mentales que ya no tienen su razón de ser.** El tumor resulta de un golpe emocional y violento vinculado a una situación o una persona a quien amé mucho o a algo que me hizo sufrir mucho o frente a la cual **mantengo aún hoy odio, rencor, miedos, cólera y frustraciones.**

Si mi tumor se sitúa en la **parte superior del cerebro**, en medio o en la hipófisis, es frecuentemente debido a un **impacto emocional o bien porque tengo miedo por mi espiritualidad, mi intuición, etc.** Soy testarudo y rechazo cambiar mi modo de ver aquí y ahora.

Soy rígido y fijado en mis pensamientos, interiormente estoy confuso. Transporto energía mental que ya no corresponde a mis necesidades más profundas y que es lo opuesto de mis deseos divinos.

Conflicto de desvalorización con pérdida de nobleza ante el padre.

Los tumores cerebrales suelen darse en personas que ausentes, que están en las nubes, secretas, acostumbrados a la negación, que se borran.

3.15.6. TRATAMIENTO MÉDICO

Con la **cirugía** se elimina la masa tumoral, disminuye la presión intracraneal y se alivian los síntomas asociados pudiendo hacer el análisis histológico del tumor y el diagnóstico definitivo para la confirmación de la terapia farmacológica adyuvante si fuera necesario. Lamentablemente no siempre es posible.

Hay tumores múltiples o muy extendidos, que requieren la extirpación de un excesivo tejido cerebral, o tumores muy profundos en áreas que no permiten la manipulación radical por las alteraciones funcionales que podrían resultar y que no pueden ser intervenidos quirúrgicamente.

- En caso de que la cirugía no sea posible, las otras opciones terapéuticas incluyen la radiocirugía robótica. El bisturí de rayos gamma, en inglés cyber knife o gamma knife* es un instrumento radioquirúrgico que aprovecha el estudio **TAC o RMN** de la masa tumoral, determina milimétricamente la posición del tumor y, con un rayo de alto contenido energético y alta precisión, lo destruye. El uso de radiocirugía requiere por ello una altísima exactitud.

- Radioterapia y quimioterapia **se utilizan solo para cánceres extendidos y/o muy agresivos o como tratamiento coadyuvante posquirúrgico para reducir el riesgo de recidiva**. Hasta hace poco tiempo la eficacia de la quimioterapia era muy debatida. El problema residía en la protección químico-física que tiene el cerebro, la barrera hematoencefálica, que lo protege de la entrada de sustancias potencialmente tóxicas, incluidos los fármacos y los quimioterápicos. Pero actualmente las nuevas moléculas, las nuevas combinaciones farmacológicas aseguran una buena eficacia terapéutica en algunos tumores específicos.

3.15.7. PRONÓSTICO

Depende tanto del grado, como del estadio y el tipo de tumor. Depende de la invasión quirúrgica y de cuánto esta pueda ser o no radical. Pequeños tumores, benignos y completamente extirpados tienen un óptimo pronóstico y la intervención suele ser decisiva y definitiva. En cambio, el pronóstico se invierte drásticamente en los casos de tumores malignos, múltiples, extendidos, metastásicos y no alcanzables ni con la cirugía tradicional ni con la radiocirugía.

3.15.8. PREVENCIÓN

Lo que podemos hacer es lo mismo que para una prevención oncológica en general. **Tanto en la alimentación como en los hábitos diarios optar por lo saludable.** No hay nada más específico.

PRINCIPIOS DE PREVENCIÓN

Los ya expuestos anteriormente en el capítulo 3.1.

TRATAMIENTO OSTEOPÁTICO

a. Las emociones

El trabajo del osteópata en las terapias contra el cáncer, así como en cualquier enfermedad donde prevalezca el trastorno emocional con principal signo clínico, consistirá en realizar osteopatía psicobiológica.

b. Tratamiento osteopático

Será mostrado al final de este trabajo, ya que es el mismo para cualquier tipo de cáncer.

3.16. EL CÁNCER DE OVARIO

Entre los cánceres que afectan solo a mujeres el último por prevalencia es el de ovario. Tiene un promedio **del 1,3 % de todos los cánceres**, es más bajo entre la población africana, asiática y sudamericana y más alto entre la europea. Se trata de cánceres poco frecuentes.

3.16.1. TIPOS DE CÁNCER DE OVARIO

- Cánceres de crecimiento lento, son tumores malignos pero que tienen aún poca agresividad y derivan de mutaciones de algunos genes. Son los **cánceres estromales** que se originan en el tejido de soporte, el estroma de las gónadas y los carcinomas serosos de bajo grado.
- Por norma general las formaciones quísticas son benignas.
- Tumores de ovarios con un crecimiento rápido, muy a menudo se caracterizan por mutaciones del gen p53:
  - los **tumores epiteliales** de la superficie del ovario (el 90 % de los carcinomas malignos de ovario),
  - los **tumores germinales** que surgen a partir de las células de la línea germinal de los cuales crecen los ovocitos,
  - los **tumores estromales** de alto grado, o sea muy agresivos.

3.16.2. CAUSAS Y FACTORES DE RIESGO

- Mujeres **a partir de los 50 años con menopausia**,
- historial de **menstruación temprana o menopausia tardía**,
- mujeres que **nunca hayan tenido hijos** o que lo hayan hecho a partir de los 35 años,
- portadoras de las **mutaciones BRCA1 y BRCA2**, que incrementan de manera especial la posibilidad de tener cáncer de mama u ovario,
- consumo de alcohol,
- tabaquismo,
- ingesta habitual de grasa de origen animal,
- exposición a sustancias químicas como el amianto y los polvos de talco.

Los últimos cuatro son factores evitables, por lo que es posible realizar una prevención adecuada.

Siempre se puede hacer algo, incluso frente a un cáncer tan delicado con el del ovario, nunca se está completamente indefenso.

2.16.3. SÍNTOMAS

Los **cánceres en estadio inicial pueden no manifestar ningún síntoma y muchas veces no es posible el diagnóstico clínico temprano.** Y, en los cánceres más avanzados, la presentación clínica no es significativa, ya que los **síntomas son indeterminados e imprecisos**:
- **hinchazón abdominal,**
- **aumento de la micción,**
- **flatulencia (gases),**
- **náuseas,**
- **pérdida del apetito o saciedad temprana,**
- **estreñimiento.**

La mayor parte de estas señales están **relacionadas con el efecto que la masa tumoral** puede causar en los órganos vecinos, principalmente en los intestinos y la vejiga.

En el caso de los cánceres originados en el tejido de soporte (estroma), en parte pueden derivar del aumento significativo de las hormonas andrógenos (hormonas masculinas también producidas por los ovarios en menor cantidad) debido a una producción descontrolada de las células cancerígenas.

2.16.4. DIAGNÓSTICO

Es adecuado llevar a cabo algunos controles.
- **Una visita al ginecólogo, la que debería hacerse una vez al año,**
- a ser posible habiendo hecho una **ecografía transvaginal** para tener una visión más completa. Normalmente el mismo ginecólogo con la exploración y revisando la ecografía puede sospechar si hay presencia de algún tipo de cáncer.

A partir de ese momento empiezan pruebas más exhaustivas para confirmar el diagnóstico:
- análisis de los **marcadores tumorales** (CA-125, HE4, Alfa-fetoproteína (AFP) y Beta-hCG, Inhibina A y B, CEA),
- seguidamente **TAC o RMN** para valorar su extensión
- y una intervención por **laparoscopia para la biopsia** de la masa tumoral que permita confirmar el diagnóstico mediante estudio al microscopio en el laboratorio (diagnóstico histológico).

2.16.5. RELACIÓN PSICOBIOLÓGICA EN EL CÁNCER DE OVARIO

Extraído del libro *"La osteopatía Psicobiológica, Comunicación Subconsciente Tisular, CST"*. Francisco Fajardo. Editorial Dilema, 2019.

Los ovarios representan mi deseo de procrear y también mi creatividad, mi destreza en crear, mi feminidad, por el hecho de ser una mujer y de estar colmada o satisfecha como mujer.

Los problemas de los ovarios indican un profundo **conflicto en cuanto al hecho de ser mujer, a la expresión de mi feminidad, o al hecho de ser madre**. Puedo también haber dejado de lado el lado creativo que está presente en mí. Es como si me "cortase" de una parte de mí misma, porque los ovarios son el principio de la creación de la vida y se sitúan en la pelvis, que es la región en donde puedo dar a luz a un niño, pero también a nuevos aspectos de mí misma, ahí en donde puedo descubrirme otra vez.

Conflicto de pérdida, culpabilidad y golpe bajo. Los óvulos son el centro de creación, por lo tanto el sentido biológico tiene que ver con crear y recrear, regenerar, restablecer una pérdida, normalmente una vida que se ha perdido, sea real o simbólica.

- **Teratoma.** Conflicto de pérdida en un contexto vital. Principalmente hace referencia a la pérdida de un hijo, pero puede vivirse también en relación a la fortuna familiar, a un buen amigo, una persona querida, una mascota, una empresa, etc.
- **Quiste en el tejido intersticial.** Tenemos un conflicto de pérdida más frecuente y menos grave que el que afecta a las células germinativas (teratoma, seminoma, quiste, dermoide). Sería un conflicto de pérdida pero con culpabilidad y un golpe bajo. Conflicto feo (afecta a la zona genital), con connotaciones sexuales con un hombre. Pérdida de un hijo virtual (una empresa por ejemplo) o de ser denigrada, amonestada, degradada... Miedo anticipado a perder.
- **Afectación en el ovario izquierdo.** Tiene que ver con el lado masculino (el padre, el esposo, el hijo, el hermano), así como con la masculinidad, la personalidad, la fuerza, el individualismo, la jerarquía (que representa el padre social, el que "educa"), la autoridad.
- **Afectación en el ovario derecho.** Tiene que ver con el lado femenino (madre, hija, hermana...), con la feminidad, el sentimiento, la familia.
- **Ovarios Poliquísticos**: conflicto de miedo a no quedar embarazada. Mujeres "Sometidas a su loba interna". Maridos inmaduros emocionalmente, que difícilmente puedan ser padres. "Mujeres celosas, controladoras y con exceso de responsabilidades".

3.16.6. TRATAMIENTO MÉDICO

La primera opción terapéutica es la cirugía radical. Las únicas excepciones son para los casos de tumores muy localizados, que afectan a un solo ovario, en mujeres en edad fértil con deseo de quedar embarazadas en las que se puede intentar llevar a cabo un enfoque conservador del ovario sano. **En la mayor parte de los casos se extraen los dos ovarios y el útero** para tener una mayor seguridad terapéutica (histerectomía radical).

La cirugía, por sí sola, no siempre es capaz de eliminar todos los restos de cáncer de forma segura y completa. Por ello, se añade siempre tratamiento de **quimioterapia,** ya que el cáncer de ovario penetra fácilmente en los órganos que lo rodean, en lo que queda de tejido ovárico sano, en el peritoneo y en los ganglios linfáticos.

La **radioterapia** se utiliza más bien en el tratamiento paliativo para aliviar los síntomas en los casos de enfermedad con metástasis.

3.16.7. PRONÓSTICO Y PREVENCIÓN

El tratamiento es primordial, así como la prevención y el diagnóstico temprano.

La **supervivencia a cinco años en los casos de un diagnóstico tardío, cuando el cáncer se encuentra ya diseminado, es bastante baja, aproximadamente un 29 %,** pero el pronóstico mejora sustancialmente cuando la enfermedad está en su fase inicial, con el cáncer localizado. Con estas condiciones el **92,3 % de los casos de cáncer localizado sobreviven los primeros 5 años o más.**

Es claro que la cuestión fundamental es el tiempo. De ahí la importancia imprescindible de controles periódicos y llevar una vida sana porque, como siempre, el tratamiento más eficaz para el cáncer es no enfermar. Hay que conocer los factores de riesgo fundamentales, paliar los que son evitables y tener cuidado con los que no lo son.

PRINCIPIOS DE PREVENCIÓN

Los ya expuestos anteriormente en el capítulo 3.1.

TRATAMIENTO OSTEOPÁTICO

a. Las emociones

El trabajo del osteópata en las terapias contra el cáncer, así como en cualquier enfermedad donde prevalezca el trastorno emocional con principal signo clínico, consistirá en realizar osteopatía psicobiológica.

b. Tratamiento osteopático

Será mostrado al final de este trabajo, ya que es el mismo para cualquier tipo de cáncer.

3.17. EL CÁNCER DE TESTÍCULO

El cáncer de testículo **representa un 0,8 % de todas las patologías oncológicas masculinas**. Es un cáncer maligno, aunque por lo general hoy en día resulta manejable. El problema radica en el impacto psicológico ligado al órgano involucrado. Los testículos se suelen asociar claramente en todas las culturas a la virilidad, la capacidad reproductiva. Por ello, cuando algo les afecta, suscita el miedo a la infertilidad, o a perder de alguna manera una parte de la esencia de ser hombre. Además, en la mayor parte de los casos se ven afectados los jóvenes: de **entre 15 y 35 años**. Pero se cura en **más del 95 % de los pacientes en cinco años**. Incluso en cánceres en estadio ya avanzado.

3.17.1. TIPOS DE CÁNCER DE TESTÍCULO

Los dos tipos principales son seminoma y no-seminoma.
- **Tipo seminoma**: se origina en las células de las que nacen los espermatozoides, las células germinales.
- **Tipo no-seminoma**: nace de las otras diferentes células que forman el testículo.

3.17.2. CAUSAS Y FACTORES DE RIESGO

- Retención abdominal o pélvica de los testículos; debido a altas temperaturas de exposición de las células germinales en comparación con la posición escrotal. Es una de las causas más comunes de infertilidad y está ligada a un riesgo diez veces mayor de cáncer de testículo. La intervención quirúrgica para la corrección de esta pequeña irregularidad se lleva a cabo antes de cumplir los 6 años de edad, es fácil, rápida y con buenos resultados a nivel de la población en general.
- Antecedente de cáncer testicular previo: **implica 50 veces más probabilidad de enfermar del otro testículo. Por lo tanto, se recomienda un seguimiento periódico durante los primeros años siguientes al diagnóstico.**
- Enfermedades genéticas como el **síndrome de Klinefelter** o un **historial familiar** que cuente más de un cáncer de testículo, ambos son índices de una mayor probabilidad de tener la enfermedad.
- **Tabaquismo**: duplica el riesgo de tenerlo.
- Exposición a disruptores hormonales: la toma de **estrógenos por parte de la madre durante el embarazo** aumenta las probabilidades de malformación o mal funcionamiento délas gónadas y de infertilidad en el niño con la consiguiente posibilidad de neoplasia testicular.
- Algunos **pesticidas y herbicidas** de uso profesional parecen estar relacionados con un aumento de la infertilidad y de la incidencia de la enfermedad.

3.17.3. DIAGNÓSTICO

- Es primordial la **autoexploración de los testículos.** En presencia de síntomas o nodulos irregulares en la autoexploración, es aconsejable acudir al médico. En primer lugar, al de cabecera y seguidamente al urólogo.
- Una **ecografía escrotal** ofrece una buena visualización de posibles masas tumorales.
- **Análisis de los marcadores tumorales** (Alfafetoproteína (AFP), Gonadotropina coriónica humana beta (GCH-beta) y Lactato-deshidrogenasa (LDH). Junto con la imagen obtenida en la ecografía ayudan a conocer mejor la naturaleza del cáncer.
- Si la ecografía es positiva, se necesita confirmación mediante **biopsia guiada por ecografía para analizar el tejido en el laboratorio de anatomía patológica.**
- Asimismo, hay que verificar si hay o no una diseminación a distancia mediante **TAC.**

3.17.4. RELACIÓN PSICOBIOLÓGICA EN EL CÁNCER DE TESTÍCULO

Extraído del libro *"La osteopatía Psicobiológica, Comunicación Subconsciente Tisular, CST"*. Francisco Fajardo. Editorial Dilema, 2019.

En los testículos se hace la producción de los espermatozoides esenciales a la reproducción.

Si desarrollo un cáncer de los testículos, debo comprobar si **vivo un sentimiento intenso debido a la pérdida de un hijo**, o algo en mi vida que era para mí tan importante o tan valioso como un hijo. Puedo haber vivido el fallecimiento de uno de mis hijos, tanto por enfermedad como en un accidente o después de un aborto. Puede ser también, por ejemplo, uno de mis hijos que se ha marchado de un portazo y que nunca volví a ver. Al haber salido bruscamente de mi vida, puedo vivir esta situación como la pérdida de un ser querido, como si hubiera muerto. Otro ejemplo puede estar vinculado también a mí como hombre de negocios que, a causa de malas inversiones financieras, perdí la empresa "que había creado" y que consideraba como "mi hijo".

Podemos buscar pérdidas en nuestra herencia ancestral que nos ayuden a explicar por qué nuestra biología le da tanta importancia a esta pérdida.

También el conflicto de fabricar más hormonas para "atrapar a una hembra".

También se derivan conflictos sexuales feos, como falta de aceptación de la sexualidad.

Conflicto de ser denigrado, amonestado, destrozado por una persona de otro sexo (golpe bajo) acompañado de sentimiento de culpabilidad. Este conflicto afecta a la zona intersticial.

- **Atrofia testicular**: conflicto de pérdida por una partida (alguien que se va). Conflicto sexual sucio, feo con una mujer.
- **Ectopia testicular**: buscar un incesto en los deseos proyectados a la descendencia o en los ancestros.

3.17.5. TRATAMIENTO MÉDICO

Teniendo el diagnóstico y el estadio del cáncer, se decide el procedimiento terapéutico adecuado.

Si el estadio es precoz, es suficiente con la extirpación aislada del testículo afectado y del cordón espermático, **orquiectomía**.

La extirpación de los ganglios linfáticos drenantes y la **radioterapia** adyuvante pueden ser el siguiente paso, sobre todo en los casos en los que hay sospecha de infiltración linfática y en los casos de seminoma, el único cáncer de testículo radiosensible.

Para los más avanzados, tanto localmente como remotos, es más indicada la **quimioterapia**.

El cáncer de testículo es, por lo general, muy sensible al tratamiento farmacológico, lo que garantiza un buen control de la enfermedad. La sola quimioterapia resulta eficaz en mas del 40 % de los casos.

A esta cifra hay que añadir los casos de enfermedad completamente erradicada después de la intervención quirúrgica tras la quimioterapia.

3.17.6. PRONÓSTICO

Los casos no tratados suelen ser letales en cuestión de un año, pero los que han sido **debidamente tratados llegan a uan completa curación en prácticamente la totalidad de los casos.**

Los problermas ligados al tratamiento son pocos, fundamentalmente tres:

- El primero es el control de las posibles **recidivas**, que se soluciona con un seguimiento durante algunos años después de su curación.
- **El problema estético** en los casos de orquiectomía, facilmente solucionable en el momento de la intervención con uan prótesis que asegura el aspecto estético del escroto.
- **La infertilidad** es una cuestión que hay que tratar en los casos en los que el paciente tiene que hacer sesiones de quimioterapia y/o radioterapia, aunque no es un problema único del cáncer de testículo. Es cierto que este cáncer ataca el órgano reproductor, pero la posible esterilidad no tiene que ver con el cáncer en sí, sino con la quimioterapia y la radioterapia local. Tanto para este cáncer como para muchos otros que precisan quimioterapia sistémica o radioterapia perineal, siempre se propone la crioconservación del líquido seminal en un banco de semen o de tejidos para que se pueda conservar y satisfacer el deseo reproductivo en un futuro. Esta es una medida cautelar.

En los casos de radioterapia se intenta no afectar con rayos al testículo sano para reducir los daños. En un buen porcentaje de casos tratados con quimioterapia la funcionalidad del testículo vuelve a ser la misma, de manera autónoma, unos años después de haber finalizado el tratamiento.

En cualquier caso, independientemente del tipo de tratamiento, la capacidad de erección no está, en ningún momento, comprometida.

3.17.7. PREVENCIÓN

Simplemente evitar los factores de riesgo conocidos.

En los niños, una visita exhaustiva al pediatra es básica para **el diagnóstico de un posible criptorquidismo**, es decir, detección de que un testículo no se ha desplazado al escroto o lo ha hecho de manera incompleta (del griego kriptos 'escondido' y orkis 'testículo').

No hay métodos de cribado. No tiene sentido dosificar los marcadores tumorales al igual que no tiene sentido una ecografía del escroto de vez en cuando. Lo que es realmente importante es la **educación precoz en el autoexamen**. Si es llevada a cabo después de un baño con agua caliente, cuando el escroto está relajado, es tremendamente eficaz.

PRINCIPIOS DE PREVENCIÓN

Los ya expuestos anteriormente en el capítulo 3.1.

TRATAMIENTO OSTEOPÁTICO

a. Las emociones

El trabajo del osteópata en las terapias contra el cáncer, así como en cualquier enfermedad donde prevalezca el trastorno emocional con principal signo clínico, consistirá en realizar osteopatía psicobiológica.

b. Tratamiento osteopático

Será mostrado al final de este trabajo, ya que es el mismo para cualquier tipo de cáncer.

3.18. EL CÁNCER DE LA SANGRE

Se dice cáncer y cuando lo pronunciamos pensamos en algo sólido, un nodulo que crece y se expande. Pero también hablamos de la sangre. Un tejido no-tejido, líquido y sólido, presente en todo el cuerpo. Todo está en la naturaleza binaria de la sangre: líquido por la parte de plasma, sólido por la parte celular.

3.18.1. TIPOS DE CÁNCER EN LA SANGRE

Son tres: leucemias, linfomas, mielomas.

Todos comparten la característica de ser brotes cancerígenos estáticos, es decir, localizados, de los que, a menudo, parten las células cancerígenas al torrente sanguíneo.

Leucemia

De leukos, blanco, por la ingente concentración de glóbulos blancos, que puede tener origen tanto por la línea linfoide como la mieloide de las células madre de la médula. Se presenta bajo varias formas: la **leucemia linfoblástica aguda** (LLA), **linfocítica crónica** (LLC), la **leucemia mieloide aguda** (LMA) y la **crónica** (LMC).

Linfoide o mieloide, todas las formas se caracterizan por "blastos", es decir células cancerígenas, en principio extremadamente inmaduras, que entran en el torrente sanguíneo.

La siguiente subdivisión aguda o crónica es por la diferente capacidad que tienen las células cancerígenas de proliferar, más rápida para la aguda y más lenta para la crónica.

Predominantemente juvenil, la LLA constituye el 25 % de todas las afecciones cancerígenas de la infancia, mientras la LMA, y las LMC y LLC, más habituales en edad avanzada y menos en edad pediátrica.

Linfoma

El linfoma es diferente. Su nombre proviene del clon celular de partida: los linfocitos. Son células que pueden patrullar por todo el cuerpo, aunque tienen zonas bien delimitadas, donde tienen más presencia permanente, llamados ganglios linfáticos o en grupos linfáticos presentes en algunos tejidos en particular. Los ganglios son como lugares de control, filtros por los que pasa la sangre y donde se bloquean los patógenos.

Aquí los linfocitos los reconocen como tales y los destruyen. Cuando hay muchos patógenos los linfocitos proliferan para atacarlos (respuesta inmune) y los ganglios linfáticos se inflaman. El cáncer aquí se da cuando proliferan linfocitos aberrantes y los ganglios linfáticos aumentan su dimensión sin razón. Los dos tipos de enfermedad más general son el linfoma de Hodgkin **y linfoma no Hodgkin** (lleva el nombre de su descubridor).

Mieloma

El tercer cáncer de la sangre sigue teniendo su origen en la médula ósea, mielos, en griego. Las células involucradas en este tipo de cáncer son un subtipo especial de linfocitos, los de clase B. Son linfocitos fuertemente especializados que, cuando entran en contacto con un antígeno (una proteína reconocida por el organismo como enemiga), evolucionan en células plasmáticas y comienzan a producir anticuerpos. Estas células, sobre todo en edad avanzada, son más susceptibles a las mutaciones. En algún momento mutan y proliferan de manera descontrolada en células plasmáticas anómalas. Entonces, de manera totalmente espontánea, sin ningún estímulo antigénico, comienzan a producir grandes cantidades de anticuerpos. ¿Cuál es la consecuencia? Una lesión a nivel de la médula ósea con la supresión de la producción normal de otras células sanguíneas junto con una lesión estructural del mismo hueso y el consiguiente riesgo de fractura. Hay varios tipos:
- **mieloma múltiple**, es el más frecuente,
- **mieloma no secretor**, sin la típica hiperproducción de anticuerpos,
- **mieloma micromolecular**, en el que se producen solo pequeñas partes de inmunoglobulinas y no anticuerpos completos,
- **leucemia plasmocelular**, cuando el torrente sanguíneo es invadido por las células patológicas,
- **plasmocitoma solitario**, bien localizado en un único hueso,
- y el **mieloma indolente**, cuyo componente de anticuerpos es menor.

3.18.2. CAUSAS Y FACTORES DE RIESGO

Empecemos por los riesgos que son inevitables.
En el caso de las leucemias:
- el **síndrome de Down**,
- algunas **anemias hereditarias** (por ejemplo, la de Fanconi),
- el **sexo masculino**,
- la **edad avanzada**,
- y estados de **inmunodeficiencia** y de **autoinmunidad**.

También hay factores que pueden predisponer a las neoplasias hemáticas y que son potencialmente evitables. Los factores ambientales son un ejemplo:
- la exposición a altas dosis de **radiaciones ionizantes**, como en los desastres nucleares o simplemente a consecuencia de la radioterapia para curar otros cánceres,
- la exposición a **sustancias tóxicas derivadas del petróleo** (por ejemplo, la gasolina),

- las infecciones virales (el **VIH, el virus Ebstein Barr** sobre todo para los linfomas de Hodgkin, y el Helicobacter pylori en algunos tipos de linfoma no Hodgkin).
- El **humo del cigarrillo** también es un factor conocido que predispone. Y este es un factor plenamente evitable: un cuarto de las leucemias mieloides agudas está estadísticamente relacionado con el hábito de fumar y las sustancias tóxicas de los cigarrillos, por lo que veinticinco de cada cien casos son evitables.

3.18.3. SÍNTOMAS

Cuando la prevención no es un arma efectiva el diagnóstico temprano se vuelve esencial. En primer lugar, prestando atención a los síntomas.

En las **leucemias**, las células leucémicas salen de la médula y viajan por el torrente sanguíneo con un potencial de diseminación casi ilimitado. Por lo tanto, los síntomas, además de los de la patología oncológica en general, dependen en primer lugar del órgano que ha sido infiltrado mayoritariamente. Para leucemias y linfomas podemos encontrar:
- **Cansancio constante,**
- **sudoración nocturna,**
- **dolor de cabeza,**
- **fiebre sin causa aparente,**
- **pérdida de peso ponderal sin cambios en la dieta,**
- **aparición de manchas,**
- **cardenales o sangrado más habitual que de costumbre,**
- **inflamación de los ganglios linfáticos,**
- **dolor en los huesos,**
- **y náuseas.**

Posteriormente **infecciones más frecuentes e importantes**, que indican una marcada alteración del sistema inmune.

En cambio, para los **mielomas**, la presentación clínica es diferente.
- En primer lugar, **anemia** y los síntomas que se le asocian: la escasa producción de glóbulos rojos, debido a la ocupación de la médula ósea por las células plasmáticas cancerígenas, que causa una insuficiente oxigenación de los tejidos y la consiguiente:
  - **palidez,**
  - **fatiga,**
  - **poca resistencia al esfuerzo.**

- La supresión concomitante de la síntesis de los glóbulos blancos y de las plaquetas induce al mismo tiempo una **mayor sensibilidad a las infecciones y al sangrado espontáneo.**
- **Dolor de huesos**, persistente y continuo, relacionado con la acción destructora de las células plasmáticas en el hueso.
- El **incremento del calcio en la sangre** se vuelve relevante desde un punto de vista clínico cuando empieza a afectar al funcionamiento del sistema nervioso.
- Y también **insuficiencia renal.**

3.18.4. DIAGNÓSTICO

El **historial**, por lo tanto, no debe subestimar el estudio de las señales y síntomas. En la consulta del especialista:
- se valoran el **hígado, el bazo y los ganglios linfáticos**;
- se hacen **análisis de sangre y se toma una pequeña muestra de sangre** en un cristal pequeño para observar al microscopio las células posiblemente anómalas, y, en el caso de resultado positivo,
- se hace la **biopsia de médula ósea.**

En los casos de sospecha de **leucemia**:
- la **biopsia de la médula ósea,**
- la **punción lumbar,**
- la **tipificación inmunológica** para identificar con más exactitud el subtipo leucémico para una correcta terapia.

En cambio, en los casos de **linfomas**, a los **análisis de sangre** se añaden **ecografías, TAC y PET**: el objetivo es el de localizar cuáles y cuántos son los ganglios linfáticos afectados para una correcta estadificación del tumor. Y también la biopsia de uno de los ganglios linfáticos afectados.

Lo que hay que valorar en los casos de **mieloma**, es la presencia de un componente monoclonal anómalo en la sangre y seguidamente:
- **TAC,**
- **gammagrafía ósea,**
- **RX,**
- **PET.**

Para finalizar, igual que en el resto de los casos, biopsia de médula ósea.

3.18.5. RELACIÓN PSICOBIOLÓGICA EN EL CÁNCER DE SANGRE

Extraído del libro *"La osteopatía Psicobiológica, Comunicación Subconsciente Tisular, CST"*. Francisco Fajardo. Editorial Dilema, 2019.

Leucemia

Para asegurar el buen funcionamiento de su vehículo, se le debe dar una buena gasolina. La gasolina del cuerpo es la sangre que, para ser eficaz, debe circular libremente en todo mi cuerpo. Si la gasolina contiene impurezas, corre el riesgo de lastimar el motor que es el corazón.

La sangre representa la alegría de vivir y las impurezas que se hallan en ella provocan dolencias en todo mi cuerpo. Según mi alimento, el estómago producirá una energía que fortalecerá mi sangre o la hará anémica; igual como mi vehículo, debo elegir la gasolina buena. La sangre representa la energía que circula en mí. Es el mismo centro del corazón. Una mala circulación me indica que está bloqueado el amor; ya no consigo expresar mis sentimientos, estoy en conflicto con el amor.

Cuando proliferan mis glóbulos blancos de modo incontrolado, tengo lo que se llama cáncer de la sangre o leucemia. El cáncer de la sangre, **es la alegría que no circula libremente en mi vida. Tengo odio hundido profundamente en mí. Me autodestruyo, rehuso luchar.**

Se produce para no atacar algo a lo que no tenemos derecho a atacar en la familia (sangre), o para no defendernos. No tengo derecho a defenderme por mi propia cuenta.

Desvalorización profunda de si mismo dentro del clan (lazos de sangre).

Solo tengo valor si sigo siendo un niño, no tengo derecho a crecer. Si me hago mayor voy a morir. Desvalorización por no alcanzar los niveles de exigencia de los padres y así poder ser amado.

3.18.6. PRONÓSTICO Y TRATAMIENTO

Si se diagnostican a tiempo, los cánceres de la sangre son los que tienen mejor pronóstico. Depende de la edad del paciente, del tipo de cáncer, de las condiciones generales de base y, sobre todo, del diagnóstico temprano.

Hay varias herramientas terapéuticas a disposición y están en aumento. Para las **leucemias**, los tratamientos preferentes son el **trasplante de médula ósea de un donante compatible** (puede o no ser un familiar), sobre todo en los pacientes jóvenes, o la suministración de una clase de fármacos llamados fármacos biológicos. En ambos casos se asocia el interferón, por su efecto potenciador en el sistema inmune.

Quimioterapia y radioterapia siguen siendo el enfoque clásico para los **linfomas**. Para esos cánceres, el trasplante de médula ósea se deja solo en casos muy excepcionales, seleccionados por casos de recidiva. De manera especial, para los linfomas de no Hodgkin, además de la típica quimioterapia y radioterapia, se utilizan también los llamados "fármacos inteligentes", que son anticuerpos monoclonales dirigidos a cánceres específicos.

Finalmente, para el **mieloma**, el protocolo prevé la **quimioterapia** y, a continuación, el **autotrasplante de células madre** en los casos de un fuerte deterioro en la producción de los elementos de la sangre.

En casos aislados, cuando el cáncer produce una debilitación de los huesos vertebrales, se puede intervenir con radioterapia y/o cirugía para prevenir una parálisis.

PRINCIPIOS DE PREVENCIÓN

Los ya expuestos anteriormente en el capítulo 3.1.

TRATAMIENTO OSTEOPÁTICO

a. Las emociones

El trabajo del osteópata en las terapias contra el cáncer, así como en cualquier enfermedad donde prevalezca el trastorno emocional con principal signo clínico, consistirá en realizar osteopatía psicobiológica.

b. Tratamiento osteopático

Será mostrado al final de este trabajo, ya que es el mismo para cualquier tipo de cáncer.

CAPÍTULO 4

ENFOQUE OSTEOPÁTICO DEL CÁNCER

4.1. RELACIÓN ENTRE LA SUSTANCIA P Y SU RECEPTOR NK-1R CON LA INFLAMACIÓN, EL DOLOR Y EL CÁNCER

4.1.1. LA SUSTANCIA P

En 1931 Ulf Svante Von Euler y John Gaddum publican el primer artículo referente a la sustancia P; en él se describía la existencia en el cerebro y en el intestino de un factor resistente a la atropina que estimulaba el músculo liso y disminuía la presión sanguínea. Dicho factor fue denominado **sustancia P (SP)**. La P proviene de "powder" como referencia al polvo seco de acetona que quedaba en los extractos de tejido cerebral e intestinal de sus investigaciones.

Von Euler fué profesor de fisiología del instituto Karolinska (Estocolmo) y durante su carrera llevó a cabo descubrimientos tan importantes como la noradrenalina y las prostaglandinas. En 1970 fue galardonado con el Premio Nobel de Medicina por sus descubrimientos concernientes a las transmisiones químicas en las terminaciones nerviosas y el mecanismo de almacenaje y de inactivación de estos neurotransmisores.

La sustancia P es un neuropéptido de once aminoácidos que pertenece a la familia de las taquicininas (son una familia de péptidos de pequeño tamaño constituida por tres genes, TAC1 que codifica para sustancia P (SP) y neurocinina A (NKA), TAC3 que codifica para neurocinina B (NKB) y TAC4, que codifica para la hemocinina (HK-1) y endocininas). Existen más de 40 taquicininas, de las cuales la primera descubierta fue la SP.

Estos péptidos, en general, se encuentran ampliamente repartidos tanto por el sistema nervioso central (SNC) como periférico (SNP) y actúan principalmente como neurotransmisores. En el sistema nervioso autónomo (SNA) actúa esencialmente como un componente noradrenérgico no-colinérgico. No obstante, recientes estudios han cambiado el concepto que se tenía sobre la distribución de las taquicininas, comprobando como tanto la SP como otras taquicininas, se producen también en células no neurales, sugiriendo una amplia distribución de las taquicininas por todo el organismo.

4.1.2. RECEPTORES DE LAS TAQUICININAS

Los efectos biológicos de las taquicininas están mediados a través de 3 tipos de receptores denominados **NK-1R** (receptor de la neurokinina-1), NK-2R (receptor de la neurokinina-2) Y NK-3R (receptor de la neurokinina-3).

Receptores de taquicinina de diferentes especies de mamíferos se han clonado. En todos ellos se ha podido demostrar que el **NK-1R** es una proteína compuesta por 407 aminoácidos.

El NK-2R humano tiene 398 aminoácidos.

El NK-3R tiene 465 aminoácidos.

No todos los receptores se unen con la misma afinidad. Así pues el ligando preferido para el **NK-1R** es la **SP**, para el NK-2R la NKA y para el NK-3R la NKB.

4.1.3. LAS TAQUICININAS EN LA INFLAMACIÓN Y EL SISTEMA INMUNITARIO

4.1.3. A. La inflamación

Se sabe que las fibras C aferentes primarias están relacionadas con la inflamación y la respuesta inmunitaria, teniendo además un papel relevante en la patogénesis de las enfermedades alérgicas e inflamatorias, así mismo, pueden tener un papel relevante en la cicatrización de las heridas y el mantenimiento de la integridad tisular.

La estimulación eléctrica, mecánica o térmica en la piel, el ojo, la pulpa dental y el pulmón, conducen a una liberación de SP por parte de las fibras nerviosas de esos tejidos.

En la piel humana, al inyectar SP, se produce la clásica respuesta de eritema, tumefacción, dolor y picor.

El dolor que acompaña la inflamación es un indicador de que se produce una excitación de **neuronas nociceptivas**. La **histamina** liberada por los **mastocitos** tiene la capacidad de estimular los terminales nerviosos de las fibras sensibles a la capsaicina desencadenando con ello el reflejo axonal.

Tras la activación del relejo axonal por medio de la histamina, se produce una liberación de SP (y otros péptidos) en los terminales nerviosos sensitivos. La SP liberada al medio supone a su vez un incremento recíproco en la liberación de histamina por los mastocitos. Estas mutuas activaciones de las fibras aferentes y los mastocitos tienen la función de **prolongar y expandir la respuesta inflamatoria en cascada**.

4.1.3. B. El sistema inmunitario

La SP puede influir sobre los leucocitos a través de las citoquinas. No obstante, existen otros mecanismos como la estimulación directa sobre los linfocitos.

Se ha demostrado en diversas especies la existencia de NK-1R tanto en linfocitos B, T, como en las células natural killers (NK). Las CK son un tipo de linfocito, y un componente importante del sistema inmunitario innato para la defensa del organismo. Su función es la destrucción de las células infectadas y de las células cancerosas, además de regular las respuestas inmunitarias.

4.1.4. LA SP Y LOS TRASTORNOS AFECTIVOS

La relación existente entre la SP y el desarrollo de enfermedades psiquiátricas como son la ansiedad y la depresión se ha objetivado. Hay numerosos estudios que apoyan esta afirmación y que investigan nuevos tratamientos para dichas enfermedades basándose en la fisiopatología de la SP.

Existe un vínculo entre el estado emocional del paciente y la evolución del cáncer llegando incluso a sugerir que en pacientes diagnosticado de cáncer, el hecho de tratar la depresión con fármacos o medidas psicosociales podría aumentar el tiempo de supervivencia.

A nivel osteopático proponemos el tratamiento con Osteopatía Psicobiológica, Comunicación Subconsciente Tisular, CST.

4.1.5. ACTIVIDAD ONCOGÉNICA DE LA SP Y DEL NK-1R

La implicación de la SP en la oncogénesis está avalada por numerosas publicaciones. Los estudios que existen hasta la actualidad sobre la actividad oncogénica de la SP y el NK-1R se refieren al cáncer de mama, pancreático, leucemia, cáncer del SNC y periférico, cáncer de pulmón, melanoma, retinoblastoma, osteosarcoma y hepatoblastoma. Pero se sospecha la actividad oncogénica de la SP y del NK-1R en todos los tipos de cáncer.

En términos generales, cuando el complejo SP/NK-1R se activa, se produce una serie de respuestas intracelulares que conllevan la activación de la cascada de las MAPK (protein-quinasas activadas por mitógenos). El mecanismo por el que se transmite esta señal es confuso. En última instancia se va a producir una inducción de la proliferación celular protegiendo a la célula de la apoptosis.

Se ha demostrado ampliamente que las células tumorales sobreexpresan los receptores NK-1R y que tras unirse a SP se **induce la proliferación celular**. Los receptores NK-1R usualmente están localizados en la membrana citoplasmática y en la membrana plasmática de las células tumorales, pero en ocasiones también se puede encontrar en el núcleo de las mismas. Las células normales expresan un número menor receptores de NK-1R y las muestras de estadios avanzados de tumores exhiben niveles mucho más altos de receptores. Dentro del mismo tumor **los fenotipos más malignos, muestran un ratio mayor de NK-1R** y está asociado a situaciones tumorales avanzadas y a un **peor pronóstico**.

Además de inducir el crecimiento tumoral, se ha comprobado que la SP posee otras características oncológicas ya que tiene la capacidad de **estimular la angiogénesis necesaria para el crecimiento tumoral**. Así, la SP por medio del NK-1R va a inducir la proliferación de las células endoteliales en primera instancia y posteriormente la formación de nuevos vasos **que aseguren el aporte sanguíneo al tumor**.

Otro fenómeno estudiado es la facultad de la SP para inducir la **producción de metástasis**. Por un mecanismo no del todo conocido, la SP va a favorecer la migración tumoral y con ello la diseminación metastásica. Se ha visto con anterioridad que existe un claro vínculo entre la SP e inflamación, así se piensa que la SP podría favorecer el desarrollo de tumores en tejidos con inflamación crónica.

En resumen:
- La SP es un generalizado mediador de la inflamación que **regula la inflamación y el cáncer**. Aquellos tejidos sometidos a inflamación crónica y a una exposición continua a SP pueden desarrollar células tumorales.
- Aquellas células cancerígenas que expresen una **mayor cantidad de NK-1R** y, por tanto, presenten un **fenotipo más agresivo**, serán seleccionadas produciéndose un aumento de la masa tumoral dependiente de la SP.
- Además, tanto la inhibición como la muerte celular que aparecen en las líneas celulares tumorales al administrar los antagonistas del NK-1R, podrían ser debidos a la pérdida de esas señales mitogénicas inducidas por el NK-1R que en este caso estaría inhibido. La pérdida del balance mitogénesis/apoptosis se inclinaría hacia este último produciendo la muerte celular.
- No se debe olvidar que la SP es abundante en el SNC donde actúa como neurotransmisor, aunque también como una hormona la cual se disemina por todo el torrente sanguíneo. Este punto podría ser clave para entender un hecho que se comprueba en la clínica diaria que es la **importancia del SNC en el control y la progresión del cáncer**.
- Tras unirse a su receptor NK-1R la SP regula muchas funciones fisiopatológicas en el sistema nervioso central como el comportamiento emocional, el estrés,

la depresión, el vómito, las nauseas, la migraña, la adicción al alcohol y la neurodegeneración.

- La sustancia P ha sido también implicada en el dolor, la inflamación, la hepatitis, la hepatotoxicidad, colestasis, prurito, miocarditis, bronquiolitis, abortos, infecciones bacterianas y virales (VIH, por ejemplo).

- La SP juega un papel muy importante en el cáncer, en la proliferación celular, efecto antiapoptótico, angiogénesis, migración de las células tumorales, infiltración y metástasis.

- Todo esto significa que el complejo SP/NK-1R está envuelto en la base molecular de muchas patologías humanas. Por lo tanto, el conocer a fondo esta fisiopatología es la clave para entender el funcionamiento de muchas enfermedades.

- Todos estos datos hacen que los antagonistas del NK-1R deban ser considerados como una alternativa para el tratamiento del vómito, el prurito, la depresión, la degeneración neuronal, la enfermedad inflamatoria intestinal, infecciones virales y el cáncer, ya que son regulados por el completo SP/NK-1R.

- Se ha demostrado la presencia de SP y de NK-1R en numerosos tipos de cánceres humanos.

4.1.6. INDUCCIÓN DE METÁSTASIS

Uno de los principales objetivos en el tratamiento del cáncer consiste en **evitar la diseminación de las células tumorales**, disminuyendo por tanto el riesgo de aparición de **metástasis**. Esto es de vital importancia ya que, según Massagué et al, casi **el 90% de las muertes por cáncer son a causa de las metástasis**. En este sentido existe un estudio que trata de relacionar el desarrollo de metástasis con la estimulación de GPCRs (receptor acoplado a proteínas, G protein-coupled receptors en inglés), entre ellos el NK-1R.

En un estudio de 2014 de Muñoz et al, en líneas celulares de melanoma, se demostró que el NK-1R es muy importante para la viabilidad de las células tumorales. Ya que tras la eliminación de NK-1R en las células mediante el método de silenciamiento génico siRNA o "knockdown gene silencing method", las células afectadas que no expresan NK-1R demostraron una gran disminución de proliferación y metástasis en comparación con los controles. Estos datos muestran que **los NK-1R desempeñan un papel importante en la viabilidad de las líneas celulares tumorales**.

4.1.7. RELACIÓN ENTRE SP, INFLAMACIÓN, DOLOR Y CÁNCER

Como ya se ha comentado, diversos estudios muestran que la SP juega un papel importante en la regulación de la inflamación neurogénica y en la respuesta inmunitaria tanto en tejidos periféricos como en el SNC. También se ha visto que existe una importante conexión entre el dolor y la SP habiéndose demostrado como bajo situaciones de dolor crónico existe un marcado incremento en la expresión de NK-1R.

Se sabe, además, que la SP es un potente vasodilatador en varios tejidos periféricos, hay que recordar que las terminaciones nerviosas que contienen SP se hallan muy cerca de los vasos sanguíneos. El fenómeno producido por la liberación periférica de SP es la conocida reacción inflamatoria aguda, denominada inflamación neurogénica, consisten en vasodilatación, aumento de la permeabilidad capilar y extravasación plasmática, asi como degranulación de los mastocitos, etc.

La SP y el NK-1R tienen, así mismo, la capacidad de regular la función inmunitaria a través de la inervación sensitiva y los mecanismos de inflamación neurogénica. Se sabe que la activación del NK-1R induce cambios en la respuesta inmunitaria humoral y celular tanto en tejidos sanos como tumorales. En este sentido se ha visto que las taquicininas tienen la capacidad de modular la respuesta inmune de una gran variedad de células como los mastocitos, granulocitos, linfocitos y monocitos/macrófagos. La actividad de estas células es estimulada mediante SP y bloqueada por medio de sus antagonistas. Hay que añadir que esta actividad desempeñada por la SP no solo se lleva a cabo a través de los terminales nerviosos, sino que además participan elementos no neurales como los:
- **Eosinófilos**: son uno de los distintos tipos celulares que forma parte del sistema inmunitario. Es un leucocito.
- **Macrófagos:** células especializadas en la detección, fagocitosis y destrucción de bacterias y otros organismos dañinos. Son glóbulos blancos de la sangre. Pertenecen al sistema inmune, inmunidad innata.

Todos los estudios sugieren que la inflamación y el dolor crónico podrían inducir la aparición de cáncer a través del binomio SP/NK-1R ya que, como se ha demostrado, la SP tiene una importante actividad mitogénica y los tejidos tumorales son ricos en NK-1R. Además el conjunto SP/NK-1R sería el responsable del crecimiento de la masa tumoral, la infiltración peritumoral y el desarrollo de metástasis a través de la liberación de SP de las propias células tumorales y de los tejidos peritumorales que contendrían células inflamatorias, fibroblastos, vasos sanguíneos, nervios, etc.

4.1.8. RELACIÓN ENTRE, COMPORTAMIENTO EMOCIONAL, SP Y CÁNCER

La posibilidad de que exista cierta relación entre los factores psicosociales y la incidencia de cáncer es un asunto que siempre suscita interés. Este fenómeno que se comprueba en la clínica diaria, tiene pobre sustento molecular.

Las taquicininas, entre ellas SP, NKA y NKB, **actúan como neurotransmisores tanto a nivel del SNC como del periférico**. No obstante, las taquicininas y sus receptores **pueden expresarse en células no neurológicas** contribuyendo a la correcta comunicación entre el sistema nervioso y los órganos periféricos como el respiratorio, cardiovascular, inmunitario, gastrointestinal, genitourinario, etc. El hecho de que las taquicininas estén relacionadas con tantas funciones fisiológicas no hace extrañar que puedan estar relacionadas con situaciones patológicas como el cáncer.

Existen datos que apoyan que los **factores psicológicos podrían estar implicados en el desarrollo y progresión del cáncer**. Así pues los tumores de mama se han relacionado con ciertos estilos de vida y con la exposición de varios tipos de estresantes. Parece ser que los factores cruciales que afectan al crecimiento tumoral son el estrés, la personalidad individual, la existencia de apoyo psicosocial y la habilidad individual de hacer frente al estrés.

No cabe duda de que el cáncer y la depresión son dos patologías que suelen ir asociadas. Diversos expertos en el tema sugieren varias premisas; que **la depresión severa y crónica se asocia a mayor riesgo de cáncer**; que la prevalencia de depresión entre pacientes con cáncer aumenta con la progresión de la enfermedad y la aparición de síntomas como **el dolor y la fatiga**; y que la depresión parece ser un predictor de la progresión del cáncer y de mortalidad. En este sentido existen hechos que sugieren que un apoyo psicosocial en estos pacientes produce una disminución de la ansiedad, del dolor y de la depresión y que podría incrementar la supervivencia.

Se sabe que el tratamiento crónico con fármacos antidepresivos produce una disminución de las concentraciones de SP en el ganglio estriado, la sustancia negra y la amígdala. Además se ha demostrado que su administración induce una marcada reducción en la expresión de los genes que codifican las taquicininas y el NK-1R en ciertas áreas cerebrales. Uno de los antagonistas del NK-1R sugerido como tratamiento contra el cáncer, el L-733,060, ha sido utilizado con fines antidepresivos, además otro antagonista, Aprepitant, ha sido aceptado como un potente antidepresivo tan eficaz como la Paroxetina. Además el estudio indicó que Aprepitant fue bien tolerado no existiendo diferencias entre las frecuencia de efectos adversos en comparación con placebo.

Como ya se ha señalado, tanto la SP como en NK-1R están ampliamente distribuidos por el SNC de mamíferos, incluido el sistema límbico. La SP podría estar involucrada en la integración de la respuesta emocional frente al estrés, sugiriendo la posibilidad de que en la patogénesis de la depresión podría estar relacionado el complejo SP/NK-1R. Esto se apoya fundamentalmente en la existencia de aumento en la concentración de SP en estas áreas.

Observando estos datos en conjunto, cabe la posibilidad de que la depresión podría inducir la proliferación tumoral por medio de la activación del SP/NK-1R.

4.2. CONEXIÓN ENTRE INFLAMACIÓN, CÁNCER Y SISTEMA NERVIOSO

4.2.1. El sistema nervioso como parte del proceso de la tumorogénesis

Como descubrió el inmunólogo tumoral, doctor Pere Gascón, prácticamente en todas las células cancerosas existe un receptor neuronal. Así mismo, se comprobó que esos cánceres también tienen receptores de otro neurotransmisor, la adrenalina. Luego, si en las células cancerosas existen receptores de neurotransmisores, eso significa que el sistema nervioso está dialogando con el cáncer. Se ha demostrado que el sistema nervioso, en general, propicia el crecimiento del cáncer, forma parte de la tumorogénesis, es decir, de la formación y el crecimiento del tumor. Varios investigadores de EEUU han aludido a esa relación en sus publicaciones.

Existe una conexión entre el sistema nervioso y el cáncer. Se ha observado la **conexión entre inflamación, cáncer y sistema nervioso.**

4.2.2 Inflamación, sistema nervioso y deporte

El sistema nervioso controla y modula la fisiología de la inflamación a través de la liberación de neurotransmisores. Estos son mensajeros liberados por las células de sistema nervioso, las neuronas, que se unen a receptores específicos de membrana de distintas células del sistema inmunológico. A través de esta unión neurotransmisor-receptor de membrana, se modula la acción y función de las células inmunitarias.

Respecto a la inflamación, los neurotransmisores pueden actuar como pro o como antiinflamatorios en función de las células que activen o según el subtipo de receptor de membrana celular al que se unan. Para poder ejercer adecuadamente este control sobre la fisiología inflamatoria, el sistema nervioso necesita apoyarse en otros sistemas del organismo, así intercambia información con el sistema inmune y con el sistema endocrino con el fin de poder controlar todos los procesos inflamatorios.

El sistema nervioso lo encontramos dividido en dos ramas:

- Una denominada **sistema nervioso parasimpático**, que se relaciona con la capacidad de relajación, con el descanso y con reposo, y que tiene una **acción antiinflamatoria**.
- Y otra rama denominada **sistema nervioso simpático**, que se relaciona con la actividad, los estados de alerta y la acción, esta rama respecto a la regulación de la inflamación puede ejercer una **acción tanto proinflamatoria como antiinflamatoria**, dependiendo del momento en que actúe, así en un principio actúa como antiinflamatoria, pero **a la larga el sistema nervioso simpático actúa como proinflamatorio**.

La regulación del proceso inflamatorio depende del equilibrio entre sistema nervioso simpático y sistema nervioso parasimpático. Si existe equilibrio entre los dos, el proceso inflamatorio está controlado, si existe desequilibrio entre estas dos ramas del sistema nervioso se pueden generar enfermedades inflamatorias de diversa índole como enfermedades dermatológicas, articulares, vasculares o inmunológicas.

Sistema nervioso simpático: el sistema nervioso simpático ejerce el control de los procesos inflamatorios liberando unas sustancias llamadas **catecolaminas**, una de las más importantes es la **noradrenalina**. Estas sustancias tienen la función de regular la actividad de las células del sistema inmune, encargadas de la defensa del organismo a través de la inflamación.

En un primer momento, la liberación de catecolaminas ejerce una función antiinflamatoria, evitando una respuesta desmesurada frente a una agresión, que acabe siendo perjudicial para el propio organismo. Pero en distintos estudios se ha comprobado que a la larga, si el sistema nervioso simpático sigue estando activo deja de ejercer una acción antiinflamatoria, y pasa a ejercer una acción **proinflamatoria**, provocando que se puedan desarrollar distintas enfermedades. Es por esto que **un sistema nervioso simpático demasiado activo puede ser generador de inflamación crónica**.

Sistema nervioso parasimpático: el sistema nervioso parasimpático ejerce el control de los procesos inflamatorios liberando unas sustancias, la más importante de las cuales se llama **acetilcolina**.

Distintos estudios ha demostrado que la liberación de acetilcolina por parte del sistema nervioso parasimpático está relacionado con una disminución de los mediadores químicos proinflamatorios, esto implica que el sistema nervioso parasimpático ejerce una función claramente **antiinflamatoria**. De estos datos se desprende que actitudes y actividades que activen el sistema nervioso parasimpático evitan descontrol en el proceso inflamatorio y que se pueda dar inflamación crónica.

El ejercicio es un factor exógeno que incide en la modulación de la respuesta inflamatoria que se da en el organismo. A través de diferentes rutas fisiológicas y metabólicas, **el ejercicio ejerce una acción moduladora sobre diferentes agentes involucrados en la inflamación.** La inactividad, el sedentarismo y la falta de ejercicio ha sido relacionada con numerosas enfermedades crónicas y considerada un importante factor de riesgo para muchas patologías. Por contra, el ejercicio regular se ha relacionado siempre con la buena salud y el bienestar, y hay multitud de estudios científicos que lo avalan. También ha sido estudiado como **el exceso de ejercicio,** por una desregulación de determinadas moléculas involucradas en la inflamación, **tiene un efecto proinflamatorio.**

Existen diferentes marcadores inflamatorios plasmáticos (CRP, TNF, IGF-1, BDNF) que varían en función de la práctica o no de ejercicio. En general se observa que el ejercicio ejerce un efecto de descenso de la concentración de marcadores proinflamatorios en plasma, y un aumento de marcadores antiinflamatorios en plasma, siendo obvio que el ejercicio es una contundente herramienta para regular la inflamación.

En varios estudios se hicieron pruebas para determinar la respuesta de determinados marcadores de inflamación respecto a la práctica regular de ejercicio. En todos ellos los resultados eran muy claros y coincidentes. La práctica regular de ejercicio producía un efecto de disminución de los marcadores plasmáticos de inflamación, otorgando al ejercicio el valor de herramienta práctica en la lucha contra la inflamación que se da en el organismo y que es la causa de tantos desórdenes de salud. Dicho de otra manera, el ejercicio es una medicina que junto a otras herramientas médico-osteopáticas ejerce un efecto antiinflamatorio.

En estos estudios también se vio como el ejercicio incrementaba la producción, por parte de determinados tejidos del cuerpo como el hígado, de sustancias antiinflamatorias como el IGF-1 (factor de crecimiento similar a la insulina 1). Estas sustancias antinflamatorias que se generaban en respuesta a la practica regular de ejercicio físico, ejercían su efecto contra la inflamación en variados y diversos tejidos del organismo siendo beneficioso en tejidos diversos como el cerebro, el tejido adiposo y a nivel cardiovascular. Lo que otorga al ejercicio la capacidad de disminuir la inflamación, proteger determinados órganos del cuerpo humano y evitar la degeneración y envejecimiento al que se ven sometidos por la inflamación baja crónica.

4.2.3. NEUROTRANSMISORES EN CÁNCER: UNIÓN MENTE-CUERPO

Que una emoción en conflicto pueda influir en el cuerpo y determine una afección, hace años que se sabe.

Tanto en la medicina en general como en la psicología contemporánea existió siempre un profundo interés en determinar la importancia de los factores emocionales en el desencadenamiento o exacerbación o control de las enfermedades orgánicas.

La idea de Unidad Mente-Cuerpo hoy es aceptada ampliamente, y sus evidencias son innumerables y provienen de la Medicina Psicosomática en un intento de considerar que determinados procesos mentales pueden verse reflejados en el organismo, con manifestaciones clínicas y bioquímicas determinadas.

En la última década se han presentado trabajos acerca del efecto del estrés sobre la activación de enfermedades.

Se sabe que el estrés activa ciertas respuestas biológicas que tienen una doble característica; por un lado pueden proteger al organismo pero también pueden dañarlo.

Tanto el estrés agudo, que incluye las respuestas de lucha y fuga, como el estrés crónico, que incluye la carga acumulativa de eventos cotidianos, tienen consecuencias a largo plazo.

Se llama **alostasis** a la capacidad de producir cambios adaptativos para lograr la estabilidad. Esta alostasis, **desarrollada por el SNC, el eje Hipotálamo-Hipófisis, los sistemas inmunes y metabólicos**, protege al organismo preparándolo para afrontar los desafíos de la cotidianidad.

Pero ante un estrés crónico, la hiperactividad sostenida de estos sistemas, necesarios para adaptarse, tiene un efecto a largo plazo que se ha dado en llamar **"carga alostática"**.

Si estos sistemas no encuentran un momento para recuperarse, al estar continuamente hiperestimulados, alguno de ellos comienza a trabajar deficientemente generando en los otros una hiperactividad compensatoria.

En la gran mayoría de los casos en los que ocurre una respuesta al estrés prolongada, hiperactiva, no contrarregulada o no frenada, y en la cual el organismo no tiene períodos de recuperación de la normalidad, culmina en estados distímicos que serían el resultado psicopatológico a largo plazo de esa "carga alostática o sobrecarga vital o **síndrome del trabajador quemado"**.

El cerebro, mediante una evaluación cognitiva, traduce experiencias vividas en activación de mecanismos compensadores, que a su vez emplean mediadores químicos que son señales de intercomunicación entre sistemas.

Entre estos mediadores podemos citar: glucocorticoides, noradrenalina y su metabolito MOPEG, CRF, aminoácidos excitatorios, citoquinas, otras monoaminas: 5 hidroxitriptamina, histamina, dopamina o sus metabolitos, etc.

¿Qué produce esta "carga alostática"?

- **En el cerebro**: atrofia y muerte neuronal, déficit cognitivos.
- **En la conducta**: ansiedad, depresión.
- **En el aparato cardiovascular**: ateroesclerosis, hipertrofia ventricular, hipertensión.
- **En el metabolismo**: obesidad abdominal, insulinoresistencia.
- **En el sistema inmune**: respuestas alteradas, fatiga, enfermedades autoinmunes e inflamatorias, ¿cáncer?

Pensemos ahora, con estos conocimientos y datos a nuestro alcance, ¿sería posible que una persona que porta una carga alostática importante durante su vida, hiperestimulando estos sistemas sin conseguir períodos de recuperación, dispare a largo plazo algún tipo de CÁNCER?

¿Será el cáncer una muestra de un sistema inmune desregulado en conjunción a un estado distímico o depresivo previo?

¿Será para algunas personas la única forma de escape posible?

El Instituto de Oncología Clínica de Rosario, Santa Fe, en Argentina, realizó un estudio en 2004 donde exponían que *"existe mucha información acerca de la relación entre sucesos traumáticos y aparición de cánceres descriptos desde la estadística, de la psiquiatría y la antropología; pero no hemos encontrado información que relacione el cáncer con marcadores que desde la psiquiatría biológica se correlacionan con estados de bienestar o depresión".*

En este estudio se propusieron medir marcadores bioquímicos para investigar si existía alguna relación entre los mismos y pacientes portadores de cáncer.

Eligieron tomar 5HT y fenil-etil-amina (FEA) (cuyos niveles por debajo de los normal se asocian a depresión) y el metabolito de adrenalina y noradrenalina (MOPEG) urinario, cuya elevación se coliga a ansiedad.

Se llevó a cabo un estudio observacional con 63 pacientes con diagnóstico de cáncer en distintas etapas evolutivas, entre el período de Julio de 2003 a Marzo de 2004.

Las muestras fueron procesadas por el mismo laboratorio.

Se consideraron, como valores normales para la población:

- 5HT (serotonina plaquetaria): 2.9 - 4.7 pmol/106 plaquetas
- FEA (fenil etil amina plaquetaria): 130 - 450 mcg/24 hs
- MOPEG urinario: 1.3 - 3.3 ng/24 hs

Resultados:

- **Niveles de serotonina:** el **77.6 %** de los pacientes presentó **valores inferiores a los normales**, es decir este marcador evidenció un estado de depresión en los mismos.
- **Niveles de FEA**: el **74.1 %** tuvo **niveles inferiores a los normales**, también marcando un estado depresivo en ellos.
  Analizando FEA y Serotonina conjuntamente se encontró que el **98 %** de los pacientes se ubicaron con **valores por debajo de los normales**.
- **Niveles de MOPEG**: el **54.5 %** mostró **valores dentro del rango normal**, mientras que el **32.7 % lo hizo por encima de ellos**.

Conclusión

Está claro que en pacientes portadores de cáncer, la Serotonina y la FEA se encuentran francamente disminuidos.

4.3. APORTACIÓN OSTEOPÁTICA EN EL TRATAMIENTO DEL CÁNCER

Llegados a este punto, ha quedado suficientemente demostrado todo aquello que desencadena cáncer. Por lo tanto, vamos a pormenorizar, paso a paso, nuestra labor en pro de la eliminación del cáncer de nuestro paciente. Complementando, de manera muy importante, cualquier tratamiento que nuestro paciente desee realizar de manera conjunta.

Los osteópatas tenemos y debemos poseer un alto nivel de conocimiento en esta área. No podemos tenerle miedo al cáncer, al igual que a ninguna otra patología. El cáncer comenzó por pequeños y grandes errores, descuidos, negligencias personales, etc. Y, simplemnte, debemos revertir ese proceso. Tenemos una máxima para combatir al cáncer:

¡Dejar de hacer todo lo que lo causó, y comenzar a hacer todo lo que le beneficia!
Así de simple: limpiar y no ensuciar.

A los oncólogos, a la hora de tratar el cáncer, se les ha enseñado una medicina que se basa en destruir las células tumorales en lugar de intentar restaurar las rutas metabólicas que son las que han sido dañadas y finalmente llevan al desarrollo del tumor. Y lo que se trata es de entender que si modificamos el "terreno" es posible hasta revertir la evolución de las células tumorales o provocar su suicidio o apoptosis. En oncología se dice que cuando aparece un tumor lo primero que hay que hacer, si se puede, es:

"Cortarle la cabeza"; es decir, usar la cirugía.
La radioterapia; es decir, achicharrar al tumor, "enviarlo a la hoguera".
La quimioterapia, es decir, "envenenarlo".
Y se añade, gratuitamente, que si todo eso falla, no se puede hacer nada más.
Pues sí, sí se puede hacer algo más, mucho más. Lo mostramos a continuación.

4.3.1. LOS PILARES BÁSICOS EN LA LUCHA CONTRA EL CÁNCER

Alcalinizar
Nutrir
Oxigenar
Calmar la mente
Armonizar los Sistemas Inmunitario - SNV - Neurohormonal Endocrino

4.3.1.1. Alcalinizar

Los pilares de la alimentación contra el cáncer son tres:
1. Evitar el ambiente proinflamatorio
2. Corregir la acidosis metabólica
3. Privar a la célula cancerosa de su fuente de energía: la glucosa

Hoy sabemos que la célula sana vive en un medio alcalino rico en oxígeno, usa muy poco sodio para vivir. Por el contrario, el paciente que desarrolla un proceso oncológico entra en acidosis metabólica (es decir, el terreno se acidifica) y hay entonces escasez de oxígeno (a eso le llamamos hipoxia), lo cual obliga a las células sanas a mutar si no quieren morir.

Las células sanas obtienen su energía por oxidación; es decir, gracias al oxígeno generan Adenosin Trifosfato o ATP (por sus siglas en inglés), que es la molécula base de la energía celular. Pero cuando el terreno se acidifica y el oxígeno escasea solo tiene una alternativa si no quiere morir: encontrar otra manera de obtener energía. Y esa posibilidad existe y la explica el llamado Ciclo de Krebs. Sencillamente en lugar de oxígeno el cuerpo utiliza ácido pirúvico mediante un fenómeno conocido como glicolisis que le permite obtener moléculas de ATP, pero generando también ácido láctico y alcohol como residuos.

Se trata pues de una ruta anaeróbica (sin aire) para sobrevivir. Es decir, la célula sana aeróbica que vive en terreno alcalino se vuelve anaeróbica, pero en un entorno tan ácido que para poder soportarlo tiene que alcalinizar su núcleo, su citoplasma, para lo cual se carga de sodio de un modo desmesurado. Asimismo, utiliza para alimentarse principalmente azúcares ya que viven en medios ácidos.

En suma, todo tumor vive en un medio ácido pobre en oxígeno, cargado de sodio, y alimentándose de azúcares.

Por lo tanto, si queremos neutralizarlo sin atacarlo, ¿qué habrá que hacer? Primero hay que desacidificar el terreno alcalinizando al paciente. Lo que se logra erradicando los ácidos que se han acumulado en el organismo. En este ámbito es por eso clave la alimentación (hay que eliminar de la dieta todo lo que acidifica y eso incluye el alcohol, el café, el tabaco, el azúcar, los lácteos, los hidratos de carbono refinados, la carne roja) y tomar periódicamente baños de agua caliente con sal marina.

La acidificación es el paso previo a la inflamación, la cual facilita la aparición y progresión del cáncer.

Acidificación crónica - inflamación crónica - alto riesgo de cáncer.

TABLA 10. ALIMENTOS ACIDIFICANTES
• Carne, aves, charcutería, extractos de carne, pescado y mariscos
• Mantequillas, las cremas frescas y la leche de vaca.
• Huevos
• Quesos (los curados son más acidos)
• Grasas animales (manteca, sebo...)
• Grasas vegetales, sobre todo de cacahuete y los aceites refinados (margarina).
• Los cereales, sean o no integrales: trigo, avena... y sobre todo el mijo
• El pan, la pasta, los colpos y los alimentos a base de cereales
• Las legumbres: cacahuete, soja, alubias, habas...
• El azúcar blanco
• Refrescos azucarados
• Los dulces: sirope, pasteles, chocolate, bombones, confituras...
• Los frutos secos oleaginosos: nuez, avellana, pipas de calabaza... (excepto la almendra).
• El café, el té, el cacao, el alcohol

TABLA 11. ALIMENTOS ALCALINIZANTES
• Hortalizas verdes, crudas o cocidas: ensaladas, lechuga, judías verdes, berza...
• Hortalizas coloreadas: zanahoria, remolacha... (salvo el tomate. Hay autores que aseguran que el tomate no es acidificante, sino alcalinizante. Cada persona deberá probar si su cuerpo tolera bien o mal esta hortaliza). Por lo general, alcaliniza si el cuerpo está alcalino; y acidifica si el cuerpo está ácido.
• Plátanos
• Almendras y nueces de Brasil
• Castañas
• Frutos secos: dátiles, uvas pasas (salvo los ácidos al gusto: albaricoque, manzana...)
• Aguas minerales alcalinas
• Bebida de almendra
• Aceitunas negras conservadas en aceite
• Aguacate
• Aceite de oliva virgen extra
• Aloe vera
• Agua de mar

TABLA 12. MODOS DE VIDA ACIDIFICANTES Y ALCALINIZANTES	
ACIDIFICANTE	ALCALINIZANTE
• Vida sedentaria	• Vida activa
• Tomar el ascensor	• Subir a pie las escaleras
• Se desplaza comunmente en coche	• Se desplaza comunmente a pie
• Placeres pasivos	• Placeres activos
• Vive mucho en interiores	• Vive mucho en exteriores
• Estresado	• Calmado
• Vida agitada	• Vida calmada y organizada
• No duerme lo suficiente	• Duerme lo necesario
• Sueño agitado, insomnio	• Sueño reparador
• Fumador	• No fumador
• Pensamientos negativos	• Pensamientos positivos
• Tendencia colérica	• Apacible, paciente
• Agresivo, envidioso, celoso	• Confiado, sereno

4.3.1.2. Nutrir

Un alimento se considera 100 % beneficioso cuando cumple 5 requisitos:

Aporta nutrientes
Vitaliza
Energiza
Depura
Y no aporta tóxicos

Debemos seguir extríctamente los consejos nutricionales del capítulo 3.1, consumiendo principalmente los alimentos protectores del cáncer y anulando de nuestra dieta los alimentos favorecedores del cáncer.

Así mismo, es imprescindible controlar nuestro peso corporal. Como ya quedo reflejado, la obesidad es un desencadenante directo del cáncer.

Debemos seguirse una dieta hiposódica, es decir muy baja en sodio o sal. Como dice el Dr. Alberto Martí Bosch *"Nunca he entendido que se le prohíba la sal a un hipertenso o a alguien que tiene mal el riñón o el corazón, y no se le sugiera lo mismo a un enfermo de cáncer".*

Si eliminamos de la dieta todo lo que predispone al cáncer, especialmente el azúcar (dejando a las células tumorales sin comida), hacemos una dieta hiposódica (sin sodio las células cancerosas no pueden mantener la estabilidad de la membrana y el citoplasma), y reducimos el nivel de ácidos, el medio se vuelve alcalino y rico en oxígeno. Y el oxígeno es tóxico para la célula tumoral anaeróbica.

En definitiva, para que las células cancerosas mueran basta modificar su entorno porque no sobreviven en terrenos alcalinos y oxigenados. Da un resultado excelente. Por eso cada vez son más abundantes los casos de remisiones entre los enfermos de cáncer que siguen estos sencillos consejos.

Si la célula dispone de elementos básicos, todo esto está garantizado. En general, hablamos de oxígeno, alcalinidad, nutrientes y vibración energética. Todo esto se vehiculiza a través del líquido extracelular, fluido en el cual opera la célula y cuya limpieza es la condición básica para que todas las demás variables se expresen adecuadamente.

Ahora bien, si el líquido extracelular está ensuciado (tóxico), falto de oxígeno (anaerobio), excedido en acidez (ácido), con desorden nutricional (excesos y carencias) y dificultando la comunicación entre células (baja vibración electromagnética), es obvio que la célula funcionará inadecuadamente y su replicación será deficiente. Tendremos inflamación crónica y gran cantidad de SP y de NK-1R.

La inadecuada función (celular y orgánica) será apenas un primer síntoma del desorden interno. Con el paso del tiempo el proceso se va agravando, hasta llegar a un punto en el cual directamente queda en riesgo la misma supervivencia de la célula. Es en ese momento que la célula debe poner en marcha un mecanismo extremo: la conversión a célula tumoral (mutación). Esa célula tumoral es una especie de "todo terreno", que puede sobrevivir en cualquier medio: sucio, ácido, de baja vibración y sin nutrientes (las células tumorales se las ingenian para procurarse nutrientes a través de los tejidos circundantes).

4.3.1.3. Oxigenar

Una ley básica de toda materia viva dice:
Todo lo que no se utiliza degenera

Como ya hemos explicado, la carencia de oxígeno en los tejidos es el terreno propicio para el desarrollo del cáncer.

Es indispensable y obligatorio la realización de deporte. Ver la sección correspondiente en el capítulo 3.1.

Así mismo, es de gran valor la realización de ejercicios respiratorios que nos ayuden a oxigenar nuestras células y a mantener activo nuestro diafragma.

Mostramos uno sencillo que nos ayuda a activar al nervio vago, parasimpático, con lo cual además de oxigenarnos y movilizar el diafragma, nos contraponemos a la acción de la SP y de NK-1R.

EJERCICIO RESPIRATORIO PARA ACTIVAR AL NERVIO VAGO

Paciente en decúbito supino, con las rodillas y cabeza en ligera flexión.

Le solicitamos que inspire lenta y profundamente por la nariz durante 4 segundos intentando llenar los pulmones, mientras saca el abdomen. Se mantiene esta posición durante 6 segundos en apnea. A continuación espira por la boca lentamente, como si quisiéramos apagar una vela, durante 4 segundos, mientras contrae el abdomen. Se repite 5 veces.

Podemos realizarlo 2 o 3 veces al día.

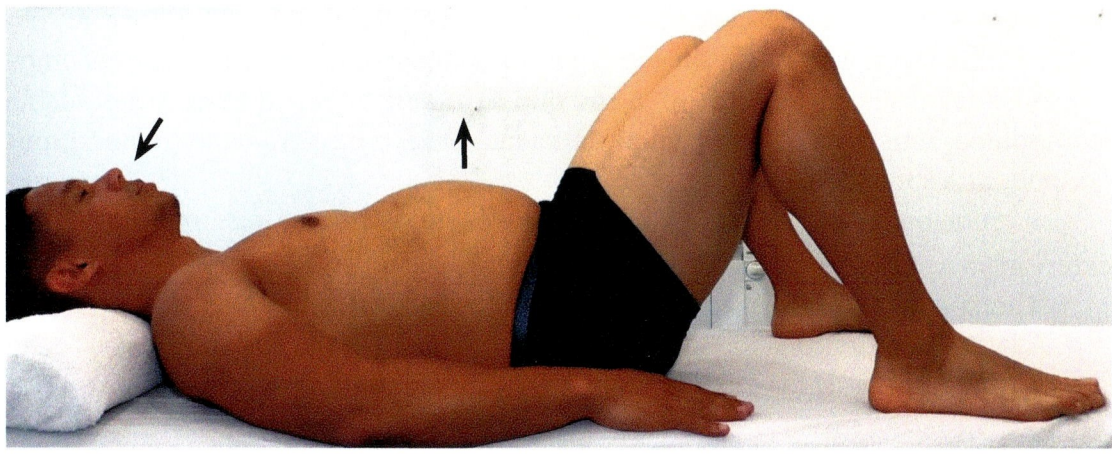

Foto 4. Ejercicio respiratorio para activar el nervio vago.
Se inspira por la nariz mientras sacamos el abdomen.

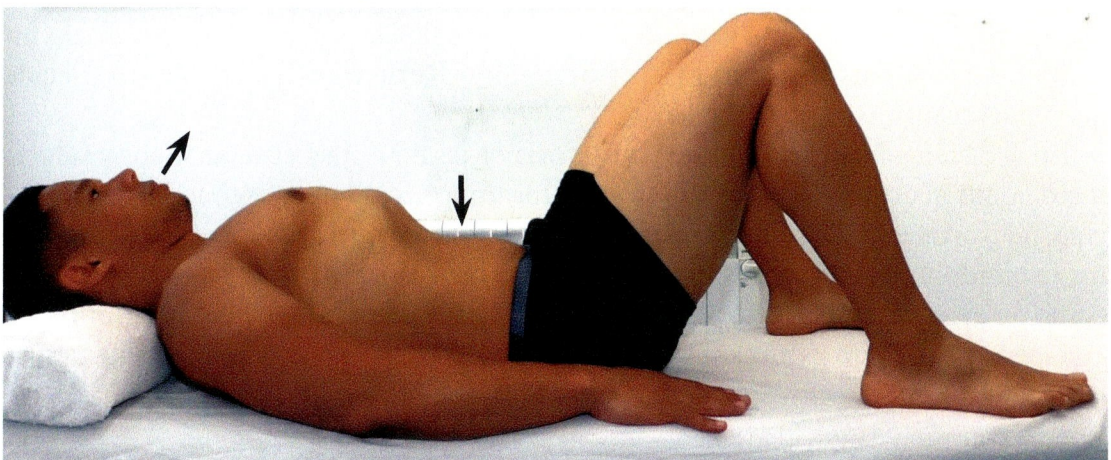

Foto 5. Ejercicio respiratorio para activar el nervio vago.
Se expira por la boca mientras metemos el abdomen.

4.3.1.4. Calmar la mente

Es muy importante, al mismo nivel que la nutrición, que armonicemos y ayudemos a canalizar las emociones enquistadas de nuestros pacientes. Ver la sección correspondiente en el capítulo 3.1.

¿Qué es una emoción?

Del latín emotio (movimiento o impulso), la emoción es la variación profunda pero efímera del ánimo, la cual puede ser agradable o penosa y presentarse junto a cierta conmoción somática.

La emoción es un estado de comunicación tanto interno como externo que se encamina hacia el acto y con ello hacia una meta que tiene como puesta en común la supervivencia (R. Aguado 2005).

Las emociones son energía que se mueve a través de nuestro cuerpo y que solo se estanca si las reprimimos. Una vez que tomamos consciencia de ellas, las emociones se transforman en sentimientos que se manifiestan de manera agradable (comodidad, satisfacción, fascinación, felicidad, etc.), o desagradable (temor, enfado, pudor, desprecio, desaliento, etc.).

Las emociones las experimentamos a través de estímulos que nos llegan del exterior:

- **Tacto-gusto-olfato**: a través de los lóbulos parietales
- **Vista**: a través de los lóbulos occipitales
- **Oído**: a través de los lóbulos temporales

Para que una emoción se produzca, es imprescindible que previamente **un neurotransmisor específico la haya activado**. Y previamente a que estos hagan acto de presencia activando una emoción, los órganos de los sentidos han percibido un estímulo que lo han transmitido a la **Formación Reticular**. Y esta es quien decide qué neurotransmisor se genera.

En el Sistema Nervioso Central la mayoría de las neuronas utilizan Gaba y Glutamato como neurotransmisores. **Gaba** y **Glutamato** regulan la excitabilidad de muchas neuronas en el cerebro (**Gaba es un inhibidor**, mientras que **Glutamato es un excitador**) y por tanto están implicados en importantes procesos fisiológicos así como en eventos patofisiológicos. Así mismo, el SNS es excitador y el SNP inhibidor.

Gaba. Es el ácido gamma-aminobutírico, es el freno de las emociones negativas y produce eutres.

- Serotonina (seguridad)
- Acetilcolina (calma-paz)
- Endorfinas endógenas (placer-inhibición dolor)
- Oxitocina (hormona del apego)

Las personas en equilibrio emocional están en emociones GABA.

Glutamato. Es un aminoácido y un catalizador. En situaciones de distrés nos encontramos en glutamato, el cual es el precursor de:

- Cortisol (hormona del estrés, aumenta el azúcar)
- Adrenalina (sorpresa)
- Noradrenalina (huyes, atacas, asco)
- Dopamina (subidón, alegría)
- Feniletilamina (enamoramiento)
- Vasopresina (hormona del apego)

Las personas en miedo, rabia o asco están en emociones Glutamato.

TABLA 13. EMOCIONES BÁSICAS Y SUS NEUROTRANSMISORES		
Emoción activada	Neurotransmisor que la activa	SNA y aminoácido Neurotransmisor
Miedo	Noradrenalina (NA)	SNS - Glutamato
Rabia	Noradrenalina (NA) ++ Dopamina (DA) ++	SNS - Glutamato
Asco	Noradrenalina (NA) + Dopamina (DA) ++	SNS - Glutamato
Tristeza	Sin neurotransmisor	SNP - GABA
Curiosidad	Serotonina (5HT) ++++ Dopamina (DA) ++	SNS - GABA/Glutamato ++++ ++
Admiración	Acetilcolina (ACH)	SNP - GABA
Seguridad	Serotonina (5HT)	SNP - GABA
Alegría	Dopamina (DA)	SNS - Glutamato
Culpa	(NA) + (DA) + (5HT) Todos en descenso	1º: SNS - Glutamato * 2º: SNP - GABA
Sorpresa	Adrenalina (A)	SNS - Glutamato

*En la culpa se parte de SNS-Glutamato si esta proviene del miedo, la rabia o el asco. Pero no se parte de ningún neurotransmisor si proviene de la tristeza. Una vez tenemos la caída de los 3 neurotransmisores de la culpa: NA+DA+5HT, entonces nos encontramos en SNP-GABA.

Observaciones: las emociones que se encuentran en **Gaba** predisponen a la **reducción de la SP y de NK-1R**. Mientras que las emociones que se encuantran en **Glutamato** predisponen al **aumento de la SP y de NK-1R**.

Nota: ¿Cuándo una emoción se convierte en enfermedad?

No hay emociones positivas, ni negativas, ni buenas ni malas; hay emociones agradables o desagradables de sentir. Todas cumplen un papel adaptativo y necesario en nuestras vidas y en nuestra evolución como especie.

De las emociones surgen los sentimientos. Sin embargo, no todos las emociones y sentimientos nos ayudan, algunos pueden dañar nuestro bienestar físico y emocional **si se estancan y se convierten en tóxicos**. Los principales sentimientos tóxicos son el odio, el resentimiento, el rencor, la envidia, los celos, el orgullo, la vergüenza, la angustia, la insatisfacción, etc.

Una disfunción emocional se produce cuando nos estancamos en la misma emoción (la que sea), y esta se convierte en tóxica.

Lo sano es poder pasar de una emoción a otra cada día, durante los momentos y situaciones que correspondan.

Todas las emociones son necesarias, si reprimimos nuestras emociones o las escondemos esto puede hacer que somaticemos en nuestro cuerpo diferentes dolencias.

¿Pero es necesario sentir, o mejor no sentir? Toda emoción a la que nos resistamos más persiste, todo aquello que rechazamos más aparece en nosotros.

Desde emociones negativas no se puede reflexionar, hay que encontrarse en:

ADMIRACIÓN - CURIOSIDAD - SEGURIDAD

En caso contrario, la química adversa favorece la inflamación y aparición de la SP y de NK-1R en nuestro sistema límbico.

Las principales áreas del SNC donde hay mayor concentración de SP y NK-1R son:

- El neocórtex
- Núcleos caudado y putamen
- Globo pálido
- Sustancia negra. Una de las áreas de mayor concentración del encéfalo
- Hipocampo
- Tálamo
- Área tegmental ventral
- Núcleos de la estría terminal y amígdala
- Núcleo espinal del trigémino
- Núcleo dorsal del vago, ganglio vagal y ganglio glosofaríngeo
- Ganglio autónomos preganglionares
- Núcleos motores craneales y núcleos del asta anterior de la médula
- La glía
- Cuerpos neuronales
- Eje hipotálamo-hipofisario

Nota: la SP puede tener un papel muy importante en el control del comportamiento sexual. Se ha demostrado que estos núcleos son diana de la acción de las hormonas que regulan el comportamiento sexual. En las ratas macho, la inyección de antagonistas de la SP en la región preóptica anterior del hipotálamo inhibe la respuesta sexual mientras que la aplicación de SP la estimula.

Por tanto, un estado emocional adverso predispone y aumenta la química de la SP y NK-1R, lo cual aumenta la inflamación, el dolor y el riesgo de cáncer.

El NK-1R se expresa ampliamente tanto en el SNC como en el SNP y está presente en las neuronas, músculo, endotelio, vascular y diferentes tipos de células inmunitarias entre otras.

Como ya apuntamos anteriormente, los **factores psicológicos podrían estar implicados en el desarrollo y progresión del cáncer.**

4.3.1.5. Armonizar los Sistemas Inmunitario - SNV - Neurohormonal Endocrino

El tratamiento que vamos a proponer pretende armonizar los sistemas que controlan y modulan nuestro organismo, los cuales intervienen de una u otra manera en la oncogénesis. Todo lo que ayude:
- a bajar la inflamación crónica tisular,
- a mejorar psicobiológicamente a nuestros pacientes
- a bajar la simpaticotonía armonizando al SNV
- a aumentar las encefalinas y endorfinas,
- a aumentar la serotonina y la FEA
- a reducir la SP y el NK-1R,
- a armonizar la funcionalidad neurológica e inmunitaria, etc.

¡Estaremos ayudando a revertir cualquier tipo de cáncer!

Las denominadas encefalinas y endorfinas son compuestos naturales, de estructura química semejante a la morfina (morfinomiméticos). Se han relacionado con receptores opioides (lipoproteínas) presentes en el tálamo, la sustancia gris periacueductal, los núcleos del rafe, el sistema límbico, el locus ceruleus, la sustancia gelatinosa medular, etc. Inhiben la producción de la SP y el NK-1R.

Evidentemente, comenzaremos siempre por un diagnóstico personalizado, el cual nos marcará las prioridades terapéuticas a realizar en cada persona.

Ahora bien, independientemente de lo que nos marque el diagnóstico, hemos desarrollado en profundidad y con rigor las claves en la que debe basarse el osteópata en consulta frente a nivel oncológico.

Sí es bueno realizar una o dos sesiones trabajando las áreas con afectaciones mayores que nos indique el diagnóstico. Pero inmediatamente hemos de continuar, con prioridad, por la ruta que marcamos a continuación.

La clave principal radica en mejorar el estado anímico del paciente, el que tenía en el momento de mayor equilibrio y serenidad de su vida. Evidentemente, tras la noticia del diagnóstico del cáncer, las emociones empeoran y por ello en muchas ocasiones se piensa que el estado emocional adverso del paciente es fruto de la noticia del cáncer. Pero no es así, es lo contrario. La disfunción emocional primaria y crónica del paciente desencadenó el inicio del proceso tumoral. La noticia posterior no fue más que "llover en mojado" en su estado anímico.

Por lo tanto, hay que realizar **Osteopatía Psicobiológica, Comunicación Subconsciente Tisular, C.S.T.** Es la base principal de nuestro tratamiento.

No lo mostramos en esta obra porque ya hay un libro sobre ello (publicado por Editorial Dilema), y las formaciones correspondientes de 4 módulos.

Nuestro tratamiento emocional se combinará con la armonización entre los sistemas Inmunitario - SNV - Neurohormonal Endocrino.

A continuación presentamos las técnicas cuyo potencial de influencia directa sobre el equilibrio de estas tres áreas, ya sea de forma global o más específicamente sobre uno de sus componentes, nos parecen más concluyentes. Son técnicas que demuestran una acción mucho más profunda y duradera sobre la homeostasis general, imprescindible en cualquier persona afectada de cáncer.

Los resultados que se obtendrán dependen:

- del estado del paciente en el momento del inicio del tratamiento,
- de la seriedad con que siga todos nuestros consejos (nutricionales, ejercicio físico, control del peso corporal, consultas a realizarle, etc.).

El cáncer es un duro enemigo, pero si revertimos el proceso que lo inició y seguimos con seriedad y rigor lo establecido, la victoria estará de nuestro lado.

NORMALIZACIÓN DE LA CADENA ESTÁTICA VISCERAL, CEV

Esta técnica es muy importante porque relaja y libera tensiones viscerales desde el pubis hasta la lengua. Trabajamos sobre el sistema nervioso entérico, a través del cual el núcleo del tracto solitario informa al nervio vago, a la formación reticular y al sistema límbico del estado de nuestro cerebro abdominal.

Paciente en decúbito supino, con las rodillas y la cabeza en extensión. La lengua hacia arriba y hacia atrás (como si se la quisiera tragar).

El osteópata en bipedestación a un lateral del paciente, a la altura de su abdomen. Posicionamos una de nuestras manos con la palma abierta y los dedos separados sobre el centro del abdomen del paciente; la otra mano sobre la anterior cubriendo con estos dedos los huecos libres de la anterior.

Realizamos una pequeña presión, progresiva, en dirección posterior y en sentido horario hasta la barrera motriz. Ambos movimientos se realizan simultáneamente. Mantenemos en la barrera motriz 5 segundos y relajamos dulcemente. Se repite 3 veces.

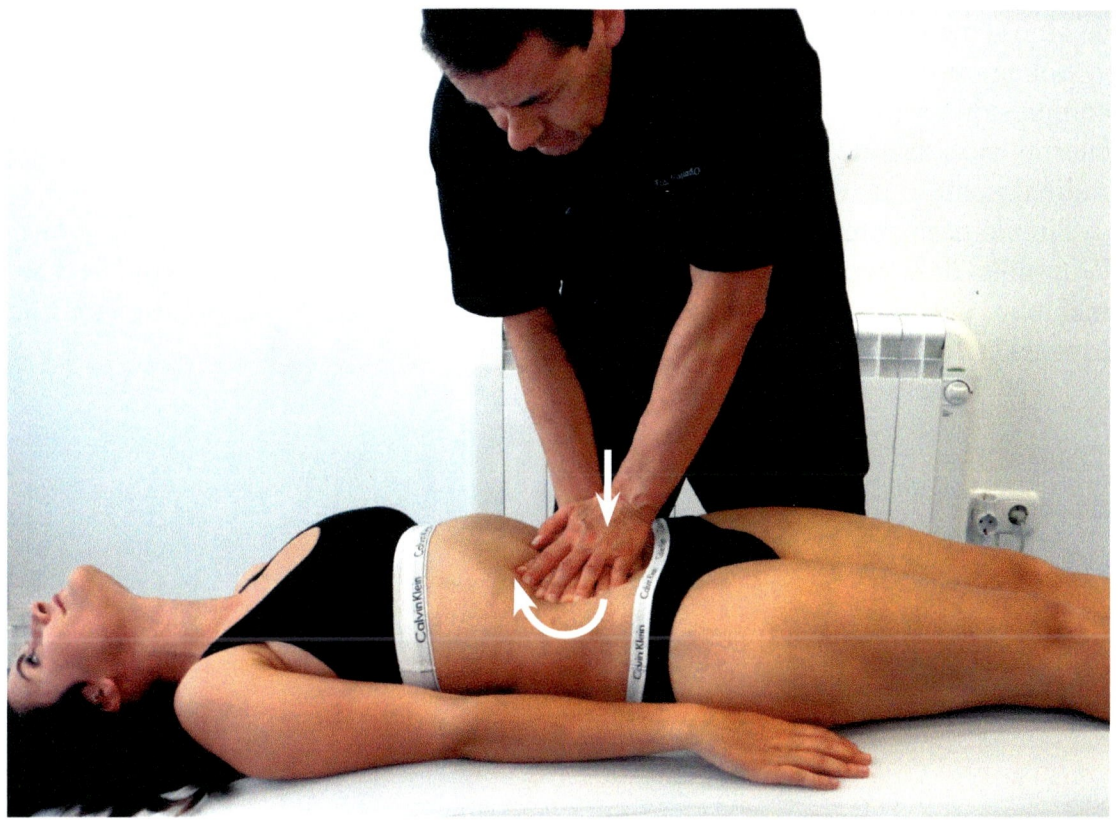

Foto 6. Normalización de la cadena estática visceral, CEV

TRATAMIENTO DEL TIMO

En respuesta al **estrés agudo**, el timo **tiende a atrofiarse**. Puede reducirse **a la mitad de su tamaño en 24 horas**.

Tendencia a contraer enfermedades contagiosas, víricas, bacterianas y fúngicas con facilidad.

El Timo hay que trabajarlo cada vez que necesitamos estimular al vago moderno, lo que ocurre casi siempre en los desequilibrios del SNA y en las condiciones psicosomáticas. Una segunda indicación atípica está representada por asimetrías en el funcionamiento de los dos hemisferios cerebrales y bloqueos funcionales del cuerpo calloso.

1. Técnica de recoil sobre el esternón

El objetivo es estimular el timo mediante una técnica de llamada esternal.

Paciente en decúbito supino. El osteópata en bipedestación delante del paciente, situando el talón de la mano craneal sobre el manubrio esternal y el talón de la otra mano sobre la parte baja del esternón por encima del apéndice xifoides. Los dedos de ambas manos se cruzan por encima del esternón.

Solicitamos al paciente espirar profundamente, al tiempo que efectuamos una compresión progresiva de ambas manos una hacia la otra haciendo una flexión del cuerpo hacia delante, de tal modo que el esternón se encuentra comprimido longitudinalmente al final de la espiración.

Simultáneamente al principio de la inspiración torácica, efectuamos una relajación súbita de la presión que crea una llamada esternal y torácica en expansión. Esta maniobra puede ser repetida si el esternón parece muy rígido y si no obtuvimos la expansión deseada.

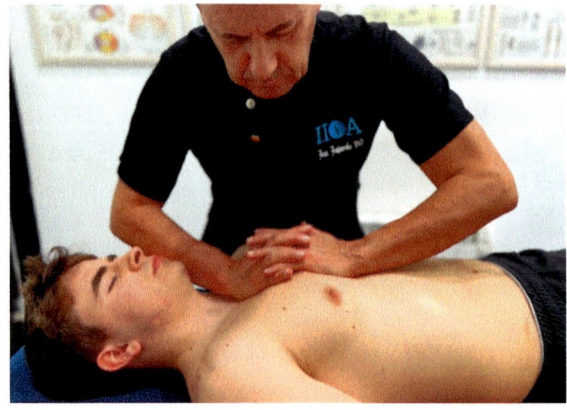

Foto 7. Técnica de recoil sobre el esternón

2. Técnica de equilibración esterno-torácica y de liberación de la cámara tímica

El objetivo es favorecer un equilibrio fascial de la cámara tímica mediante la intermediación del esternón y de las torácicas a fin de facilitar su aportación líquida.

Paciente en decúbito supino. El osteópata en bipedestación en la cabecera del paciente, situando una mano bajo las torácicas altas. La otra mano se sitúa plana al nivel del esternón, con el talón de la mano sobre el manubrio, y los dedos orientados hacia los caudal. Ambas manos atraviesan las diferentes capas musculares y articulares para encontrarse sobre el plano visceral.

Procedemos primero a una escucha local del movimiento de la glándula. En la inspiración el timo desciende y se retrae, mientras que en la espiración sube y se expande. Por la restricción del movimiento sentido, podemos hallarnos en situación de determinar si debemos trabajar la relación fascial superior o inferior del timo con el fin de aumentar su libertad de movimiento.

El trabajo local de la cámara tímica lo realizamos por una técnica de exageración del movimiento preferente percibido bajo nuestra mano esternal y ejerciendo también un diálogo entre ambas manos hasta el still point y la relajación.

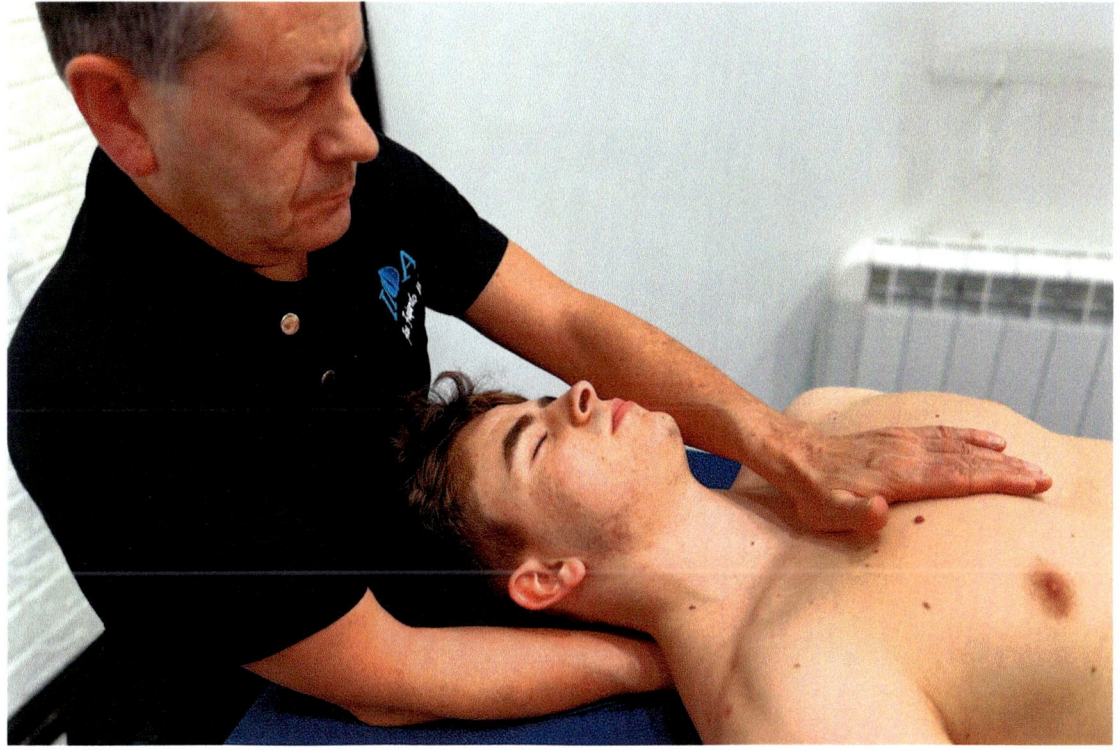

Foto 8. Técnica de equilibración esternotorácica y liberación de la cámara tímica

ARMONIZACIÓN DE LOS HEMISFERIOS CEREBRALES

Los lóbulos prefrontales represental el órgano ejecutivo del equilibrio racional y emocinal. Su armonización repercute sobre el SNC en general y límbico en particular.

Según la experiencia osteopática, y correlacionando las sensaciones con cuestionarios psicológicos y cognitivos, en una persona con un bloqueo de lateralidad derecha, las percepciones son las siguientes:

- Sensación de vacío en la prueba de motilidad del hemisferio izquierdo, con movimiento presente pero de baja intensidad.
- Sensación de plenitud en la prueba de motilidad del hemisferio derecho, de congestión, con muy poco o ningún movimiento. Cuando hay movimiento, este se percibe como desigual, irregular.

Por supuesto, es lo contrario para un bloqueo de lateralidad izquierda.

El test debe realizarse simultáneamente en ambos hemisferios, con las manos extendidas sagitariamente a cada lado del cráneo.

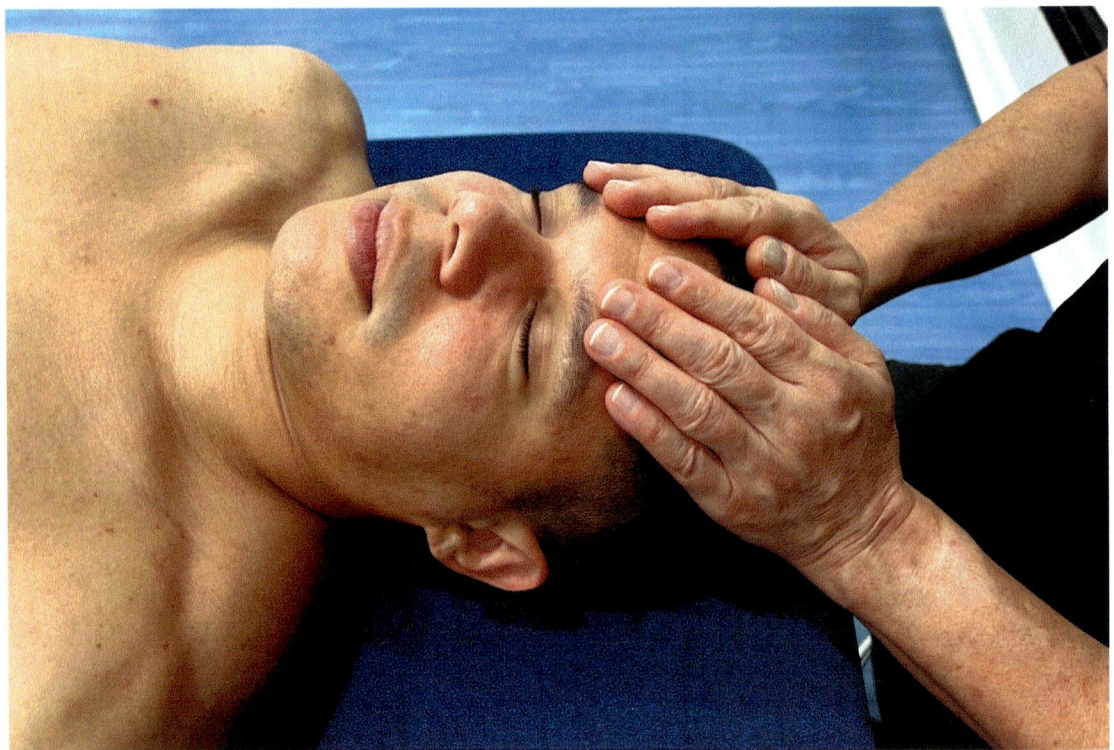

Foto 9. Armonización de los hemisferios cerebrales

TRATAMIENTO DEL CUERPO CALLOSO

El centro de la palma de las manos está centrado frente a la proyección del centro del cuerpo calloso, es decir, en el centro de la sutura escamosa de cada lado. El resto de la mano y el pulgar están en sintonía con los hemisferios. El principio es tratar de percibir el libre ir y venir de un movimiento energético entre los dos hemisferios. Es un poco como jugar con el intercambio de líquido entre dos globos conectados por una zona central (figura 16).

Podemos entonces, por inducción, favorecer el paso, las comunicaciones, en el sentido del hemisferio fijado en dominancia hacia el que es hipoactivo, a la vez que trabajamos con la motilidad de los hemisferios.

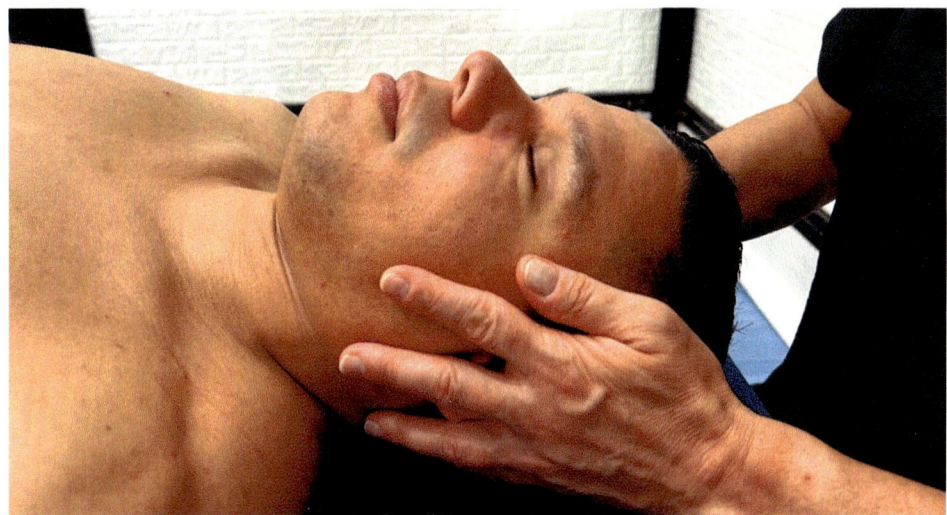

Foto 10. Tratamiento del cuerpo calloso

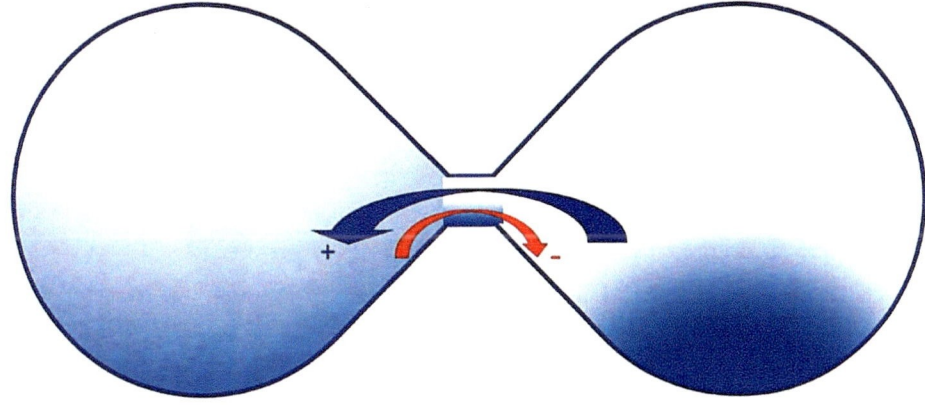

Figura 16. Visualización del trabajo del cuerpo calloso

NORMALIZACIÓN ESTRUCTURAL PARA EL HIPOTÁLAMO

El tratamiento recomendado para equilibrar estructuralmente el hipotálamo es una técnica osteopática suave.

Paciente en decúbito supino. El osteópata en sedestación a la cabecera del paciente, con una mano sobre la protuberancia occipital externa (POE) y la otra sobre el entrecejo (glabela). Visualizamos el área a trabajar, el hipotálamo, y realizamos una ligera presión entre la glabela y la POE durante la fase de inspiración del MRP y aflojamos durante la fase de espiración del MRP.

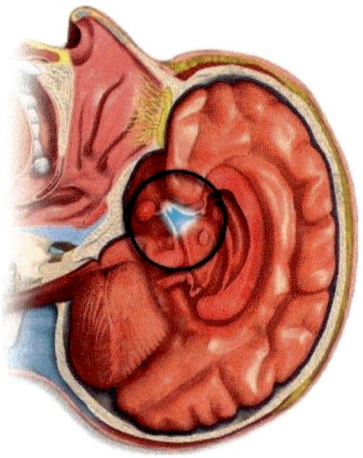

Figura 17. Visualización del hipotálamo

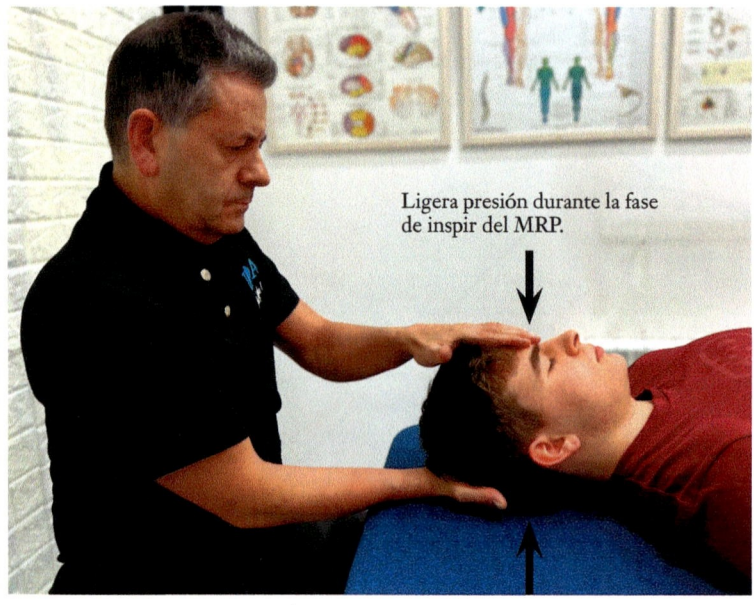

Foto 11. Normalización estructural del hipotálamo

ESTIMULACIÓN HIPOTÁLAMO-HIPOFISARIA, VERSIÓN LIQUIDIANA

La finalidad es estimular el eje hipotálamo-hipofisario mediante la intermedicación de los líquidos intracraneales mediante una técnica de V spread.

Paciente en decúbito supino, y el osteópata de pie a la cabecera del paciente, con el índice enguantado de su mano dominante, intrabucal, al nivel de la sutura intermaxilar, en la unión de los palatinos. La otra mano se sitúa, para la evaluación liquidiana, plana sobre el vértex. Para la técnica, el osteópata sitúa la pulpa de sus dedos reagrupados en el lugar donde recibió el impulso liquidiano inducido por el índice intrabucal, generalmente en la región del bregma.

En un primer tiempo, aplicamos una presión ligera sobre la sutura intermaxilar con el fin de inducir un impulso liquidiano hacia la coronilla y determinar el lugar donde la técnica será ejecutada.

En segundo lugar, aplicamos una ligera presión al nivel del vértex sobre el lugar dónde recibió el primer impulso. Por esta presión, procura inducir un movimiento de los líquidos hacia los palatinos pasando por la silla turca. Este movimiento liquidiano estimula la movilidad de la hipófisis y del hipotálamo hasta la liberación de sus tensiones, lo que tiene como consecuencia una sensación de bombeo líquido entre ambos puntos, en un movimiento amplio y armonioso.

Es necesario remarcar que las siguientes estructuras deben ser liberadas antes de realizar esta técnica: maxilar superior, palatinos, etmoides, vomer, SEB.

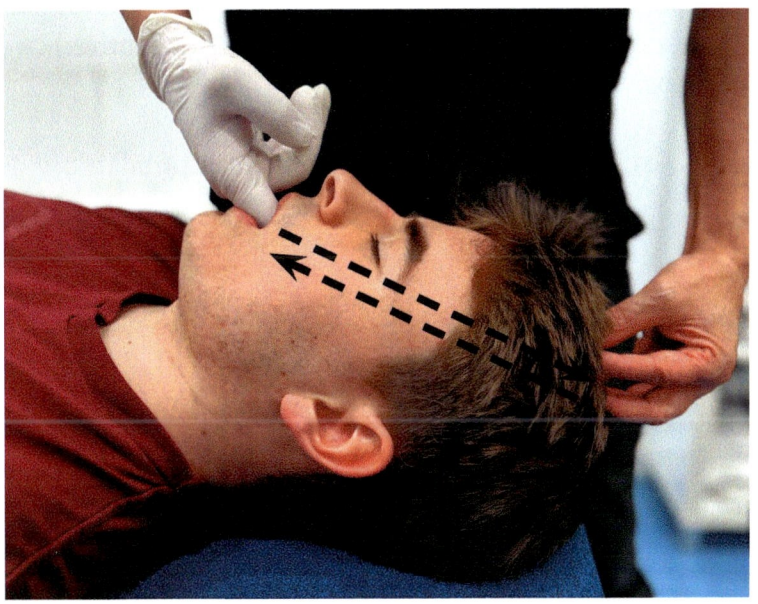

Foto 12. Estimulación hipotálamo-hipofisaria, versión liquidiana

LIBERACIÓN ENERGÉTICA PARA EL HIPOTÁMO Y LA HIPÓFISIS

El objetivo de estas técnicas es liberar los posibles bloqueos energéticos de estas áreas, responsables de disfunciones en el cuerpo físico en esa zona, creando un desequilibrio que llamaremos síntoma (dolor u otro), somatización o enfermedad.

Gran parte de los problemas físicos, psicológicos y emocionales que padecemos provienen de **bloqueos y perturbaciones energéticas** de nuestros órganos internos, glándulas, articulaciones, músculos.

Paciente en decúbito supino, con las rodillas en ligera flexión. El osteópata en sedestación, a la cabecera del paciente. Situamos ambas manos sobre el espacio comprendido entre las sienes y la parte anterior de las orejas del paciente. Para la técnica de la hipófisis, situamos las manos un poco más caudal que la técnica para el hipotálamo.

Comenzamos a transmitir energía, concentrándonos y visualizando el flujo de la energía. La liberación se realiza de dos maneras:

1. Físicamente: mediante una sensación de calor que envuelve nuestra mano y el área tratada.
2. El paciente tiembla, fascicula y/o entra en un estado de catarsis o proceso de purificación de nuestros sentimientos y emociones negativas.

Nota: tanto el osteópata como el paciente pueden sentir durante la realización de la técnica: calor, frío, una corriente eléctrica, hormigueo u otras sensaciones durante el proceso. Las sensaciones pueden ser obvias, sutiles o imperceptibles.

La liberación energética es algo que el osteópata permite, no es algo que hacemos.

Para prevenir que nuestro sistema se agote de energía debemos permitir que esta fluya a través de nosotros en vez de a través de mi. Así nos sentiremos con más energía en lugar de vacíos.

Observaciones: es importante primero tratar el hipotálamo y a continuación la hipófisis.

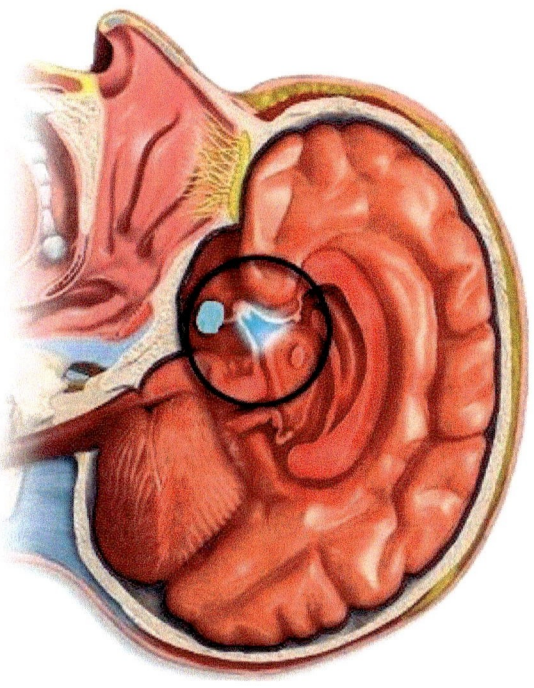

Figura 18. Visualización del hipotálamo y de la hipófisis

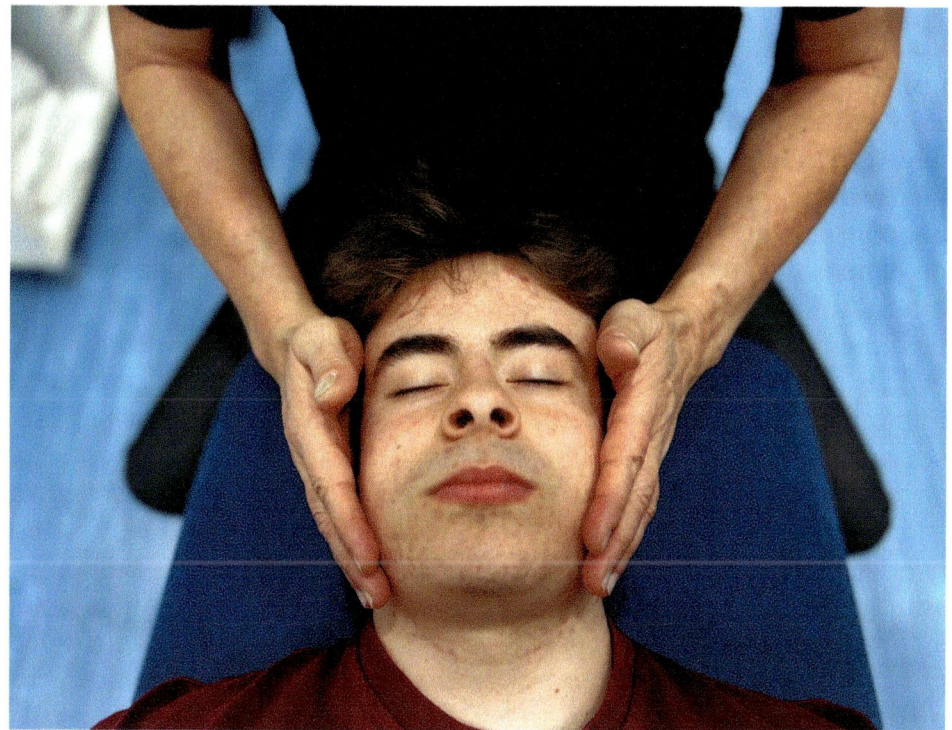

Foto 13. Liberación energética del Hipotálamo y de la hipófisis

TRATAMIENTO DE LA EPÍFISIS

El tratamiento de la epífisis es muy importante, entre otras razones:
- Favorece el sueño
- Interviene sobre la hipófisis y el hipotálamo e inhibe sus secreciones durante la noche.
- La tiroides, las suprarrenales y las glándulas sexuales que están bajo el efecto de la hipófisis son también frenados por las secreciones de la glándula pineal.
- Tiene un efecto favorable sobre el timo. La glándula pineal se opondría a la disminución del timo y a la bajada de la inmunidad.
- Su desarreglo explica ciertas depresiones, particularmente la depresión temporal que también puede asociarse con la bulimia y con la hipersomnia. En ciertos depresivos, observamos una tasa anormalmente baja de melatonina.
- La glándula pineal nos protege de las radiaciones ionizantes tales como la radioactividad y los campos magnéticos. A la inversa, el hecho de trabajar demasiado cerca de una pantalla de ordenador puede afectar la glándula pineal.
- Es pues útil para nuestra evolución psicológica y espiritual.

1. Test y técnica de movimiento rotacional y anteroposterior de la hipófisis y de la epífisis

El eje de palpación de la rotación de las glándulas hipófisis y epífisis pasa por la glabela y lambda en el caso de la epífisis, y por la glabela y el inion en el caso de la hipófisis (figura 19). Esta rotación posterior, que tiene lugar alrededor de un eje transversal, corresponde al movimiento embriológico de estas dos estructuras.

Paciente en decúbito supino. El osteópata sentado a la cabecera del paciente, una mano plana sobre el occipital, el dedo medio alineado con la línea media, apoyado sobre inion y sus huesos metacarpofalángicos cubriendo lambda. La otra mano se apoya en el hueso frontal, el dedo medio en la sutura metópica y la punta del dedo en la glabela (foto 14).

El movimiento de rotación posterior se inicia desde la mano anterior y debe ser recibido en la mano posterior tanto en lambda para la epífisis como en inion para la hipófisis. Sin embargo, el movimiento se transmite desde el interior pero se refleja en el exterior del cráneo, si está libre, mediante un movimiento de rotación muy claro entre las dos manos. La mano posterior realiza un gesto como si realizáramos una flexión craneal occipital. Si la rotación está ausente en cualquiera de estos niveles, para facilitar su expresión, induzca este movimiento de lanzamiento con la mano anterior hasta que se sienta con fluidez tanto en el nivel inion como en el de lambda, fomentando esta rotación posterior (ver la figura 19) con la mano occipital (flexión craneal). A partir de entonces, hay que buscar un ritmo de fluctuación normotónico de 4 segundos para el movimiento de inspiración craneal y de 4 segundos para el movimiento de espiración, tanto para la hipófisis como para la epífisis.

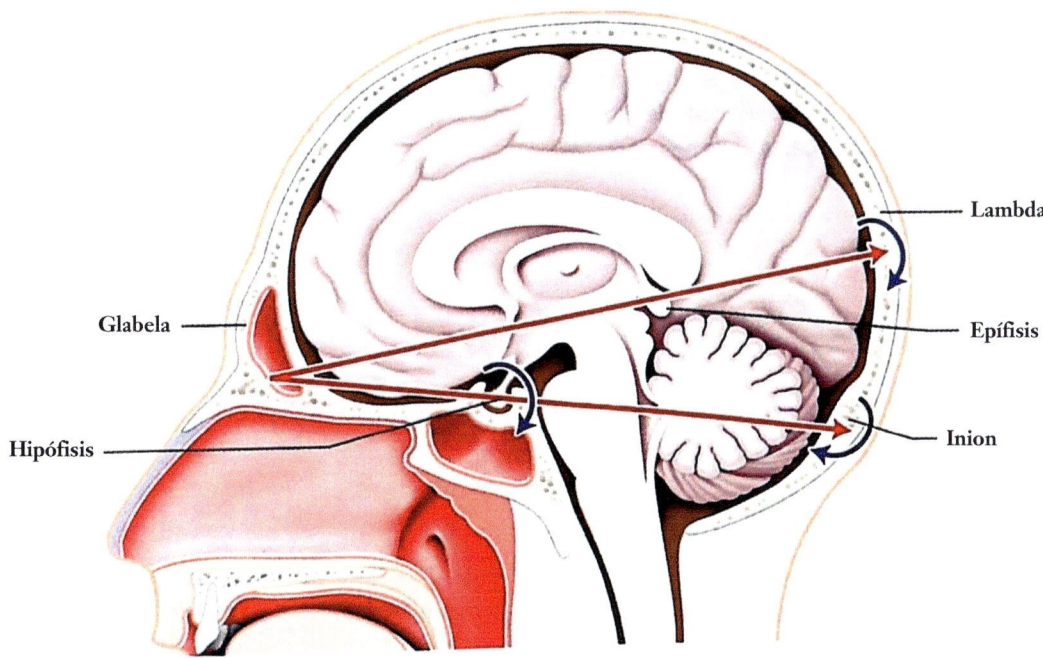

Figura 19. Movimiento rotacional posterior de la hipófisis y de la epífisis

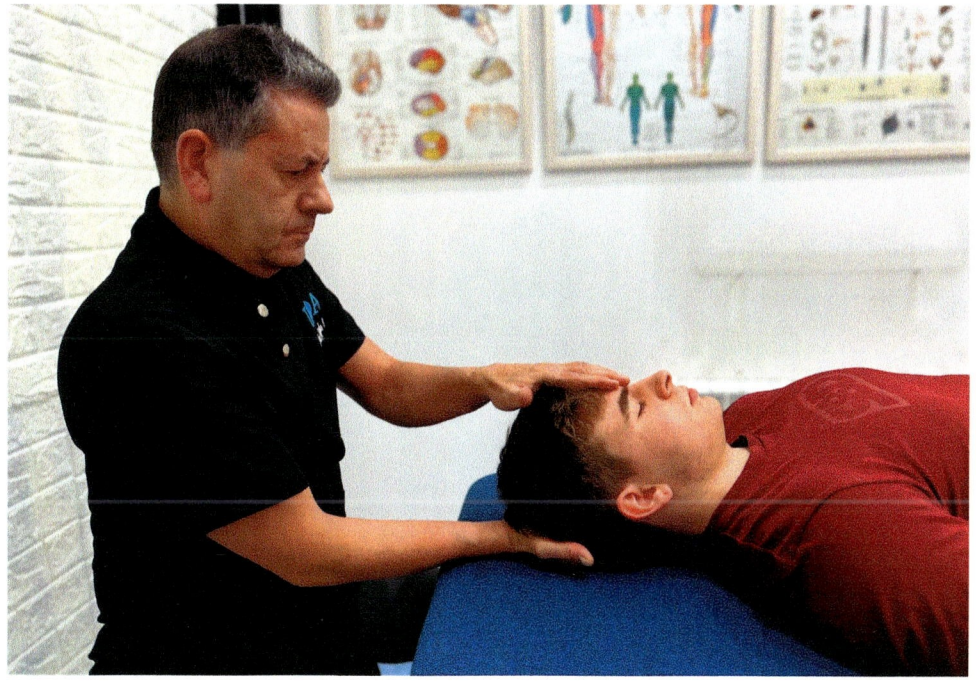

Foto 14. Técnica de movimiento rotacional y anteroposterior de la hipófisis y de la epífisis

2. Técnica de normalización de la epífisis

El trabajo de los malares y de la esfera frontal tiende a provocar una relajación emotiva y a normalizar la función epifisaria.

Paciente en decúbito supino. El osteópata sentado a la cabecera del paciente, con los segundos, terceros y cuartos dedos de ambas manos situados de una y otra parte sobre los cigomáticos, los pulgares reposan en la sutura metópica. Las eminencias hipotenares sostienen los ángulos laterales de los frontales.

Observación: antes de comenzar esta técnica, debemos asegurarnos de que no tengamos un deslizamiento lateral esfeno-maxilar, porque la presencia de esta lesión podría volver a esta técnica ineficaz.

El osteópata, en esta posición, ejerce una puesta en tensión de los cigomáticos y del frontal hacia el techo, los pulgares sirven sólo de referencia, alrededor de la cual se hará la equilibración en frente de la epífisis.

La puesta en tensión se prosigue dialogando con los tejidos hasta el still point.

Nota: todas las técnicas que favorecen al sistema parasimpático tienen un efecto estimulante sobre la epífisis.

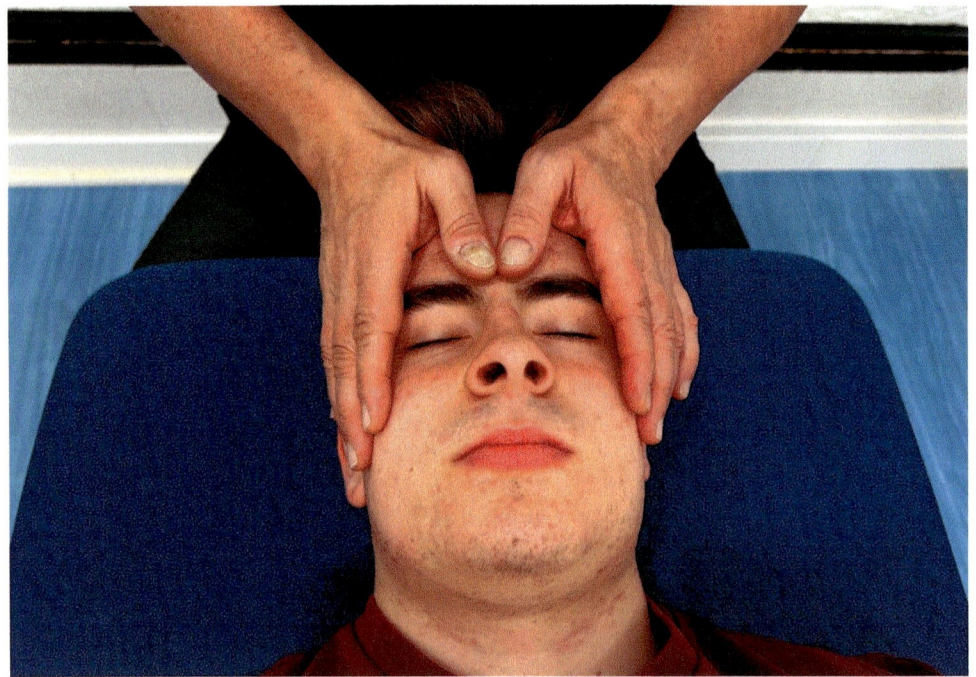

Foto 15. Técnica de normalización de la epífisis

3. Técnica de liberación energética de la epífisis

Paciente en decúbito supino, con las rodillas en ligera flexión. El osteópata en sedestación, a la cabecera del paciente. Situamos ambas manos sobre la parte superior de las orejas del paciente.

Comenzamos a transmitir energía, concentrándonos y visualizando el flujo de la energía. La liberación del Hipotálamo se realiza de dos maneras:

1. Físicamente: mediante una sensación de calor que envuelve nuestra mano y el área tratada.
2. El paciente tiembla, fascicula y/o entra en un estado de catarsis o proceso de purificación de nuestros sentimientos y emociones negativas.

Nota: tanto el osteópata como el paciente pueden sentir durante la realización de la técnica: calor, frío, una corriente eléctrica, hormigueo u otras sensaciones durante el proceso. Las sensaciones pueden ser obvias, sutiles o imperceptibles.

La liberación energética es algo que el osteópata permite, no es algo que hacemos.

Para prevenir que nuestro sistema se agote de energía debemos permitir que esta fluya a través de nosotros en vez de a través de mi. Así nos sentiremos con más energía en lugar de vacíos.

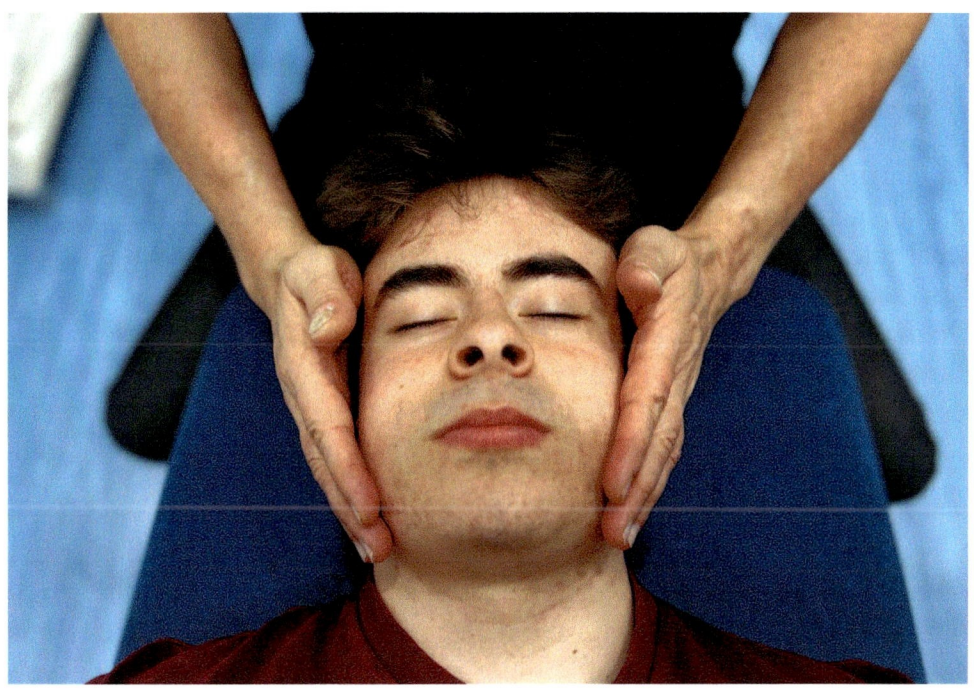

Foto 16. Técnica de liberación energética de la epífisis

TRATAMIENTO DE LA TIROIDES

Las hormonas tiroideas son esenciales para el adecuado funcionamiento de todo el cuerpo. Le indican a los diversos órganos la velocidad con que deben darse los procesos metabólicos. Podríamos decir que la tiroides es como el director de una orquesta: logra la armonía entre todos sus miembros, indicándoles el ritmo al que deben funcionar.

Las hormonas tiroideas intervienen prácticamente en la totalidad de las funciones orgánicas activándolas y manteniendo el ritmo vital.

La tiroides está estrechamente vinculada al sistema simpático. Prolonga y potencia sus efectos. Una tiroides plenamente funcional va de la mano de un perfecto equilibrio de las tres ramas del SNA: núcleo ambiguo, núcleo del tracto solitario y núcleo dorsal del vago.

Para evaluar y tratar en inducción la motilidad de esta glándula, el osteópata coloca las yemas de los dedos en cada uno de los lóbulos de la parte delantera del cuello.

- Durante la inspiración: desciende y su movimiento se acompaña de una expansión lateral.
- Durante la espiración torácica: el tiroides asciende y se retrae.

Es necesario anotar que la disfunción tiroidea no es siempre bilateral y que un solo lóbulo de la tiroides puede también ser afectado en su movilidad y su función.

- La escucha sensorial de motidad de la glándula manifiesta un ritmo más lento de lo normal en los casos de hipofunción y un ritmo más rápido para la hiperfunción. Normalmente, deberíamos encontrar un ritmo aproximadamente de 4 segundos para la fase de expansión y de 4 segundos para la fase de retracción, lo que equivale a un MRP de 7 a 8 ciclos / min.
- La charnela C0-C1-C2 casi siempre está implicada debido a su unión miofascial, membranosa y nerviosa. Tendremos más lesiones en C5-C6 en el momento de tumores benignos o malignos del tiroides o en el momento de lesiones viscéro-fasciales de la glándula.
- De manera casi constante, encontramos la charnela cérvico-torácica hasta T3 muy frecuentemente en lesión con implicación primaria de las torácicas altas. Encontramos también más lesiones de las primeras costillas y de la clavícula del lado izquierdo, sin duda en relación con el drenaje de la vena tiroidea inferior en el tronco braquiocefálico izquierdo.

Nota: así como casi siempre las encontramos en lesión en el momento de la disfunción de la tiroides, la corrección de las torácicas altas es llave para normalizar la función de la tiroides. La normalización estructural es la técnica de elección para efectuar una corrección eficaz de la hipofunción tiroidea. Muy a menudo, vimos la función tiroidea normalizarse después de las correcciones de las torácicas altas.

1. Evaluación y tratamiento de la tiroides

Primero tenemos que determinar de donde proviene la causa de la ralentización de la movilidad de la tiroides mediante una escucha tisular, si del plano caudal o del plano craneal a la tiroides. Posteriormente, trataremos la disfunción encontrada mediante una técnica miofascial. Estas técnicas no las mostramos en esta obra, ya que todo osteópata cualificado debe conocerlas.

Paciente en decúbito supino. El osteópata sentado a la cabecera del paciente, con los dedos de la mano dominante englobando y cogiendo, de una y otra parte, la tiroides. La otra mano se sitúa en escucha cervical posterior.

Solicitamos al paciente que respirre profundamente. En el momento de la inspiración torácica, podemos comprobar los fenómenos siguientes: una rectificación cervical; la aponeurosis profunda se alarga hacia atrás y hacia arriba; los hombros se abren, implicando lateralmente a la aponeurosis cervical superficial y el descenso del diafragma, implicando con él a los ligamentos tiropericárdicos. Todos estos elementos concurren en hacer bajar la tiroides en el momento de la inspiración torácica y los líquidos son así atrapados hacia el exterior de la glándula.

A la espiración torácica, retornan y se relajan los componentes mencionados, lo que permite un bombeo liquidiano y un movimiento de retorno de la tiroides cefálicamente.

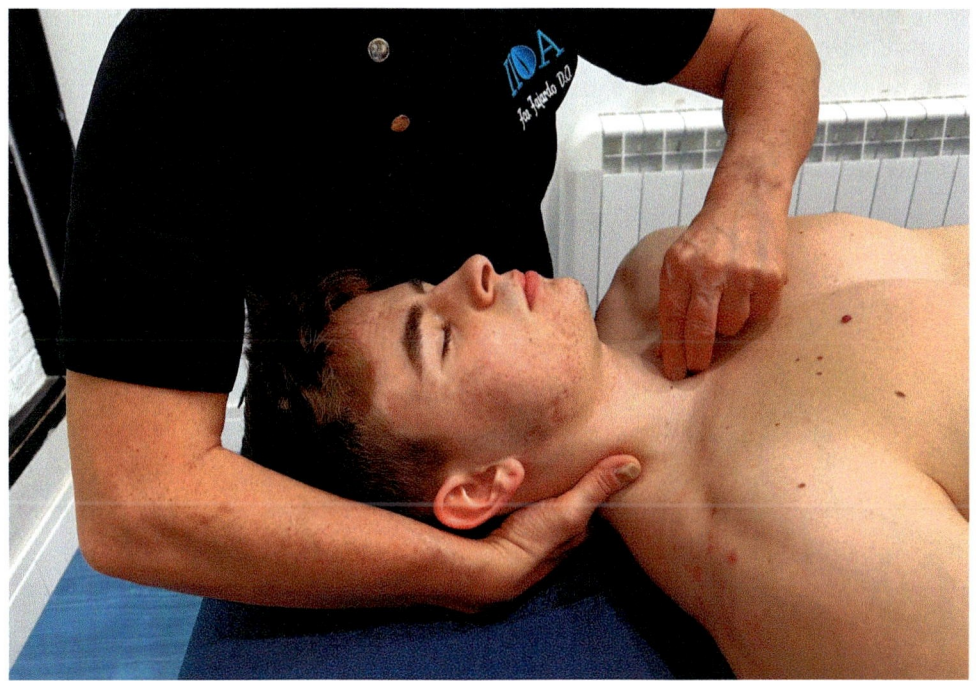

Foto 17. Evaluación y tratamiento de la tiroides

La mano en escucha al nivel de la tiroides va pues a percibir un **movimiento de traslación caudal durante la inspiración** y un **movimiento de retorno en la espiración.**

El osteópata puede también inducir el mismo movimiento céfalo-caudal con el fin de verificar si la tiroides es totalmente libre en su movimiento.

Observaciones

En la misma posición, el osteópata puede utilizar una técnica de Hoover donde todos los parámetros (alto/bajo, traslación derecha/traslación izquierda, rotación derecha/izquierda, compresión/descompresión) primero son sometidos a test, luego acumulados en su posición de facilitada. Después, dialogamos con los tejidos hasta la obtención del still point.

2. Técnica de liberación frontal-tiroides

El lóbulo frontal mantiene relaciones estrechas con el sistema límbico con el fin de abastecer una respuesta adaptada a los fenómenos afectivos a través de las conexiones con el tálamo, unido al hipotálamo.

El lóbulo frontal constituye el órgano del equilibrio racional, instintivo y afectivo. El fin de esta técnica es crear una llamada consciente y proprioceptiva de la tiroides y equilibrarla en contacto con su almacenamiento emocional.

Paciente en decúbito supino. El osteópata en bipedestación a la cabecera del paciente, situando su mano dominante en copa al nivel del tiroides. La otra mano reposa transversalmente sobre el frontal.

Ejercemos una equilibración y un diálogo global y fluídico entre ambas manos hasta el still point.

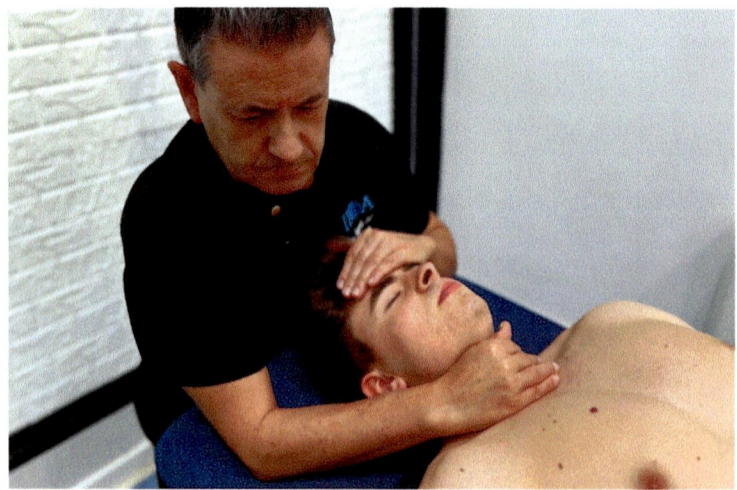

Foto 18. Técnica de liberación frontal-tiroides

OTRAS TÉCNICAS DE NORMALIZACIÓN

Es de vital importancia en todo enfoque osteopático destinado a apoyar la recuperación de cualquier cáncer, que valoremos y tratemos:

• El eje cráneo-sacro

Si este movimiento es asincrónico nos encontramos con una distonía neurovegetativa.

Esta técnica tiene una acción mayor sobre el sistema neurovegetativo local y general, por lo tanto sobre la autorregulación necesaria para la homeostasis. Viola Frymann, D.O. habla también de una acción a nivel de la esfera somato-emocional.

Técnica de normalización del eje cráneo-sacro

Nota: antes de la realización de esta técnica es importante comprobar que el sacro y los segmentos vertebrales occipital, atlas y axis no están en lesión.

Realización de la técnica. Paciente en decúbito prono. El osteópata en bipedestación o sedestación transversal al paciente. Posicionamos la mano craneal sobre el occipital, y la mano caudal sobre el sacro-coxis.

- En un **primer tiempo,** realizamos una ligera compresión entre ambas manos y escuchamos la reacción tisular axial. Dejamos al tejido instalarse en su posición facilitada y esperamos hasta que la liberación se produzca, foto 19.
- En un **segundo tiempo,** realizamos el mismo procedimiento en descompresión, escuchando la reacción tisular axial. Dejamos al tejido instalarse en su posición facilitada y esperamos hasta que la liberación se produzca, foto 20.
- En un **tercer tiempo,** durante la fase de inspiración seguimos la flexión del sacro y frenamos la flexión de CO. Y durante la fase de espiración seguimos la extensión de CO y frenamos la extensión del sacro, foto 21.

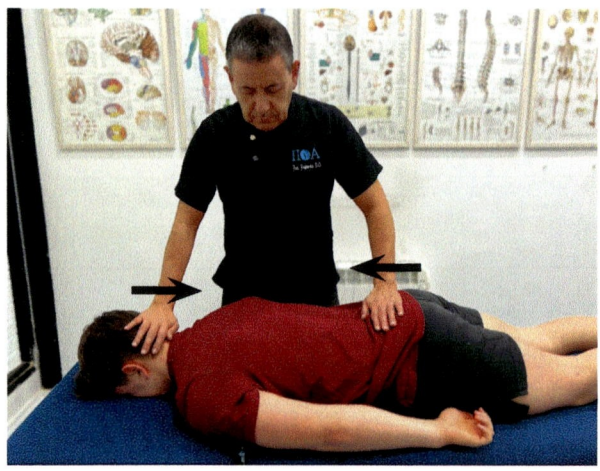

Foto 19. Normalización del eje cráneo-sacro, primer tiempo

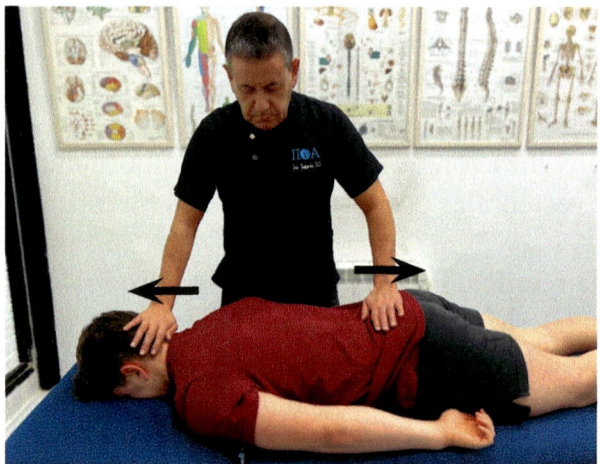

Foto 20. Normalización del eje cráneo-sacro, segundo tiempo

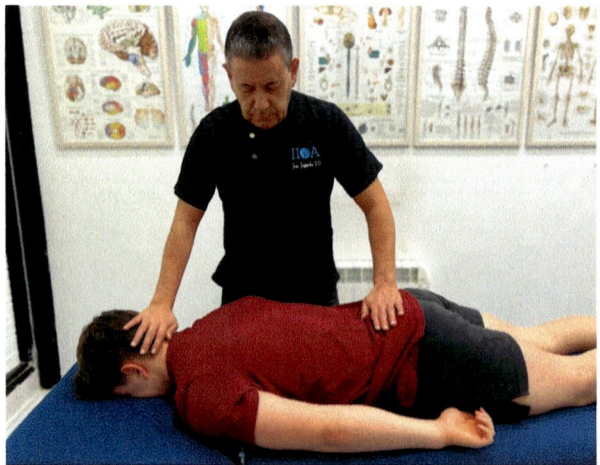

Foto 21. Normalización del eje cráneo-sacro, tercer tiempo

- **Técnicas de inhibición sobre el sistema nervioso simpático**

El objetivo de este trabajo es proporcionar los medios para un reequilibrio más significativo, real y a largo plazo del SNA. Para decirlo con más precisión, para lograr una mejor coordinación y equilibrio entre cada una de sus tres ramas.

El objetivo de estas técnicas es actuar sobre la función simpática de los ganglios que repercuten sobre el sistema neuro-hormonal-endocrino, según las técnicas apropiadas de estimulación para la glándula en hipofunción (menos común), o de inhibición para la glándula en hiperfunción (lo más habitual).

El sistema nervioso simpático ejerce el control de los procesos inflamatorios liberando unas sustancias llamadas **catecolaminas,** una de las más importantes es la **noradrenalina.** Estas sustancias tienen la función de regular la actividad de las células del sistema inmune, encargadas de la defensa del organismo a través de la inflamación.

En un primer momento, la liberación de catecolaminas ejerce una función antiinflamatoria, evitando una respuesta desmesurada frente a una agresión, que acabe siendo perjudicial para el propio organismo. Pero en distintos estudios se ha comprobado que a la larga, si el sistema nervioso simpático sigue estando activo deja de ejercer una acción antiinflamatoria, y pasa a ejercer una acción **proinflamatoria**, provocando que se puedan desarrollar distintas enfermedades. Es por esto que **un sistema nervioso simpático demasiado activo puede ser generador de inflamación crónica.**

Técnica de inhibición del ganglio cervical superior

Indicaciones: esta técnica está indicada en toda afectación de la cabeza, columna cervical y vísceras del cuello.

Observaciones: la estimulación del ganglio cervical superior debido a disfunciones somáticas de C0-C1 o C2, inhiben la función epifisaria, afectando a esta vía neural cuya función final es la producción de **melatonina** por la glándula pineal.

La melatonina ejerce un importante papel modulador del sistema inmunitario. El sistema inmunitario presenta cambios diurnos y estacionales que se ha observado que se correlacionan con la síntesis y secreción de la melatonina. Por otro lado, los linfocitos humanos producen melatonina lo que también apoya el papel que juega la melatonina en el sistema inmunitario. Numerosos estudios han sugerido la asociación de bajos niveles de melatonina con la progresión de varios cánceres. Los tumores en los que se han estudiado los efectos de la melatonina son: mama, próstata, colorectal, ovario, endometrio, linfomas y leucemia, pulmón, melanoma, sarcomas, hepato-carcinomas, carcinoma de piel, tumores neurales, cuello uterino y carcinomas laríngeos. En general, la melatonina inhibe la proliferación celular, induce a la apoptosis (muerte celular programada), reduce la carcinogénesis y disminuye el crecimiento del tumor.

Así mismo, varios estudios han mostrado que la melatonina reduce la toxicidad de varios agentes quimioterápicos empleados en la lucha contra el cáncer. Esto es debido a que la melatonina es un potente antioxidante.

Realización de la técnica. El paciente en decúbito supino. El osteópata en sedestación, a la cabecera del paciente.

Situamos las palmas de las manos debajo del occipital, con la yema de los dedos mayores sobre las transversas de C1. También hay que tratar los niveles C2 y C3. Realizamos una presión en dirección anterior y oblicua hacia los ojos del paciente. Mantenemos la posición indicada en cada caso durante 90 segundos. Al finalizar la técnica relajamos suavemente y poco a poco, (foto 22).

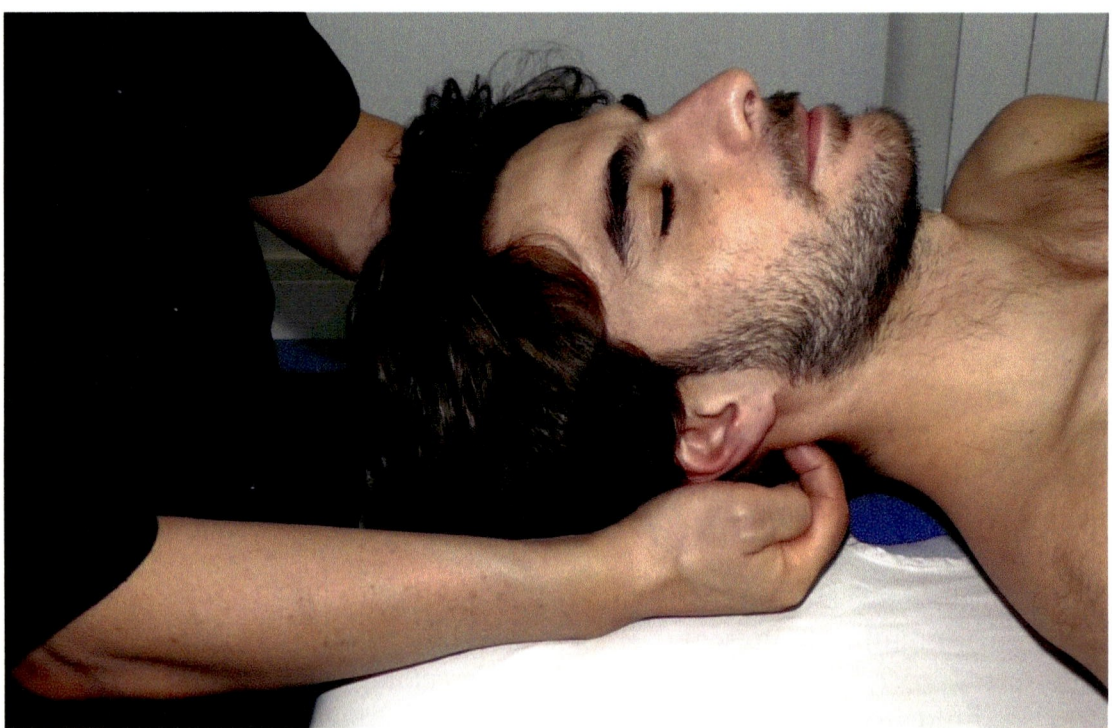

Foto 22. Inhibición del ganglio cervical superior

Técnica de inhibición del ganglio cervical inferior o estrellado

Indicaciones: esta técnica está indicada en toda afectación de la cabeza, columna cervical, vísceras del cuello y miembros superiores.

Realización de la técnica. El paciente puede estar sentado o tumbado. El osteópata posiciona el pulgar hacia el cuello de la primera costilla, pasando por delante del borde libre del músculo trapecio. Se mantiene una ligera presión sobre los tejidos alrededor del ganglio durante 90 segundos, escuchando las reacciones tisulares para practicar una inducción local que amplificará el efecto de la técnica (foto 23).

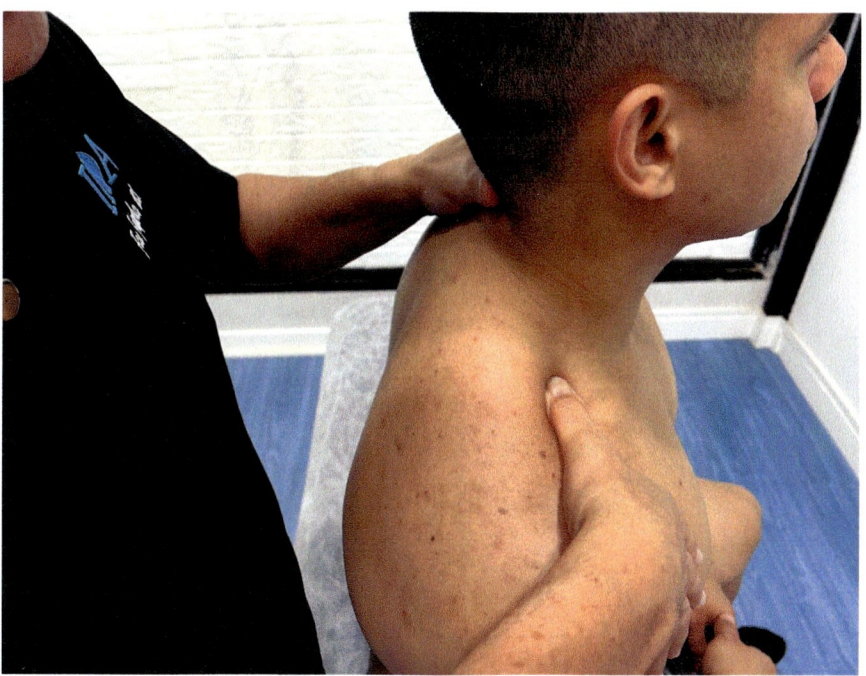

Foto 23. Inhibición del ganglio cervical inferior o estrellado

Técnicas de inhibición de los ganglios torácicos

Observaciones: solo las fibras destinadas a los órganos cefálicos y torácicos actúan como relés en los ganglios, mientras que las destinadas a los órganos subdiafragmáticos van sin interrupción desde la médula hasta los ganglios prevertebrales, es decir, los plexos. Por lo tanto, para las metámeras hasta T5 realizaremos las técnicas de inhibición sobre las glánglios laterovertebrales. De T6 hacia abajo, sobre el plexo solar.

Indicaciones: estas técnicas están indicadas en afectaciones del tórax.

Realización de la técnica. El paciente en decúbito prono. El osteópata en bipedestación a un lado del paciente (foto 24). Posicionamos los nudillos de ambos dedos índices o mayores sobre los ganglios laterovertebrales del SNS. Esta presión debe ser lenta, regular y continua, desprovista de vibraciones. No debe ser pesada. Se realiza durante 20-30 segundos.

La dosificación es fundamental y un tratamiento moderado ofrecerá siempre mejores resultados.

Nota: debe realizarse lentamente, sin vibración y entrando y saliendo con cuidado. En caso contrario, podemos estimular en vez de inhibir.

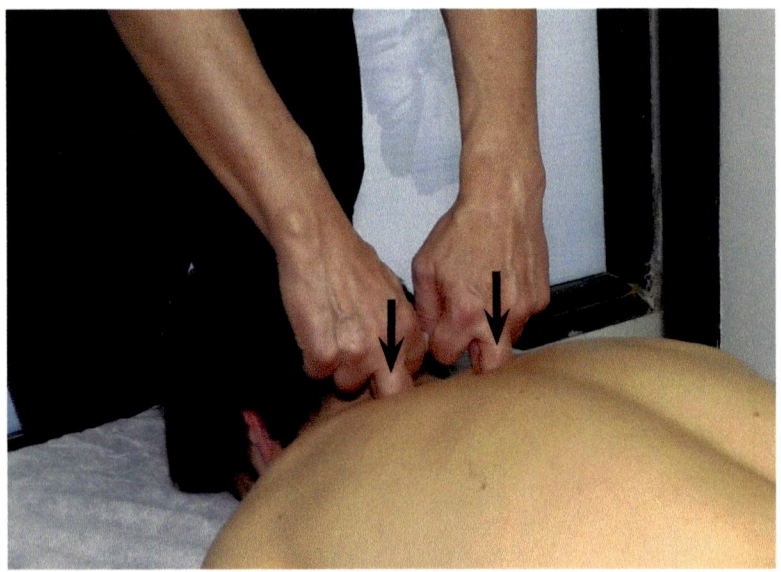

Foto 24. Inhibición de los ganglios torácicos hasta T5

Tratamiento del plexo solar

El plexo solar es la sede de las emociones. Cuando está sometido a vibraciones emocionales violentas, cuando hay un estado permanente de tensión, el sistema nervioso simpático se sobreactiva y se producen muchos trastornos nerviosos y físicos. En este caso, el vago moderno (núcleo ambiguo) no puede desarrollar toda su actividad. El cuerpo y la mente se desgastan y envejecen de forma anormal, demasiado rápido y mal.

En cualquier ser humano que haya comenzado a producirse claramente esta transferencia, este estado de tensión comenzará a afectar al centro cardíaco. Habrá un conflicto y un funcionamiento mal coordinado entre los sistemas simpático y el vago moderno. Los síntomas físicos afectarán tanto a los órganos subdiafragmáticos (especialmente los situados justo debajo del diafragma: estómago, hígado, duodeno y páncreas) como a los órganos torácicos. Muchos trastornos cardíacos se originan aquí.

Pero esta activación y transferencia al corazón está vinculada con un desarrollo de la actividad del vago moderno y se establece un nuevo equilibrio psicosomático.

Indicaciones: esta técnica está indicada en afectaciones de la zona torácica inferior, desde T6, al abdomen.

Realización de la técnica. Efectuamos el tratamiento en relación psicobiológica con la corteza prefrontal.

El paciente en decúbito supino. El osteópata sentado junto al paciente, del lado derecho si es diestro y del lado izquierdo si es zurdo. Situamos nuestra mano craneal sobre el área prefrontal del paciente, visualizando la corteza prefrontal; y la mano caudal sobre la proyección del plexo solar. Visualizamos la relación entre ambas áreas. Las dejamos posicionarse en sus movimientos facilitados hasta percibir la liberación.

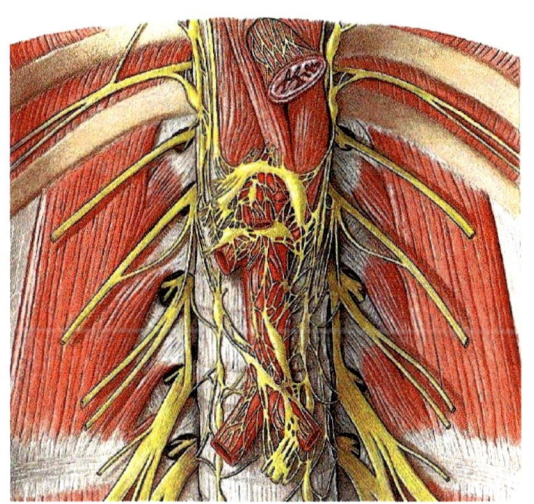

Figura 20. Visualización del plexo solar

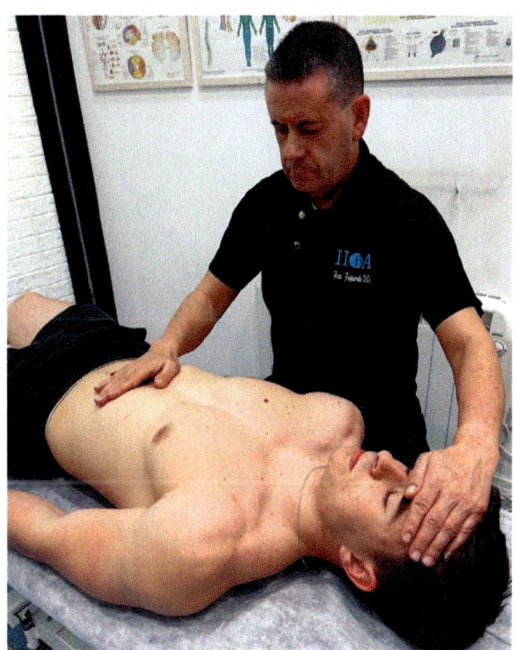

Foto 25. Tratamiento del plexo solar

Estimulación del parasimpático sacro

Según Claudine Ageron Marque, D.O. (Ostéopathie en gynécologie: Guide pratique, Satas éditions, 2006), se trata de una técnica importante en obstetricia para estimular la apertura del cuello uterino en caso de retraso del parto. En este caso, la paciente estará en posición sentada, con el osteópata en bipedestación detrás de ella.

En otros casos, para actuar sobre determinados síntomas pélvicos (estreñimiento terminal, retención urinaria, trastornos sexuales...), la técnica puede realizarse en decúbito prono.

Indicaciones: esta técnica está indicada en afectaciones de L3 hasta la pelvis.

Realización de la técnica. El paciente en decúbito prono. El osteópata en bipedestación, contactando con su mano caudal sobre el sacro, con las puntas de los tres dedos centrales a la altura de la base sacra. Estos dedos están cubiertos por la palma de la mano cefálica (foto 26).

Sintonizamos los movimientos de flexión-extensión del mecanismo respiratorio primario (MRP) y ralentizamos gradualmente cada fase del movimiento hasta alcanzar un punto de quietud, un still point.

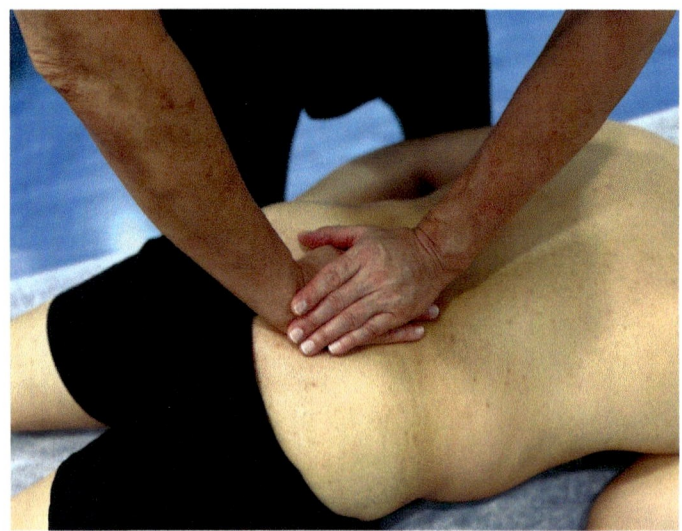

Foto 26. Estimulación del parasimpático sacro

Técnicas en los agujeros del sacro

Esta técnica es similar a las técnicas reflejas del tejido conjuntivo y parece tener un efecto equilibrador sobre el neurovegetativo sacro, simpático y parasimpático combinado.

Indicaciones: esta técnica está indicada en afectaciones de L3 hasta la pelvis. Su indicación concierne sobre todo a los síntomas y afecciones del aparato genital femenino o masculino y se revela muy eficaz para reducir una dismenorrea aguda.

Será aún más eficaz si existe una dermalgia refleja sacra, signo de trastornos tróficos pélvicos. También puede aliviar ciertos dolores lumbosacros.

Realización de la técnica. El paciente en decúbito prono. El osteópata en bipedestación, a un lado del paciente y a la altura de su sacro. Aplicamos una presión bilateral con los pulgares sobre los agujeros sacros, empezando por el nivel de S1 y bajando hasta S4 (foto 27). Cada presión es lenta, de 10 a 20 segundos, de intensidad progresiva pero bastante fuerte al final, mientras sentimos que el tejido conectivo se derrite bajo nuestros dedos. Bajamos por cada par de agujeros sacros y repetimos el ciclo de S1 a S4 tres o cuatro veces.

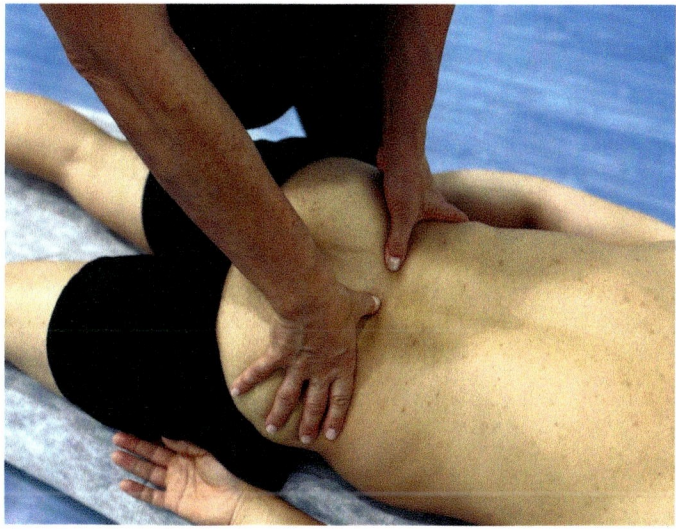

Foto 27. Técnica sobre los agujeros sacros

Tratamiento del punto cero

El punto cero se encuentra situado en una depresión o pequeña muesca del cartílago, entre la raíz del hélix y la rama ascendente. Es a la vez el punto maestro de la concha y del nervio vago.

Indicaciones: esta técnica está indicada como técnica antiinflamatoria, para inhibir el dolor, en problemas de memoria, atención y emociones, y para equilibrar la energía de la circulación sanguínea, la actividad cerebral, el sistema endocrino y los diferentes órganos. Tiene relación con el plexo solar. Es el equilibrador por excelencia. Pone en su lugar el yin y el yang o cualquier dualidad que trabajamos.

El paciente en decúbito supino. El osteópata en sedestación a la cabecera del paciente. Posicionamos ambos dedos índices sobre el punto cero. Percibimos y seguimos el movimiento que se presenta en ambos puntos. Los mantenemos en esta posición facilitada hasta percibir la liberación de los mismos. No siempre ambos puntos se liberan simultáneamente.

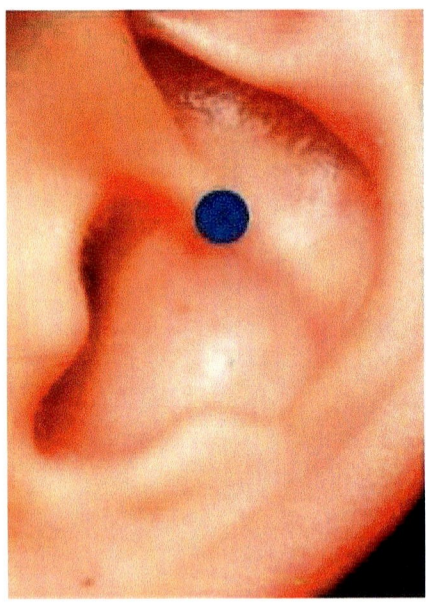

Figura 28. Punto cero

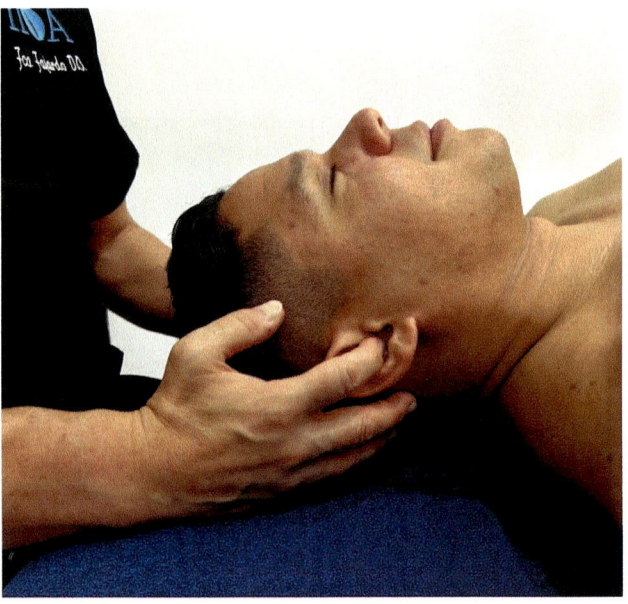

Foto 29. Tratamiento del punto cero

ESTIMULACIÓN DE LA PRODUCCIÓN DE ENDORFINAS Y ENCEFALINAS

Desde un punto de vista biológico, son **neurotransmisores opioides** producidos por el Sistema Nervioso Central, que actúan como moduladores en los circuitos encargados de regular el dolor, la temperatura corporal, el hambre y las funciones reproductivas. Se les ha atribuido el nombre de opioides, debido a que producen de manera natural (endógena) los mismos efectos que los analgésicos derivados del opio (morfina, heroína,…), pero sin sus efectos perjudiciales.

Qué aportan a nuestro organismo

Endorfinas y encefalinas tienen un papel importante en la recuperación física y mental del individuo, y cumplen una serie de funciones que contribuyen al estado general de salud:
- Promueven la calma y crean un estado de bienestar.
- Retrasan el proceso de envejecimiento.
- Reducen el dolor.
- Mejoran el apetito.
- Contribuyen a la liberación de hormonas sexuales, por lo que aumentan el deseo sexual.
- Favorecen las sensaciones y estados de placer.
- Ayudan a combatir la depresión y la tristeza, además de reducir el nivel de estrés.
- Potencian la acción del sistema inmunitario.

Actividades que ayudan a liberarlas

- El **ejercicio físico** (correr, bailar, esquiar, patinar,…) es la mejor manera de producirlas y liberarlas. El estrés que provoca el ejercicio físico provoca un aumento de la cantidad de endorfinas presente en sangre y en el líquido cefalorraquídeo, con lo que se retrasa la fatiga y se alcanza una sensación de vitalidad y bienestar. Hay que tener en cuenta que las endorfinas también son estimulantes, de ahí que, después de su liberación, los atletas se sientan como si les hubieran inyectado energía. Sucede lo mismo en la fase de recuperación, de manera que se inicia un círculo en el que cada vez se consiguen metas más altas.
- Cualquier **actividad que nos provoque risa**, contribuye a que nuestro cerebro segregue endorfinas.

- El **contacto físico** (besos, caricias, masajes, abrazos,…) y el sexo placentero también estimulan su producción y segregación, llegando a modificar la percepción que tenemos de nuestra pareja y haciendo que su atractivo físico aumente a nuestros ojos.
- Hacer **yoga, tai-chi, meditación y ejercicios respiratorios**. Cuando nuestra mente alcanza un estado de relajación, las endorfinas se liberan con mayor facilidad y en mayor cantidad.
- La **música** en todas sus formas (escucharla, bailar, cantar o tocar un instrumento) proporciona sensaciones de placer producidas por las endorfinas. La música melódica provoca una gran secreción de endorfinas, consiguiendo una disminución de la frecuencia cardiaca y respiratoria, así como una importante relajación muscular.
- Los **procesos creativos y artísticos** (pintar, moldear, esculpir, escribir,…) y los hobbies son buenas vías para liberar este tipo de neurotransmisores.
- **Realizar tareas solidarias y comunitarias** hace que nos sintamos bien con nosotros mismos, y las responsables de ello son las endorfinas.
- Otras actividades como comer (chocolate negro,…), tomar el sol, estar en contacto con la naturaleza y los animales o bañarse también contribuyen a ello. El contacto con la naturaleza nos llena de energía y buen humor. La atmósfera que se respira en el campo o la playa, cargada de iones negativos, estimula las regiones del cerebro que producen los neurotransmisores de la felicidad.

Fuentes alimenticias para facilitar su síntesis: la dieta de la felicidad

Hay una serie de grupos de alimentos que favorecen la producción y la liberación de endorfinas:
- Determinadas frutas como la piña, las fresas, el aguacate y el plátano.
- El chocolate (especialmente el negro).
- Hortalizas como el pimiento, el chile y las espinacas.
- Las nueces, los cacahuetes y otros frutos secos.
- Pescados ricos en omega-3: salmón, atún, sardinas, caballa…
- Las algas: contienen hierro, magnesio y vitaminas del grupo B.
- Las legumbres, especialmente la soja y las alubias.
- Los huevos, son ricos en triptófano (especialmente la yema). El triptófano contribuye en la producción de melatonina y serotonina.

Nota: En caso de encontrarnos en pleno tratamiento de algún cáncer, prevalecen los consejos nutricionales aportados con anterioridad.

CAPÍTULO 5

TERAPIAS MÉDICAS EN EL TRATAMIENTO DEL CÁNCER

5.1. LA CIRUGÍA

La cirugía es la forma más antigua de lucha contra las masas tumorales. Actualmente, la cirugía es más sofisticada que hace años. Es más efectiva, menos invasiva, más eficaz y sigue siendo el tratamiento oncológico de primera línea en la mayor parte de los cánceres.

Mientras que hace años la única solución era la extirpación de la masa tumoral, en la actualidad el cirujano no es la única persona que se encarga del paciente oncológico. A la intervención quirúrgica a menudo le precede, le acompaña o le siguen, otros tipos de terapias y la figura del cirujano forma parte de todo un equipo de especialistas.

Todo esto para garantizar un enfoque multidisciplinar de la atención al enfermo y su enfermedad.

5.1.1. POSIBLES EFECTOS SECUNDARIOS DE LA CIRUGÍA

Los tipos y la gravedad de los efectos secundarios varían entre una persona y otra en función de diversos factores:
– El tipo y la ubicación del cáncer.
– Los tipos de cirugía.
– Otros tratamientos que se reciben antes de la cirugía, como la quimioterapia y la radioterapia.
– Su estado de salud general.
– Los síntomas que presentaba antes de la cirugía.
  • Dolor
  • Fatiga
  • Pérdida del apetito
  • Problemas con otras partes del cuerpo
  • Hinchazón
  • Drenaje
  • Infección
  • Entumecimiento
  • Sangrado de la herida
  • Linfedema (posible efecto secundario de la extirpación de los ganglios linfáticos).

5.1.2. LOS FITOTERÁPICOS QUE NO HAY QUE TOMAR ANTES DE LA INTERVENCIÓN

La **valeriana** se toma para conciliar el sueño y tiene un efecto parecido a las benzodiacepinas. Si no se suspende su uso antes de la operación, existe el riesgo de amplificar de manera difícilmente cuantificable el efecto sedativo de los barbitúricos de la anestesia. Esto provoca una prolongación de la sedación para nada ventajoso. Lo mismo ocurre con la **manzanilla**, el **espino blanco** y el **kava-kava**.

En cambio, el **ginseng**, es hipoglucémico y energético, tiene una función antiplaquetaria. Inhibe la agregación plaquetaria y favorece el sangrado, por este motivo debería suspenderse su toma al menos diez días antes de la fecha de la intervención.

También es parecida la acción del **ajo**, del **Ginkgo biloba** y del **jengibre** del que hay que enfatizar la capacidad de potenciar la función de los anticoagulantes y de los antiplaquetarios (warfarina, ácido acetilsalicílico, heparina, etc.).

La **equinácea**, potencia el sistema inmune y se usa con finalidad terapéutica en la prevención y tratamiento de las infecciones virales, bacterianas y micóticas. Esta misma propiedad está contraindicada en casos de trasplante de órgano ya que, en dichos casos, se busca la inmunosupresión.

La **efedra**, por su parte, provoca un incremento de la tensión arterial y de la frecuencia cardíaca. Conviene evitar su uso al menos dos días antes de la intervención para evitar aumentar el riesgo de isquemia cardíaca, sobre todo en los casos de anestesia con halotano.

El **regaliz**, también tiene efecto hipertensivo sobre todo si se toma junto con cortisonas.

El **psilio**, por el contrario, incrementa el efecto de los fármacos antihipertensivos. Generalmente se usa en el tratamiento del estreñimiento, y si realmente no se quiere dejar, al menos no hay que tomarlo junto con otros medicamentos, no al mismo tiempo.

El **hipérico**, o hierba de San Juan, es un inductor del citocromo P450 3A4, una enzima necesaria para el metabolismo de muchos fármacos y disminuye el efecto de los mismos. Debe ser suspendido por lo menos siete días antes de la intervención.

Por último, el **lino**, que regula el tránsito intestinal, actúa como inmunoestimulante, proporciona omega-3 y es protector en caso de hipertensión, diabetes, síndrome de la menopausia, osteoporosis, cáncer de colon, de mama y de próstata y también tiene efectos incompatibles con la cirugía. Puede incluso favorecer desequilibrios intestinales hasta llegar a la obstrucción y puede interferir con los fármacos anticoagulantes y antidiabéticos.

5.2. LA RADIOTERAPIA

La radioterapia oncológica es una herramienta de curación que utiliza las radiaciones ionizantes para tratar los tumores. Estas radiaciones especiales son ondas electromagnéticas de varios tipos (alfa, gamma, rayos X, fotones, etc.) de alta energía. Son parecidas a las que se usan en las radiografías y en el TAC, pero con mayor contenido energético. De hecho, mientras que en una radiografía las ondas solo tienen que atravesar el cuerpo e imprimir una placa como en una fotografía analógica, en la radioterapia, las ondas deben ser más fuertes para matar las células enfermas.

De manera más específica, actúan **destruyendo el ADN de las células tumorales** para contrarrestar el crecimiento descontrolado; erradican el cáncer o ralentizan su desarrollo y alivian algunos de los síntomas.

TABLA 14. POSIBLES EFECTOS SECUNDARIOS DE LA RADIOTERAPIA		
Áreas	**Síntomas**	**Duración y recomendaciones**
Encéfalo	Náuseas, dolor de cabeza, somnolencia, a veces, por los edemas, dolor localizado.	Estos síntomas desaparecen poco después de la finalización de las terapias.
Cabeza y cuello	Reducción en la producción de la saliva y un aumento de su viscosidad con posible irritación de la boca y la garganta, alteración del sentido del gusto y náuseas.	Pasan a los pocos meses, aunque deben ser cuidadosamente tratados para evitar que el paciente esté malnutrido.
Torax y mama	Molestias al tragar, tos persistente, seca e irritante. La mama puede aparecer más inflamada y dolorida por el edema.	Estos síntomas desaparecen poco después de la finalización de las terapias.
Abdomen superior	Náusea y vómito.	Estos síntomas desaparecen poco después de la finalización de las terapias.
Abdomen inferior o caderas	Meteorismo, diarrea, tenesmo (contracción violenta) rectales y vesicales.	Estos síntomas desaparecen poco después de la finalización de las terapias.

5.3. LA QUIMIOTERAPIA

Es el tratamiento más conocido para el cáncer y el que, al mismo tiempo, intimida más. De hecho, gran parte del miedo relacionado con el diagnóstico del cáncer se debe a la idea que cáncer es sinónimo de quimioterapia, que es a su vez sinónimo de una infinidad de efectos secundarios. En realidad, en muchos casos la quimioterapia puede ser sinónimo de curación y aumento de la esperanza de vida. Pros y contras de una terapia eficaz que tiene un problema: una baja selectividad, es decir, la quimioterapia ataca tanto a las células cancerígenas como a otras sanas.

La quimioterapia es un término muy genérico, se trata de sustancias de síntesis química utilizadas para el tratamiento de varias manifestaciones biológicas patógenas. Por lo tanto, para ser exactos, incluso un simple antibiótico se puede considerar un elemento quimioterápico y en este caso hablaríamos de quimioterapia antimicrobiana o antinfecciosa. En el caso del cáncer, se trata de quimioterapia antineoplásica.

A partir de los años sesenta se ha convertido en el brazo derecho de la cirugía en el tratamiento del cáncer. La opción más usada ante el cáncer es la de cirugía para sanear el área afectada localmente y quimioterapia como tratamiento para todo el cuerpo. En la actualidad y por su alta efectividad comprobada, este enfoque terapéutico no ha cambiado mucho.

La quimioterapia se usa en casi todos los cánceres, seguida, aunque no siempre, por la cirugía y las otras opciones terapéuticas que se han creado a lo largo de los años. Lo que se ha mejorado sustancialmente, en cuanto a la quimioterapia, es el uso del tratamiento en sí: el momento en el cual es mejor administrarla, los tipos de fármacos disponibles y su capacidad para atacar selectivamente a cada tipo de cáncer, reduciendo también los efectos secundarios frente a fármacos anteriores.

TABLA 15. POSIBLES EFECTOS SECUNDARIOS DE LA QUIMIOTERAPIA		
Tipo de efecto secundario	**Posibles efectos**	**Duración**
Hematológicos	Anemia, formación de trombos que pueden ocluir los vasos sanguíneos, episodios agudos de ahogo o hinchazón y dolor de las extremidades inferiores.	Temporal
Dermatológicos	Pérdida de cabello, principalmente pelo y cejas.	Temporal
Gastrointestinales	Vómitos, náuseas, en algunas ocasiones diarrea o estreñimiento, pérdida del apetito e irritación de la mucosa oral.	Temporal
Neuromusculares	Marcada debilidad muscular como consecuencia del escaso ejercicio físico junto con la inapetencia; se crea un círculo vicioso que va empeorando con disminución de los reflejos por la afectación de los nervios periféricos (neuropatía periférica), insomnio y ansiedad severa con tendencia depresiva.	Temporal/ permanente
De fertilidad	La fertilidad puede verse comprometida, por este motivo, cuando se da el caso de un cáncer en edad fértil; siempre se aconseja la conservación por congelación del esperma y óvulos para su uso posterior.	Permanente
Del sistema inmunitario	Reducción de las defensas inmunitarias con el consiguiente aumento de susceptibilidad a las infecciones.	Temporal

5.4. EL SISTEMA INMUNE, SU ESTRUCTURA Y FUNCIÓN

Hay dos partes fundamentales: la inmunidad innata y la adquirida.

1. **Inmunidad innata:** está presente desde el nacimiento. Es un sistema defensivo genérico que actúa frente a cualquier agente dañino externo. Su primer arma es como una barrera que, al igual que en una ciudad medieval, es el primer medio de defensa contra los agentes patógenos, es como un muro de protección de tipo mecánico y químico:

- **Toda la piel:** la capa más superficial de la piel impide la entrada a los microorganismos.
- **El sebo:** sustancia grasa que aumenta la impermeabilidad de la piel.
- **La lisozima:** es una enzima que se encuentra en la saliva, en las lágrimas y en las secreciones nasales. Destruye la membrana celular que protege las bacterias.
- **El moco:** secreción viscosa de las vías respiratorias, aparato digestivo, urinario y genital que actúa deteniendo los agentes infecciosos favoreciendo su eliminación.
- **Los epitelios ciliados:** los cilios vibrátiles de las vías respiratorias ayudan al moco a detener y eliminar cuerpos extraños.
- **El sudor:** eficaz contra los microbios debido a la presencia de anticuerpos y del pH ácido por el ácido láctico.
- **El pH del ácido gástrico** que garantiza la desinfección de los alimentos que ingerimos.
- **La temperatura del cuerpo:** la fiebre impide la reproducción de los microorganismos, de manera especial de los virus.
- **Las complejas bacterias del intestino:** la flora intestinal produce sustancias antibióticas que contrarrestan los gérmenes patógenos.
- **La flora bacteriana vaginal y el pH ácido de la vagina:** protege contra las infecciones.
- **La espermina:** es una sustancia del líquido de la próstata con función antibacteriana.

Cuando una o algunas de estas barreras son atacadas, activa la inflamación y el aumento de los linfocitos.

2. La inmunidad adquirida: se activa de manera más lenta, cuando las barreras mecánicas y químicas han sido traspasadas.

Se basa en la liberación de anticuerpos que son producidos lentamente si la infección es producida por un elemento aún desconocido y más rápidamente si se trata de un elemento conocido (en los casos de vacunación o de una infección previa).

Los órganos involucrados en la producción, maduración y deposición de células inmunitarias son: **la médula ósea, los ganglios linfáticos, el timo, el bazo y el tejido linfoide asociado a las mucosas (MALT).** La médula ósea produce las células, algunas llegan a la sangre a tiempo para madurar. Las células inmunes se conservan en los ganglios linfáticos, bazo, MALT y tejidos periféricos. La linfa lleva a los agentes nocivos hasta los ganglios para ser destruidos. Entonces los ganglios se inflaman y se vuelven molestos, por ejemplo, las amígdalas que son una barrera linfática para la nariz y la boca.

En cambio, el bazo es como un filtro hemático para capturar y destruir los agentes dañinos y las células ya envejecidas.

La integridad del sistema inmune es muy importante y se llega a entender bien cuando empieza a faltar, produciéndose efectos como **sida, alergias o enfermedades autoinmunes.**

5.5. CUADROS DE ELEMENTOS FITOTERÁPICOS Y PRINCIPIOS NATURALES, SUS USOS, EFECTOS TERAPÉUTICOS E INTERACCIONES

Ofrecemos tres tablas con una relación de algunos de los elementos fitoterápicos y naturales más relevantes, clasificados según sus efectos demostrados. La tabla 16 muestra aquellos que causan interacciones en el tratamiento del cáncer. La tabla 17 los que se pueden usar con algunas precauciones. La tabla 18 los que no tienen problemas de antagonismo con quimioterápicos.

Esta orientación se debe al hecho de que algunas sustancias, aunque se definan como "naturales" pueden provocar interacciones y efectos similares a los producidos por los fármacos.

TABLA 16. FITOTERÁPICOS Y PRINCIPIOS NATURALES QUE INTERFIEREN CON LAS TERAPIAS CONTRA EL CÁNCER: EFECTOS TERAPÉUTICOS Y USOS/INTERACCIONES	
Ajo	Antihipertensivo, antibacteriano, antiparasitario. Interfiere con algunos agentes quimioterapéuticos como antraciclinas (adriamicina y epirrubicina).
Annona muricata/graviola	Antibacteriano, antiparasitario, astringente, antifebril, sedante y para el estómago. Aumento de la toxicidad de muchos fármacos, incluso quimioterápicos.
Equinacea	Inmunoestimulante, antinflamatorio local. Interfiere con las quimioterapias utilizadas para el cáncer de colon y de mama.
Hipérico (hierba de San Juan)	Antidepresivo suave. Interfiere con todos los agentes quimioterapéuticos (en el caso parar 15 días antes de la quimioterapia).
Pomelo	Refrescante, remineralizante. Tiene interacciones con una gran cantidad de clases de fármacos, incluidos los quimioterápicos.
Soja	Indicada en la menopausia y para la hipercolesterolemia. Interfiere con el tamoxifeno; limitar su ingesta en caso de terapias para tumores hormonodependiente.
Té verde	Inmunomodulador, previene el cáncer de próstata, interesantes beneficios de su uso en caso de leucemia linfática crónica y cáncer de vejiga. A pesar de sus propiedades benéficas no puede ser tomado durante las quimioterapias por sus interacciones.
Valeriana	Ansiolítico suave. Interfiere con el tamoxifeno y con algunos quimioterapéuticos (cidofosfamida, tenipósido).

TABLA 17. FITOTERÁPICOS Y PRINCIPIOS NATURALES: EFECTOS TERAPÉUTICOS Y USOS/INTERACCIONES	
Aloe vera	Cicatrizante, antibacteriano, laxante, inmunoestimulante. Puede disminuir el efecto de los quimioterápicos orales.
Astragalus membranaceus (Huang-Qi)	Inmunoestimulante, disminuye las náuseas y los vómitos inducidos por quimioterapia. Puede interaccionar en pacientes que toman terapia hormonal.
Ganoderma lucidum (hongo Reishi)	Antitumoral para cáncer de próstata y mama. Contraindicado en caso de terapia inmunosupresora, quimioterapia y hepatotoxicidad.
Ginkgo biloba	Actividad antinflamatoria y antioxidante. Aumenta el riesgo de sangrado en caso de hemorragia.
Ginseng	Utilizado en contra del cansancio. Está contraindicado en las inmunoterapias y en terapia con tamoxifeno.
Jengibre	Actividad antinflamatoria. Impide el vómito o las náuseas post quimioterapia. Potencia el efecto de aspirina, inmunosupresores y anticoagulantes. Por ello hay que dejar de tomarlo 15 días antes de una cirugía.
Biscum album (muérdago blanco)	Antitumoral, inmunosupresor. Contraindicado en todos los tipos de tumores del sistema nervioso. Potencia el efecto de los anticoagulantes orales e inmunosupresores.

TABLA 18. FITOTERÁPICOS Y PRINCIPIOS NATURALES EN ONCOLOGÍA INTEGRATIVA	
Alga espirulina	Suplemento de proteína para deportistas y patologías de desnutrición, suplemento en casos de deficiencia de vitamina A o del complejo B y en casos de anemia por deficiencia de hierro, inmunoestimulante, hipoglucemiante, antitumoral. Precauciones en caso de hipertiroidismo y/o enfermedades autoinmunitarias asociadas al cáncer.
Artemisa	Antimalárico, actividad antitumoral (pulmón, mama, colon). Con efectos secundarios en el hígado, riñones y corazón. Contraindicada en caso de anemia sideropénica, trastorno de bazo, hígado o riñones. Es tóxica en caso de uso prolongado.
Boswellia serrata	Inmunoestimulante, acción antitumoral para glioblastoma multiforme, tumores gliales en general, metástasis cerebrales y de otros cánceres. Aumenta el efecto de la aspirina y de anticoagulantes y cortisona.
Curcumina	Antibacteriano, antiviral, antihipertensivo, antinflamatorio, inhibidor de la angiogénesis, potenciador de la actividad de los agentes quimioterapéuticos, de manera especial la gemcitabina y oxaliplatino. Hay que tener cuidado en presencia de: cálculos biliares y trastornos gástricos incluidas úlceras e hiperacidez.
Desmodium adscendens	Aumenta la velocidad de regeneración de las células del hígado. No se conocen efectos adversos, aparte de sensibilidad a la misma sustancia.
Ganoderma lucidum (hongo Reishi)	Antitumoral para cáncer de próstata y mama. No se conocen efectos adversos, aparte de posible sensibilidad específica.
Glutamina extraída del suero de la leche	Regula el equilibrio del ácido-base, inmunoestimulador, antioxidante, protector de la mucosa gastrointestinal, tiene un gran papel en la protección de los efectos secundarios de la quimioterapia y la radioterapia. Desaconsejada en casos de insuficiencia renal, hepática y trastornos psiquiátricos.
Inositol	Proapoptótico en células linfomatosas, acción antidepresiva y ansiolítica. No se conocen efectos adversos, aparte de sensibilidad a la misma sustancia.
Lactoferrina	Indicada en la prevención de recaídas de los tumores gastrointestinales. Es mal tolerado en caso de intolerancia a la lactasa.
Punica granatum o Granada	Protector del aparato cardiovascular, resulta también antitumoral (próstata). Reduce el efecto de anticoagulantes orales como la warfarina.
Resveratrol	Antinflamatorio, antiviral, inmunomodulador, propiedades antitumorales. Está contraindicado en los tumores hormonosensibles. Potencia el efecto de los anticoagulantes.
Sulforafano	Prevención del cáncer de mama, de próstata, de cérvix, de ovario y de endometrio. Ninguna contraindicación detectada, a excepción de la sensibilidad a la misma sustancia.
Uncaria tormentosa (uña de gato)	Inmunosupresor antiproliferativo principalmente sobre células de neuroblastoma y tumores de mama. Aumenta el efecto de los anticoagulantes.
Vitamina C	Antioxidante, anticancerígeno, antihipertensivo, antiviral, antihistamínico, inmunomodulador, acción quelante hacia los metales pesados. Contraindicada en caso de cálculos en la vesícula o mal funcionamiento de los riñones.
Vitamina D	Fijación del calcio en los huesos, mineralización de los dientes, modulador del sistema inmune. Cuidado en caso de cálculos de vesícula y renales o trastornos relacionados con el calcio.
Vitamina K2 extraída del natto o menaquinona	Hemostasis, antiosteoporótico, antioxidante. Interfiere negativamente en la asunción de anticoagulantes orales.

CAPÍTULO 6

LOS BENEFICIOS PARA LA SALUD DEL AGUA DE MAR

A nivel externo, el agua de mar tiene un efecto muy beneficioso sobre nuestra salud: ayuda a combatir problemas respiratorios, cura enfermedades de la piel como la psoriasis y cicatriza heridas, calma los dolores procedentes del reuma, artrosis y artritis, reduce el estrés y la ansiedad.

El agua de mar nos ayuda a estar sanos, pues es el mayor reconstituyente de minerales de nuestro cuerpo y nos ofrece muchos otros beneficios si la consumimos a nivel interno.

Aunque existe la creencia popular de que el agua marina no es apta para nuestro consumo, ingerirla tiene enormes beneficios sobre nuestra salud. Este líquido contiene minerales, proteínas, vitaminas y más de 90 elementos de la tabla periódica fundamentales para nuestro cuerpo, lo que nos ayuda a llevar una vida sana, rica en nutrientes y minerales, y lo más importante, de una forma natural.

¿QUÉ ES AGUA DE MAR?

El mundo marino es el ecosistema más importante de la tierra: sus aguas han ido creando vida a lo largo de los milenios. Nosotros mismos procedemos de un organismo unicelular marino.

En ella se encuentra el elixir de los orígenes de la vida, y su ingesta nutre nuestro organismo de una forma excelente. El agua marina es una fuente de recursos minerales en la que, con mayor o menor concentración, se encuentran todos los elementos de la tabla periódica necesarios para nuestro organismo.

Y no es que tomar agua de mar se trate de una simple moda: existen referencias de antes de Cristo sobre terapeutas que utilizaban el agua marina como fuente curativa de distintas enfermedades. De hecho, Eurípides ya difundía en su tiempo lo beneficioso que es beber agua marina: "El agua de mar cura todos los males del hombre", proclamaba.

A finales del siglo XIX, René Quinton, un investigador francés, descubrió que la composición del agua de mar es muy similar al medio en el que se desenvuelven nuestras células. Es decir, los componentes del agua de mar son muy similares a nuestro plasma (sangre).

Quinton desarrolló una teoría científica sobre la terapia marina, en la que se determina que las enfermedades son, en realidad, una intoxicación del medio interno a nivel celular. Para que las células puedan desarrollar sus funciones correctamente, deben disfrutar de un medio interno equilibrado para evitar que los órganos se deterioren. Y ese medio interno (plasma) es análogo al agua del mar.

Tras desarrollar esta teoría, entre 1910 y 1950 fundaron junto al Doctor Jarricot los "Dispensarios marinos", centros en los que se usaba agua de mar para sanar diversas enfermedades.

EL AGUA DE MAR, ¡DESINTOXICA, OXIGENA, ALCALINIZA Y NUTRE TU ORGANISMO!

Si tenemos en cuenta que las enfermedades se desarrollan en entornos ácidos, nos será fácil entender que el agua de mar, con propiedades alcalinas, funciona como alcalinizador de nuestro organismo, lo que nos puede ayudar aprevenir enfermedades.

A finales de los años 80 se comprobó que **cualquier carencia de sales minerales hace poco o nulamente asimilables las vitaminas.**

El agua de mar tiene **acción curativa y preventiva contra las enfermedades: puede reparar el ADN, facilita la inmunidad y nutre el organismo.** Asimismo, dificulta el desarrollo de bacterias patógenas, equilibra el pH y ayuda a que se asimilen los minerales. Es decir: **el agua marina es piógena, genera vida, y patogénica, inactiva los gérmenes de procedencia terrestre.**

Es decir, al beber agua de mar, nuestro organismo se desintoxica, oxigena, alcaliniza, nutre y restaura. Entre los beneficios de tomar agua de mar, podemos destacar los siguientes:

- Revitaliza y remineraliza el organismo. El agua de mar microfiltrada en frío desempeña una importante actividad moduladora sobre el sistema inmunológico. Además, está indicada para ayudar a mitigar los efectos de la osteoporosis, artritis, artrosis o dolores musculares crónicos.
- Calma la acidez de estómago y la gastritis. Debido a su alcalinidad y a su contenido de bicarbonato, es muy útil para reducir la producción excesiva de ácidos. Por lo que ayudaría a calmar la acidez de estómago y la gastritis.
- Ayuda acurar las infecciones bucales y combate el mal aliento. Un enjuague diario de agua de mar contribuye a mantener una buena salud bucodental y afecta de forma positiva a procesos inflamatorios. Además, previene caries y el mal aliento.

- Hidratación en entrenamientos deportivos. Son muchos los deportistas que optan por el agua de mar para beber para sus post entrenamientos, especialmente para recuperarse a nivel muscular.
- Ayuda en la absorción de nutrientes a través del tracto intestinal.
- Elimina el exceso de acidez de las células del cuerpo.
- Regula la presión arterial (mezclada con agua dulce).
- Ayuda a la regeneración celular.
- Limpia los pulmones de mucosidad.
- Ayuda a eliminar resfriados y congestión.
- Aporta dureza a los huesos (la deficiencia de sal, o consumir sal refinada, es una de las principales causas de la osteoporosis).
- Regula el sueño.

CÓMO TOMAR AGUA DE MAR

PARA BEBER

El agua de mar tiene una concentración de 36 g de sal (NaCl) por litro, frente a los 9 g por litro que tiene nuestro organismo.

Si tomáramos agua marina directamente, la concentración de sal en nuestro cuerpo aumentaría tanto que los tejidos deberían liberar agua para que la concentración de sales volviera a ser 9 gramos por litro. Esto podría provocarnos diarreas, y en consecuencia, deshidratación.

Por eso **lo más conveniente es tomar agua de mar isotonizada, es decir rebajada con agua dulce.** Teniendo en cuenta la proporción de sal que contiene el agua de mar, lo recomendable es **no tomar más de un cuarto de litro por día,** y en una proporción de **3 partes de agua dulce por 1 de agua de mar.**

¡Importante! Antes de comenzar a tomar agua de mar, es recomendable comprobar que no sufrimos intolerancia a la misma. Lo mejor sería empezar ingiriendo pequeñas cantidades para asegurarnos de que nuestro cuerpo la tolera sin problemas.

PARA COCINAR

Al incorporar agua de mar a nuestra cocina, estamos aportando nutrientes, minerales y transformando nuestros alimentos en fuentes de energía. Pero además de enriquecer nuestros platos, el agua de mar también nos ayuda en la digestión y conserva nuestros alimentos frescos.

- Al cocinar con agua de mar, conservamos los nutrientes de los alimentos y realzamos su delicioso sabor.
- Si limpiamos las verduras crudas con agua de mar, mantenemos su frescura y no será necesario sazonarlas.
- Al hervir los alimentos con agua dulce y un porcentaje de agua de mar, logramos que pierdan menos agua, conservando su hidratación.
- La alta salinidad del agua de mar acelera el proceso de descongelado de pescados y mariscos, y además conserva la frescura natural de los mismos.

Proporción de agua de mar para cocinar:

- Mariscos y pescados: 100%
- Pastas y arroces: 30%
- Patatas y verduras: 35%
- Carnes rojas y pollo: 45%

DIFERENCIAS ENTRE EL AGUA DE MAR ISOTÓNICA Y LA HIPERTÓNICA

Se comercializan dos tipos distintos de agua de mar: isotónica e hipertónica. La principal diferencia entre el agua de mar isotónica y la hipertónica se determina por su concentración en sales.

El **agua isotónica** contiene una concentración en sales igual o menor a 9 gr por litro, ya que ha sido reducida con agua de manantial. Por su parte, el **agua hipertónica** tiene aproximadamente cuatro veces el contenido de sales del agua de mar isotónica. El agua de mar hipertónica tiene que estar reducida con agua mineral, por cada parte de agua hipertónica habría que añadir 3 partes de agua mineral.

El agua isotónica está indicada para funciones preventivas y nutritivas, mientras que la hipertónica se recomienda para funciones depurativas, laxantes y desinfectantes.

BAÑO DE AGUA CALIENTE CON SAL MARINA

Si tienes problemas para dormir darte un baño con agua caliente te ayudará a relajarte. Además, si le añades dos quilos de sal marina a la bañera ayudarás a tu organismo a eliminar los residuos ácidos que nuestro cuerpo no puede eliminar.

El Dr. Albert Martí Bosch, oncólogo integrativo, recomienda a todos sus pacientes darse un baño de agua caliente con sal a diario durante doce minutos. El agua caliente dilata los poros de la piel, y el alto contenido en sodio de la sal ayuda al organismo a eliminar los residuos ácidos por osmosis inversa. Otro beneficio que nos aportará es que los minerales y oligoelementos de la sal penetraran en la piel en forma de iones y esa estipulación ayudará a una mejor regeneración de la células del organismo.

De esta forma los riñones, los pulmones y el hígado no tienen que gestionar tantos residuos y tu cuerpo podrá centrarse en luchar contra la enfermedad. La sal puede ser sal rosa del Himalaya o Sal marina, siempre y cuando sea ecológica y no contenga químicos.

CAPÍTULO 7

LOS BENEFICIOS DEL ZUMO DE GRANADA EN ONCOLOGÍA

INTRODUCCIÓN

La granada es el fruto del árbol *Punica granatum* originario de los montes Himalayas en el norte de la India hasta Irán. Su cultivo se extendió desde la antigüedad a los países Mediterráneos, India, China, Japón, Rusia, zonas de Estados Unidos y Afganistán. Las propiedades medicinales de la granada se conocen desde hace miles de años ya que se menciona en el Antiguo Testamento de la Biblia, en la Torá Judía y en el Talmud Babilonio. Se utilizaba en las ceremonias y en la mitología de los Egipcios, Griegos y Romanos. En la medicina Ayurvédica se considera la granada como una farmacia en sí misma siendo utilizada como agente antiparasitario, antidiarreico, antidiabético y para la curación de úlceras. En América del Sur se mastica la corteza, la cáscara y los pétalos de la granada para tratar la disentería y las enfermedades de la boca y las encías.

Aunque las propiedades terapéuticas de la granada se conocen desde hace miles de años, hace pocos años (unos 18) que se han comenzado a realizar estudios experimentales *in vitro* e *in vivo* analizando la su utilidad en el tratamiento de células cancerosas. El alto contenido en polifenoles que se obtienen de todos los componentes de la fruta e incluso de todas las partes del árbol de granada se relaciona con sus propiedades antitumorales. En diferentes estudios realizados con células de varios cánceres con el de próstata, mama, colon o piel se han demostrado efectos antiproliferativos, pro-apoptóticas, anti-angiogénesis, anti-invasión e inhibición del factor nuclear kB. En la actualidad se están realizando varios estudios clínicos multicéntricos sobre todo en pacientes con cáncer de próstata para determinar los efectos de la granada en el tratamiento de pacientes con este tumor.

CONSTITUYENTES FITOQUÍMICOS DE LA GRANADA

Los fitoquímicos son metabolitos secundarios de las plantas que poseen efectos beneficiosos para la salud aunque no sean considerados nutrientes esenciales. En general, los fitoquímicos son producidos por las plantas como mecanismo de protección contra agentes peligrosos externos como la radiación ultravioleta, patógenos, etc. El consumo de dietas ricas en fitoquímicos ha sido asociada con una disminución en el riesgo a desarrollar enfermedades inflamatorias, cardiovasculares, neurodegenerativas o ciertos tipos de tumores. Aunque la mayor fuente de los fitoquímicos de la granada se encuentran en la fruta también se encuentran fitoquímicos en las diferentes partes del árbol, hojas, semillas, etc. Se han aislado más de 100 compuestos fitoquímicos en la granada. Los más frecuentemente detectados son los polifenoles que incluyen:

a. flavonoides como las antocianinas y antocianidinas (cianidina, delfinidina, pelargonidina);

b. flavonoles como luteolin, quercetin y kaempferol;

c. taninos hidrolizables como los elagitaninos, punicalaginos y galotaninos. Los taninos hidrolizables son los responsables del 92% de la actividad antioxidante del zumo de granada y los punicalaginos son los responsables de la mitad de esa capacidad antioxidante. La granada presenta también catequinas como las que se encuentran en el té verde y esteroides como estradiol, estriol, estrona, testosterona y ácido ursólico.

EFECTOS ANTITUMORALES DE LA GRANADA

1. EFECTOS ANTIPROLIFERATIVOS Y PRO-APOPTOSIS

a. Cáncer de próstata. Varios estudios han mostrado que diferentes partes de la granada (fruta, pieles, cáscara, semillas, etc.) al natural o fermentadas ejercen efectos antiproliferativos. Albrecht et al mostraron que varios extractos obtenidos de la granada inhibían *in vitro* la proliferación de varias líneas celulares de cáncer de próstata tanto hormono sensible (LNCaP) como hormono resistentes (PC-3 y DU 145). Por el contrario, no se afectan las células prostáticas normales. Malik et al evaluaron el efecto antiproliferativo y proapoptosis del extracto de granada en células muy agresivas de cáncer de próstata hormono-resistentes (PC-3) y observaron inhibición de dosis dependiente del crecimiento celular e inducción de apoptosis. Este efecto se conseguía por descenso en la expresión de la proteína del gen anti-apoptosis Bcl-2 y aumento de la expresión de la proteína del gen pro-apoptosis Bax. En un experimento *in vivo* en el que implantaban en ratones atímicos, células de cáncer de próstata sensibles a hormonas, observaron que en los animales a los cuales se les administraba extracto de granada como único líquido para beber se retrasaba el crecimiento de los tumores comparados con los animales que solo bebían agua. Además los animales que recibían extracto de granada, mostraban una reducción significativa (hasta 85%) en la producción de PSA. Seeram et al observaron similares resultados del zumo de granada en cuanto a la inhibición del crecimiento *in vitro* e *in vivo* de células de cáncer de próstata. También observaron que las urolitinas (metabolitos del ácido elágico) se localizaban en la próstata y que inhibían el crecimiento tanto de las células hormono-sensibles como de las hormono-resistentes. Recientemente, Koyama et al han demostrado en células de cáncer de próstata que el zumo de granada induce apoptosis a través de inhibición del IGF. Estos resultados sugieren que el consumo de granada puede retardar el crecimiento del cáncer de próstata lo que podría prolongar la vida de los pacientes y mejorar la calidad de la misma.

b. Cáncer de mama. Resultados similares han sido demostrados en estudios *in vitro* y en modelos animales con células de cáncer de mama. Metha et al observaron que el aceite obtenido de las semillas de la granada poseía propiedades antitumorales en células de cáncer de mama. Jeune et al estudiaron células de cáncer de mama MCF-7 y encontraron que el extracto obtenido con toda la granada presentaba un efecto citotóxico producido por inducción de la apoptosis y que el efecto era dosis dependiente. El efecto era superior con el extracto que si se utilizaban por separado los distintos constituyentes de la granada. Kim et al demostraron *in vitro* que tanto el aceite obtenido de las semillas de la granada como el jugo natural y el fermentado inhibían la síntesis de estrógenos y la actividad de la aromatasa entre 60 y 80%. El efecto fue máximo en las células estrógeno dependientes MCF-7, algo menor en las células estrógeno independientes MDA-AM-231 y muy baja en las células de epitelio mamario normal MCF-10. Además, en un modelo murino de cáncer de mama, el jugo fermentado de la granada inhibió un 47% la formación de tumores inducidos por el carcinógeno DMBA. Estas observaciones apoyan la aplicación terapéutica de la granada en el cáncer de mama humano.

c. Cáncer de colon. El aceite de semillas de granada, compuesto por más de 70% de ácido linolénico conjugado, mostró supresión de la carcinogénesis colónica. Todos los componentes de la granada han mostrado que inducen apoptosis en las células de cáncer de colon (HT-29).

d. Cáncer de pulmón. El tratamiento con extracto de granada produce disminución de la viabilidad de células de cáncer de pulmón (A549) mientras que solo afecta de forma mínima a las células de epitelio bronquial normal (NHBE). En otro estudio, Khan et al mostraron que el extracto de granada reducía de modo significativo el número de tumores que se desarrollaban en ratones expuestos a dos carcinógenos diferentes benzo(a)pireno [B(a)P] y N-nitroso-tris-cloroetilurea (NTCU). A los 84 días de la exposición al carcinógeno B(a)P, los animales que recibían extracto de granada mostraron una reducción de 54% en el número de tumores, mientras que a los 140 días, la reducción fue del 62%. A los 240 días de exposición al carcinógeno NTCU los animales que recibieron extracto de granada mostraron una reducción en el número de tumores del 66%.

d. Cáncer de piel. Hora et al observaron que el aceite de semillas de granada reducía la incidencia y el número de tumores de piel en un modelo de carcinogénesis en ratones.

2. EFECTOS SOBRE EL FACTOR NUCLEAR KB (NF-KB)

El NF-kB forma parte de una familia de factores de transcripción que es activado como respuesta avarios estímulos: citoquinas, carcinógenos, quimioterápicos, endotoxinas, estrés químico o físico, radiación, hipoxia e inflamación. El NF-kB se encuentra activado en varios tumores y se ha demostrado que regula la expresión de más de 200 genes con diferentes funciones que participan en la regulación del sistema inmune, carcinogénesis, proliferación y adhesión celular, antiapoptosis, angiogénesis, invasión y metástasis. La actividad del NF-kB es regulada por una proteína inhibidora que se une a él y lo retiene en el citoplasma. Cuando se activa la vía del NF-kB se degrada por fosforilación la proteína inhibidora liberando el NF-kB que pasa al núcleo donde actúa como factor de transcripción. Shishodia et al han mostrado que tanto el zumo de granada como los taninos de la granada y el punicalagino suprimen la activación del NF-kB en células de cáncer de colon. Khan et al han mostrado en diferentes estudios que el extracto de granada inhibe la activación del NF-kB en células de cáncer de pulmón y mama y en un modelo *in vivo* con ratones atímicos implantados con células de cáncer de pulmón.

El cáncer de próstata es uno de los tumores en los que se ha demostrado la activación del NF-kB donde representa un factor de riesgo independiente de recidiva tumoral tras la prostatectomía radical. Rettig et al han demostrado que tanto el zumo como el extracto de granada inhiben el NF-kB y la viabilidad celular en células de cáncer de próstata *in vitro*. En un modelo *in vivo*, observaron que la granada retrasa la aparición de hormono independencia del cáncer de próstata. La inhibición del NF-kB es un mecanismo requerido para obtener el máximo efecto proapoptótico del zumo de granada.

3. EFECTOS SOBRE LA ANGIOGÉNESIS

La hipoxia es el mecanismo más importante para la progresión de más del 70% de los tumores a través de la activación de la angiogénesis que es esencial para que un tumor crezca más de 200 micras. Sin embargo, a diferencia de lo que sucede con la vascularización del tejido normal, los microvasos tumorales formados a través de la angiogénesis están muy desorganizados por lo que se produce más hipoxia con la subsecuente activación de factores de transcripción asociados con la hipoxia celular como por ejemplo el factor inducible por hipoxia 1-alfa y 1-beta (HIF-1alfa y HIF-1beta) que a su vez activan la expresión de diferentes genes relacionados con la angiogénesis que conducen a mayor progresión y agresividad. La angiogénesis inducida por el tumor es regulada por factores producidos por los macrófagos, neutrófilos y por las propias células tumorales como el factor de crecimiento del endotelio vascular (VEGF). En el cáncer de próstata, por ejemplo, se ha demostrado que los andrógenos, que juegan un factor muy importante en la etiología y progresión del tumor, activan la expresión de HIF-1alfa y VEGF. Toi et al analizaron el potencial antiangiogénico del aceite obtenido de las semillas o el zumo fermentado de granada en células de cáncer de mama estrógeno sensible (MFC-7) o estrógeno resistente (MDA-MB-231) observando una disminución significativa del mismo. Sartippour et al estudiaron *in vitro* el efecto del extracto obtenido de la piel de la granada estandarizado a 37% de elagitaninos y 3,5% de ácido elágico libre sobre células de cáncer de próstata hormono-sensible (LNCaP) y células endoteliales de vena umbilical humana. El extracto de granada inhibió la proliferación de las células endoteliales tanto en condiciones normóxicas como hipóxicas e inhibió la proliferación de las células LNCaP en condiciones hipóxicas. También se observó que en condiciones de hipoxia se reducía la concentración de la proteína HIF-1alfa y de VEGF en ambos grupos celulares. En un experimento *in vivo* se implantaron células de cáncer de próstata humano (LAPC4) en ratones con inmunodeficiencia severa combinada (SCID) y recibieron por boca 5 días a la semana durante 4 semanas extracto de granada o un líquido que actúo como control. La dosis de extracto de granada que recibían los animales correspondía al consumo humano de 320 ml. de zumo de granada. Se observó que a las 4 semanas el volumen tumoral fue significativamente inferior (199+37 mm3 comparado con 1179+106 mm>) en los animales que recibieron el extracto de granada. Además, la concentración del VEGF fue significativamente superior en los animales que recibieron el líquido control mientras que la tinción de HIF-1alfa y la densidad de vasos sanguíneos estaban significativamente disminuidas en los animales que recibieron el extracto de granada. Khan et al observaron que la densidad de microvasos se reducía 78% en ratones con cáncer de pulmón primario que recibían extracto de granada, al igual que la expresión de VEGF que también se encontraba reducida.

4. EFECTO SOBRE LA INVASIÓN TUMORAL.

Para que los tumores infiltren los tejidos vecinos se requiere que las células tumorales secreten enzimas proteolíticas como las metaloproteinasas, para la digestión de la matriz extracelular. El extracto de granada ha demostrado su efectividad para inhibir la expresión de metaloproteinasas a través de la inhibición de NF-kB en condrocitos humanos. En otro estudio, varios componentes de la granada (ácido elágico, ácido cafeico, luteolina y ácido punícico) fueron estudiados *in vitro* como inhibidores potenciales de la invasión de células de cáncer de próstata humano hormono-resistente (PC-3) a través de una membrana artificial. Aunque todas las sustancias por separado inhibieron significativamente la invasión, cuando se utilizaban de forma conjunta, se observaba un efecto supra-aditivo. Resultados similares, observaron Albrecht et al con el mismo tipo celular de cáncer de próstata. Khan et al en un modelo *in vitro* de cáncer de mama observaron disminución de la invasión celular de forma dosis dependiente (hasta 46%) cuando se utilizaba extracto de granada.

ENSAYOS CLÍNICOS EN CURSO UTILIZANDO ZUMO DE GRANADA

En el momento actual se están realizando en el mundo 25 ensayos clínicos utilizando zumo de granada que se encuentran en diferente etapas (completados, incluyendo pacientes o activos pero sin haber comenzado el reclutamiento, etc.

En 8 estudios se relacionan con el cáncer de próstata, en 5 de ellos se reclutan pacientes que presentan elevación del PSA tras el fracaso del tratamiento inicial con prostatectomía radical o radioterapia. En otro se tratan con zumo de granada pacientes antes de ser sometidos a cirugía radical, en otro se tratan pacientes con cáncer de próstata localizado que no han recibido ningún tratamiento y en el estudio restante se valora la suplementación de la dieta con fitoquímicos y ácidos grasos poliinsaturados en pacientes con cáncer de próstata. En 5 estudios se analiza la acción del zumo de granada en pacientes diabéticos. Tres estudios se relacionan con la infección por rinovirus, influenza y gripe porcina y resfriado común respectivamente. Los 9 estudios restantes analizan respectivamente: hiperplasia benigna de próstata, grosor de las capas íntimas y media de la carótida, cardiomiopatía crónica complicada con insuficiencia renal, injuria cerebral en fetos con restricción del crecimiento intrauterino, riesgo de enfermedad cardiovascular, linfoma, estrés oxidativo en pacientes en hemodiálisis, función física y mental de adultos de edad media y la capacidad oxidativa de la dieta.

CONCLUSIONES

Pese a que las propiedades de la granada se conocen desde hace más de mil años, no ha sido hasta las últimas dos décadas que se han incrementado el número de estudios tanto *in vitro* como *in vivo* que analizan los efectos de varios constituyentes de la granada sobre todo el zumo natural sobre diferentes patologías. Del mismo modo, en los últimos años se han diseñado varios ensayos clínicos multicéntricos que actualmente se encuentran en curso y que cuando se analicen sus resultados podrán ofrecernos mucha información sobre los efectos terapéuticos del zumo de granada. En el campo de la oncología, los efectos antiproliferativos, proapoptóticos y antiangiogénesis han sido ampliamente estudiados en modelos animales y están pendientes de confirmar en estudios en humanos. Otros campos abiertos a la investigación médica sobre los efectos de la granada son la disfunción eréctil y la infertilidad masculina.

BIBLIOGRAFÍA

ADER, R., FELTEN, D. & COHÉN, N.
   (1990). *Interactions Between the Brain and the Immune System. Annual Review of Pharmacology and Toxicology 30* (1), 561-602. doi:l 0.1146/annurev.pa.30.040190.003021.

AGENCIA INTERNACIONAL DE INVESTIGACIÓN SOBRE EL CÁNCER (OMS)
   Recuperado en febrero de 2019. de https://cancer-code-europe.iarc.fr/index.php/es/doce-formas/tabaco/457-cuales-son-los-carcinogenos-del-tabaco.

AGENTS CLASSIFIED BY THE IARC MONOGRAPHS
   Volumes 1-123. Recuperado en febrero del 2019 de https://monographs.iarc.fr/agents-dassified-by-the-iarc/

ALTRNAN, F. BLUMENTHAL. S. J. HALL, N.R.S.
   (1996) *Mind-Body Interactions and Disease and Psychoneuroimmunological Aspects of Health and Disease. Proceedings ofa Conference on Stress, Immunity and Health Sponsored by the National Instltutes of Health*. Orlando, Fl: Health Dateline Press.

AMERICAN ASSOCIATION FOR CÁNCER RESEARCH - AACR
   Cáncer Progress Report 2013, Disponible en www.cancerprogressreport.org (12/5/2014).

ANAND, P. ET AL.
   (2008). *Cancer is a Preventable Disease that Requires Major Lifestyle Changes.* Pharmaceutical Research, 25(9), pp.2097-2116. doi: 10.1007/sl 1095-008-9661-9.

ANAND, P. ET AL.
   (2008). *Cancer is a Preventable Disease that Requires Major Lifestyle Changes.* Pharmaceutical Research, 25(9), 2097-2116. doi: 10.1007/sl 1095-008-9661-9.

BOOTH, M.,
   Assessment of physical activity: an international perspective. Res Q Exerc Sport, 2000. 71(2 Suppl): p. S114-20.

BOUKARAM, C.
   Médecine Intégrative. Recuperado en febrero de 2019, de http://drboukaram.com/

BOUKARAM C.
   II potere anticancro delle emozioni.

ADER, R., FELTEN, D. & COHÉN, N.

(1990). *Interactions Between the Brain and the Immune System. Annual Review of Pharmacology and Toxicology 30* (1), 561-602. doi:l 0.1146/annurev.pa.30.040190.003021

AGENCIA INTERNACIONAL DE INVESTIGACIÓN SOBRE EL CÁNCER (OMS)

Recuperado en febrero de 2019. de https://cancer-code-europe.iarc.fr/index.php/es/doce-formas/tabaco/457-cuales-son-los-carcinogenos-del-tabaco

AGENTS CLASSIFIED BY THE IARC MONOGRAPHS

Volumes 1-123. Recuperado en febrero del 2019 de https://monographs.iarc.fr/agents-dassified-by-the-iarc/

ALTRNAN, F. BLUMENTHAL. S. J. HALL, N.R.S.

(1996) *Mind-Body Interactions and Disease and Psychoneuroimmunological Aspects of Health and Disease. Proceedings ofa Conference on Stress, Immunity and Health Sponsored by the National Instltutes of Health.* Orlando, Fl: Health Dateline Press.

AMERICAN ASSOCIATION FOR CÁNCER RESEARCH - AACR

Cáncer Progress Report 2013, Disponible en www.cancerprogressreport.org (12/5/2014)

ANAND, P. ET AL.

(2008). *Cancer is a Preventable Disease that Requires Major Lifestyle Changes.* Pharmaceutical Research, 25(9), pp.2097-2116. doi: 10.1007/sl 1095-008-9661-9

ANAND, P. ET AL.

(2008). *Cancer is a Preventable Disease that Requires Major Lifestyle Changes.* Pharmaceutical Research, 25(9), 2097-2116. doi: 10.1007/sl 1095-008-9661-9

BOOTH, M.,

Assessment of physical activity: an international perspective. Res Q Exerc Sport, 2000. 71(2 Suppl): p. S114-20.

BOUKARAM, C.

Médecine Intégrative. Recuperado en febrero de 2019, de http://drboukaram.com/

BOUKARAM C.

II potere anticancro delle emozioni.

BOYD, D. B.

(2003). *Insulin and Cáncer. Integrative Cáncer Therapies,* 2(4), 315-329. doi:10.1177/1534735403259152

CHARI, S. T., LEIBSON, C. L, RABE, K. G, RANSOM, J, ANDRADE, M. D, & PETERSEN, G. M.

(2005). *Probability of Pancreatic Cáncer Following Diabetes: A Population-Based Study.* Gastroenterology, 129(2) 504-511 doi:10.1053/j.gastro.2005.05.007

CONNOR, J.

(2016). *Alcohol consumption as a cause of cáncer.* Addiction, 112(2), 222-228. doi:l0.1111/add.l 3477

CUELLO, A. C., J. V. PRIESTLEY, AND M. R. MATTHEWS.

Localization of substance P in neuronal pathways. In: Substance P in the Nervous System, edited by R. Porter and M. O'Connor.London: Pitman, 1982, p. 55-83. (Ciba Found. Symp. 91).

DIEGO FERNÁNDEZ- LÁZARO ET AL.
: *Actividad física en pacientes oncológicos de cáncer de mama: ¿terapia médica deportiva no farmacológica?* Revisión sistemática. Arch Med Deporte 2020; 37(4): 266-274.

DRA. ODILE FERNÁNDEZ MARTÍNEZ.
Mis recetas anticáncer, Alimentación y vida anticáncer. Ediciones Urano. 2013 Junio; 297-298.

DREW, D. A., CAO, Y. & CHAN, A. T.
(2016), *Aspirin and colorectal cáncer: The promise of precisión chemoprevention.* Nature Reviews Cáncer, 1 6(3), 173-186. doi:10.1038/nrc.2016.4

DR. PERE GASCÓN.
Oncología Integrativa. Amat Editorial, 2021.

FRANCISCO FAJARDO.
Tratado de Osteopatía, Tomo 5. Editorial Dilema, 2016.

FRANCISCO FAJARDO.
Osteopatía psicobiológica. Editorial Dilema, 2019.

FRANCISCO LÓPEZ- KÖSTNER DR., ZÁRATE ALEJANDRO J.C.
El deporte y la actividad física en la prevención del cáncer". Revista Médica Clínica Los Condes, 2012; 23(3) 262-265.

FREEDMAN, N. D.
(2011). *Association Between Smoking and Risk of Bladder Cáncer Among Men and Women.* Jama, 306(7), 737. doi: 10.1001/jama.2011.1142

HANAHAN D, WEINBERG RA.
Hallmarks of cancer: the next generation. Cell, 2011; 144: 646-74.

HEYN, H. ET AL.
(2012). *DNA methylation profiling in breast cáncer discordant identical twins ¡dentifies D0K7 as novel epigenetic biomarker.* Carcinogenesis, 34(1), 102-108. do¡:10.1093/carcin/bgs321.

INAGAKI, S., M. SAKANAKA, S. SHIOSAKA, E. SENBA, K. TAKATSUKI, H. TAKAGI, Y. KAWAI, H. MINAGAWA, AND M. TOHYAMA.
Ontogeny of substance P-containing neuron system of the rat: immunohistochemical analysis. I. Forebrain and upper brain stem. Neuroscience 7: 251-277, 1982. 27-31,1983.

INMACULADA ISORNA RETAMINO.
La sustancia P y su receptorNK-1R en el cáncer de tiroides. Tesis Doctoral, Universidad de Sevilla.

JOHNSTONE, B„ BODLING, A., COHÉN, D„ CHRIST, S. E„ & WEGRZYN, A.
(2012). *Right Parietal Lobe-Related "Selflessness" as the Neuropsychological Basis of Spiritual Transcendence International Journal for the Psychology of Religión,* 22(4), 267-284. doi: 10.108 0508619.2012.657524.

NEWBERG, A. & WALDMAN, M. (2009)
How God Changes Your Brain. New York: Ballantine Books. P. 54-55.

KARIN, M.

(2009). NF-kB as a *Critical Link Between Inflammation and Cáncer. Coid Spring Harbor Perspectives in Biology*, 1(5). doi: 10.1101/ cshperspect.a000141.

KARMA P,ET AL.

Benefits of whole ginger extract in prostate cancer. Br J Nutr. 2012 Feb;107(4):473-84

KERRY S COURNEYA ET AL.

Exercise, aging and cancer. Appl Physiol Nutr Metab, 2007; 32(6): 1001-7.

KERRY S COURNEYA ET AL.

Exercise, aging and cancer. Appl Physiol Nutr Metab, 2007; 32(6): 1001-7.

KIM HS, LEE BM.

Inhibition of benzo [a] pyrene-DNA adduct formation by aloe barbadensis Miller. *Carcinogenesis.* 1997;18:771- 6. [PubMed] [Google Scholar]

KIM HS, KACEW S, LEE BM.

In vitro chemopreventive effects of plant polysaccharides (Aloe barbadensis Miller, Lentinus edodes, Ganoderma lucidum, and Coriolus vesicolor) Carcinogenesis. 1999;20:1637-40. [PubMed] [Google Scholar]

KNOP K. ET AL.

Sport and Oxidative stress in oncological patients. Int J Sports Med. 2011 Nov 17.

KNOTT, C. S., COOMBS, N., STAMATAKIS, E., & BIDDULPH, J. P.

(2015). *All cause mortality and the case for age specific alcohol consumption guidelines: Pooled analyses ofupto lOpopulation based cohorts.* Bmj, 350(Feb10 2). do¡:10.1136/bmj.h384

KOENIG. H. G,, KING, D. E, & CARSON, V. B.

(2012). *Handbook of religión and health.* New York: Oxford University Press.

KUMAR, M,, NANAVATI, R,, MODI,T., & DOBARIYA, C.

(2016). *Oral cáncer: Etiology and risk factors: A review.* Journal of Cáncer Research and Therapeutics, 12(2), 458. doi:l 0.4103/0973-1482.186696

LEVINE, M. ETAL.

(2014). *Low Protein Intake Is Associated with a Major Reduction in IGF-1, Cáncer, and Overall Mortality in the 65 and Younger but Not Older Population.* CellMetabolism, 19(3), 407-417. doi:10.1016/j. cmet.2014.02.006

LJUNGDAHL, A, T. HOKFELT, AND G. NILSSON.

Distribution of substance P-like immunoreactivity in the central nervous system of the rat. I. Cell bodies and nerve terminals. Neuroscience 3: 861-943, 1978.

MALIN A. ET AL.

Energy balance and breast cancer risk. Cancer Epidemiol Biomarkers Prev. 2005; 14: 1496-501.

MANUSIRIVITHAYA S, ET AL.

Antiemetic effect of ginger in gynecologic oncology patients receiving cisplatin. Int J Gynecol Cancer.2004 Noy-Dec;14(6):1036-9.

MARTEL, C. D. ET AL.

(2012). *Global burden of cancers attributable to infections in 2008: A review and synthetic analysis.* The Lancet Oncology, 13(6), 607-615. do¡:10.1016/s 1470-2045(12)70137-7

MUGGIA, D., HARRINGTON, A. &ZAJONC, A.

(2008). *II Buddhain laboratorio: Dialoghi fra il Dalai Lama e la scienza sulla natura delia mente.* Giaveno: AMRITA. P. 96.

MUÑOZ, C.D., ET AL.,

Stress-induced neuroinflammation: mechanisms and new pharmacological targets. Braz J Med Biol Res, 2008. 41(12): p. 1037-46.

PATTERSON RE, CADMUS LA, EMOND JA, PIERCE JP.

Physical activity, diet, adiposity and female cancer prognosis: a review of the epidemiologic literature. Mauritas 201; 66: 5-15.

PENG SY, NORMAN J, CURTIN G, CORRIER D, MCDANIEL HR, BUSBEE D.

Decreased mortality of Norman murine sarcoma in mice treated with the immunomodulator, acemannon. Mol Biother. 1991;3:79–87. [PubMed] [Google Scholar]

PORTILLO, I .EL AL.

(2017). *Lesiones detectadas en seis programas poblacionales de cribado de cáncer colorrectal en España.* Proyecto CRIBEA. Revista Española de Salud Pública, 91,201702021. Epub 20 de febrero de 2017. Recuperado en febrero de 2019, de http://scielo.isciii.es/ scielo.php?scr¡pt=sci_arttext&pid=Sl 135-57272017000100404&lng=es&tl ng=es

PREETHA A. EF AL.

Cáncer is a Preventable Disease that Requires Major Lifestyle Changes, Pharm Res. 2008.

RAFAEL SIRERA, PEDRO T. SÁNCHEZ Y CARLOS CAMPS.

Inmunología, estrés, depresión y cáncer. Psicooncología, Vol. 3, Núm. 1, 2006, pp. 35-48.

RHODE J, ET AL.

Ginger inhibits cell growth and modulates angiogenic factors in ovarían cáncer cells. BMC Complement Altern Med.2007 Dec 20;7:44.

SALAS-SALVADÓ, J. ET AL.

(2014). *Nuts in the prevention and treatment of metabolic syndrome.* The American Journal of Clinical Nutrition. /OO(SuppM). doi:10.3945/ajcn.113.071530

SEITZ, H. K. ETAL.

(2012). *Epidemiology and Pathophysiology of Alcohol and Breast Cáncer: Update 2012.* Alcohol and Alcoholism 47(3), 204-212. doi:10.1093/alcalc/ags011

SELYE, H.

(1955). *Stress and Oisease.* Science, 122(3171), 625-631. doi: 10.1126/science. l 22.3171.625

SIERI, S. EF AL.

(2014). *Dietary Fat Intake and Development of Specific Breast Cáncer Subtypes.* Journal of the National Cáncer Institute, 106(5). doi: 10.1093/jnci/dju068.

SOFFITTI, M. ET AL.

(2016). *Sucralose administered in feed, beginning prenatally through lifespan, induces hematopoietic neoplasias in male swiss mice.* International Journal of Occupational and Environmental Health,22(1), 7-17. doi:10.1080/l0773525.2015.1106075

SLOAN E.K., PRICEMAN SJ. COX B.F. ET AL.

The sympathetic nervous system induces a metastatic switch in primary breast cáncer, Cáncer Research, 2010 Sept 15.

SORESI, E.

(2014). *Ilcervello anarchico.* Torino: UTET. Cap. 3.

TAYLOR, S. E. & SIROIS, F. M.

(2012). *Healthpsychology.* Toronto: McGraw-Hill Ryerson.

TOUITOU, Y., REINBERG, A. &TOUITOU, D.

(2017). *Association between light at night, melatonin secretion, sleep deprivation, and the internal dock: Health impacts and mechanisms of circadian disruption.* Life Sciences, 173, 94-106. doi:10.1016/j.lfs.2017.02.008

U.S.DEPARTMENT OF HEALTH AND HUMAN SERVICES

(2005) *NTP report on the toxicology studies of aspartame (CAS No. 22839-47- 0) in genetically modified (FVB Tg.AC hemizygous) and B6.129- Cdkn2atmlRdp (N2) deficient mice and cardnogenidty studies of aspartame in genetically modified [B6.129-Trp53tmlBrd (N5) haploinsufficient] mice (feed studies).* National Toxicology Program Genet ModifModelRep:ÁD:l-222.PM\D: 18685711

WORLD CÁNCER RESEARCH FUND/AMERICAN INSTITUTE FOR CÁNCER RESEARCH

Continuous Update Project Expert Report 2018. Alcoholic drinks and the risk of cáncer. Available at dietandcancerreport.org. Recuperado en febrero de 2019.

YANG, X.

(2012). *Diabetes, insulin and cancer risk.* World Journal of Diabetes, 3(4), 60. doi:10.4239/ wjd.v3.i4.60

PEDERSEN-BJERGAARD, U., L. B. NIELSEN, K. JENSEN, L.EDVINSSON, I. JANSEN, AND J. OLESEN.

Algesia and local responses induced by neurokinin A and substance P in human skin and temporal muscle. Peptides 10: 1147-1152,1989.

BROWNSTEIN, M. J., E. A. MROZ, J. S. KIZER, M. PALKOVITS AND S. E. LEEMAN.

Regional distribution of substance P in the brain of the rat. Brain Res. 116: 299-305,1976.

HENDRY, S. H. C., E. G. JONES, AND N. BURSTEIN.

Activitydependent regulation of tachykinin-like immunoreactivity in neurons of monkey visual cortex. J. Neurosci. 8: 1225- 1238,1988.

MANTYH, P. W., T. GATES, C. R. MANTYH, AND J. E. MAGGIO.

Autoradiographic localization and characterization of tachykinin receptor binding sites in the rat brain and peripheral tissues. J. Neurosci. 9: 258-279, 1989.

DR. RANIERO FACCHINI.
Cáncer. Editorial Safeliz, 2019.

BEACH, T. G., AND E. G. MCGEER.
The distribution of substance P in the primate basal ganglia: an immunohistochemical study of baboon and human brain. Neuroscience 13: 29- 52,1984.

DAM, T.-V., E. ESCHER, AND R. QUIRION.
Visualization of neurokinin-3 receptor sites in rat brain using the highly selective ligand [3H] senktide. Brain Res. 506: 175-179, 1990.

SAFFROY, M., J.-C. BEAUJOUAN, Y. TORRENS, J. BESSEYRE, L. BERGSTROM, AND J. GLOWINSKI.
Localization of tachykinin binding sites (NK,, NK,, NK, ligands) in the rat brain. Peptides 9: 227-241, 1988.

HABER, S. N., AND W. J. H. NAUTA.
Ramifications of the globus pallidus in the rat as indicated by patterns of immunohistochemistry. Neuroscience 9: 245-260, 1983.

HABER, S. N., AND S. J. WATSON.
The comparative distribution of enkephalin, dynorphin and substance P in the human globus pallidus and basal forebrain. Neuroscience 14: 1011- 1024, 1985.

DOUGLAS, F. L., M. PALKOVITS, AND M. J. BROWNSTEIN.
Regional distribution of substance P-like immunoreactivity in lower brain stem of the rat. Brain Res. 245: 376-378, 1982.

CHEN LW, YUNG KK, CHAN YS.
Neurokinin peptides and neurokinin receptors as potential therapeutic intervention targets of basal ganglia in the prevention and treatment of Parkinson's disease. Curr Drug Targets. 2004 Feb;5(2):197-206.

LÉVESQUE M, WALLMAN MJ, PARENT R, SÍK A, PARENT A.
Neurokinin-1 and neurokinin-3 receptors in primate substantia nigra. Neurosci Res. 2007 Mar;57(3):362-71.

BEAL, M. F., AND M. F. MAZUREK.
Substance P-like immunoreactivity is reduced in Alzheimer's disease cerebral cortex. Neurology 37: 1205-1209, 1987.

COOPER, P. E., M. H. FERNSTROM, 0. P. RORSTAD, S. E. LEEMAN AND J. B. MARTIN
The regional distribution of somatostatin, substance P and neurotensin in human brain. Brain Res. 218: 219-232, 1981.

FLOOD, J. F., M. L. BAKER, E. N. HERNANDEZ, AND J. E. MORLEY.
Modulation of memory retention by neuropeptide K. Braill Res. 520: 284-290, 1990.

KANAZAWA, I., AND T. JESSELL.
Post mortem changes and regional distribution of substance P in the rat and mouse nervous system. Bruin Res. 117: 362-367, 1976.

MASSI, M., L. GENTILI, M. PERFUMI, G. DE CARO, AND J. SCHULKIN.
Inhibition of salt appetite in the rat following injection of tachykinins into the medial amygdala.
Bruin Res. 513: l- 7,1990.

LANGEVIN, H., AND P. C. EMSON.
Distribution of substanceP, somatostatin and neurotensin in the human hypothalamus.
Bruin Res. 246: 65-69, 1982.

SAKANAKA, M., S. SHIOSAKA, K. TAKATSUKI, S. INAGAKI, H. TAKAGI, E. SENBA, Y. KAWAI, T. MATSUZAKI, AND M. TOHYAMA.
Experimental immunohistochemical studies on the amygdalofugal peptidergic (substance P and somatostatin) fibers in the stria terminalis of the rat. Brain Rex 221: 231-242, 1981.

TSURUO, Y., H. KAWANO, T. NISHIYAMA, S. HISANO, AND S. DAIKOKU.
Substance P-like immunoreactive neurons in the tuberoinfundibular area of rat hypothalamus.
Light and electron microscopy. Brain Res. 289: l-9,1983.

HÖNKFELT, T., B. PERNOW, G. NILSSON, L. WETTERBERG, M. GOLDSTEIN, AND S. L. JEFFCOATE.
Dense plexus of substance P immunoreactive nerve terminals in eminentia medialis of the primate hypothalamus. Proc. Natl. Acad. Sci. USA 75: 1013-1015, 1978.

RUBIN, B. S., AND R. J. BARFIELD.
Priming of estrous responsiveness by implants of 17P-estradiol in the ventromedial hypothalamic nucleus of female rats. Endocrinology 106: 504-509, 1980.

RUBIN, B. S., AND R. J. BARFIELD.
Progesterone in the ventromedial hypothalamus facilitates estrous behavior in ovariectomized, estrogen-primed rats. Endocrinology 113: 797- 804, 1983.

HIRAI, T., AND E. G. JONES.
Distribution of tachykinin- and enkephalin-immunoreactive fibers in the human thalamus.
Brain Res. Rev. 14: 35-52, 1989.

236. BURCHER, E., AND S. H. BUCK.
Multiple tachykinin binding sites in hamster, rat and guinea-pig urinary bladder.
Eur. J. Pharmacol. 128: 165-177, 1986.

CUELLO, A. C., M. DEL FIACCO, AND G. PAXINOS.
The central and peripheral ends of the substance P-containing sensory neurones in the rat trigeminal system. Brain Res. 152: 499-509, 1978.

GIACHETTI.
A highly selective NK2 tachykinin receptor antagonist containing D-triptófano.
Eur. J. Pharmacol. 175: 113-115,199O.

MANAKER, S., AND G. RIZIO.
Autoradiographic localization of thyrotropin-releasing hormone and substance P receptors in the rat dorsal vagal complex. J. Comp. Neural. 290: 516- 526, 1989.

KATZ, D. M., AND H. J. KARTEN.
Substance P in the vagal sensory ganglia: localization in cell bodies and pericellular arborizations.
J. Comp. Neural. 193: 549-564, 1980.

DE GROAT, W. C., M. KAWATANI, T. HISAMITSU, I. LOWE, C. MORGAN, J. ROPPOLO, A. M. BOOTH, I. NADELHAFT, D. KUO, AND K. THOR.
The role of neuropeptides in the sacral autonomic reflex pathways of the cat. J. Auton. Nerv. Syst. 7: 339-350, 1983.

DE LANEROLLE, N. C., AND C. C. LAMOTTE.
The human spinal cord: substance P and methionine-enkephalin immunoreactivity. J. Neurosci. 2: 1369-1386, 1982.

JESSELL, T., A. TSIJNOO, I. KANAZAWA, AND M. OTSUKA.
Substance P: depletion in the dorsal horn of rat spinal cord after section of the peripheral processes of primary sensory neurons. Braia Rw. 168: 247-259, 1979.

KRNJEVI, K.
Effects of substance P on central neurons in cats. In: Substance P, edited by U. S. Von Euler and B. Pernow. New York: Raven, 1977, p. 217-230.

NILSSON, J., A. M. VON EULER, AND C.-J.
Dalsgaard. Stimulation of connective tissue cell growth by substance P and substance K. Nature Lond. 315: 61-63,1985.

PERRONE, M. H., R. D. LEPORE, AND W. SHAIN.
Identification and characterization of substance P receptors on LRM55 glial cells. J. Pharmacol. Exp. Ther. 238: 389-395, 1986.

MADAAN V, WILSON DR.
Neuropeptides: relevance in treatment of depression and anxiety disorders. Drug News Perspect. 2009 Jul-Aug;22(6):319-24.

EBNER K, SARTORI SB, SINGEWALD N.
Tachykinin receptors as therapeutic targets in stress-related disorders. Curr Pharm Des. 2009;15(14):1647-74

CHAHL LA.
Tachykinins and neuropsychiatric disorders. Curr Drug Targets. 2006 Aug;7(8):993-1003.

ROLLANDY I, DREUX C, IMHOFF V, ROSSIGNOL B.
Importance of the presence of the N-terminal tripeptide of substance P for the stimulation of phosphatidylinositol metabolism in rat parotid gland: a possible activation of phospholipases C and D. Neuropeptides 13: 175-185, 1989.

MUÑOZ M, COVEÑAS R.
Safety of neurokinin-1 receptor antagonist. Expert Opinion. Drug Saf. Informa Healthcare. 12(5).10.1517/14740338, 2013.

LUO W, SHARIF TR, SHARIF M.
Substance P-induced mitogenesis in human astrocytoma cells correlates with activation of the mitogen-activated protein kinase signaling pathway. Cancer Res 56:4983-4991, 1996.

GONZÁLEZ-ORTEGA A, SÁNCHEZ-VADERRÁBANOSA E, RAMIRO-FUENTESAS, SALINAS-MARTÍN V, CARRANZAC A, COVEÑNAS R, MUÑOZ M.
Uveal melanoma expresses NK-1 receptors and cyclosporin A induces apoptosis in human melanoma cell lines overexpressing the NK-1 receptor. Peptides 55,1-12, 2014.

FRIESS H, ZHU Z, LIARD V, SHI X, SHRIKHANDE SV, WANG L, LIEB K, KORC M, PALMA C, ZIMMERMANN A, REUBI JC, BUCHLER MW.
Neurokinin-1 receptor expression and its potential effects on tumor growth in human pancreatic cancer. Lab Invest 83:731-742, 2003.

PALMA C, NARDELLI F, MANZINI S, MAGGI CA.
Substance P activates responses correlated with tumour growth in human glioma cells line bearing tachykinin NK-1R receptors. Br J Cancer 79:236-243, 1999.

SINGH D, JOSHI DD, HAMEED M, QIAN J, GASCON P, MALOOF PB, MOSENTHAL A, RAMESHWAR P.
Increased expression of preprotachykinin-I and neurokinin receptors in human breast cancer cells: implications for bone marrow metastasis. Proc Natl Acad Sci USA 97 388-393, 2000.

SITOHY B, EL SALHY M.
Changes in the colonic enteric nervous system in rats with chemically induced colon dysplasia and carcinoma. Acta Oncol 41:543-549, 2002.

MUÑOZ M, ROSSO M, PÉREZ A, COVEÑAS R, ROSSO R, ZAMARRIEGO C, PIRUAT JI.
The NK-1R receptor is involved in the antitumoural action of L-733,060 and in the mitogenic action of substance P on neuroblastoma and glioma cell lines. Neuropeptides 39 (4): 427-32, 2005a.

MUÑOZ M, ROSSO M, PÉREZ A, COVEÑAS R, ROSSO R, ZAMARRIEGO C, SOULT JA, MONTERO I.
Antitumoural action of the neurokinin-1-receptor antagonist L-733,060 and mitogenic action of substance P on human retinoblastoma cell lines.
Invest Ophthalmol Vis Sci 46:2567-2570, 2005b.

FOWLER CJ, BRANNSTROM G.
Substance P enhances forskolin-stimulated cyclic AMP production in human UC11MG astrocytoma cells. Methods Find Exp Clin Pharmacol 16:21-28, 1994.

LEE CM, KUM W, COCKRAM CS, TEOH R, YOUNG JD.
Functional substance P receptors on a human astrocytoma cell line (U-373 MG).
Brain Res 488:328-331, 1989.

EISTETTER HR, MILLS A, BREWSTER R, ALOUANI S, RAMBOSSON C, KAWASHIMA E.
Functional characterization of neurokinin-1 receptors on human U373MG astrocytoma cells.
Glia 6:89-95, 1992.

MUÑOZ M, ROSSO M, SOULT JA, COVEÑAS R.
(2006) *Antitumoural action of neurokinin-1 receptor antagonists on human brain cancer cell lines.* In: Yang AV (ed) Brain cancer: therapy and surgical intervention.
New York: Nova Science, pp 45-75.

LANG K, DRELL TL, LINDECKE A, NIGGEMANN B, KALTSCHMIDT C, ZAENKER KS, ENTSCHLADEN F.
Induction of a metastatogenic tumor cell type by neurotransmitters and its pharmacological inhibition by established drugs. Int J Cancer 112:231-238, 2004.

LANGDON S, SETHI T, RICHIE A, MUIR M, SMYTH J, ROZENGURT E.
Broad spectrum neuropeptide antagonists inhibit the growth of small cell lung cancer in vivo.
Cancer Res 52:4554-4557, 1992.

REEVE JG, BLEEHEN NM.
Substance P induces apoptosis in lung cancer cell lines in vitro.
Biochem Bioph Res Com 199:1313-1319, 1994.

SECKL MJ, HIGGINS T, WILDMER F, ROZENGURT E.
Substance P: a novel potent inhibitor of signal transduction and growth in vitro and in vivo in small cell lung cancer cells. Cancer Res 57:51-4, 1997.

PALMA C, BIGIONI M, IRRISSUTO C, NARDELLI F, MAGGI CA, MANZINI S.
Anti-tumour activity of tachykinin NK-1R receptor antagonists on human glioma U373 MG xenograft. Br J Cancer 82:480-487, 2000.

WOLL PJ, ROZENGURT E.
Substance P, a potent bombesin antagonist in murine Swiss 3T3 cells, inhibits the growth of human small cell lung cancer cells in vitro.
Proc Natl Acad Sci USA 35:1859-1863, 1998.

BIGIONI M, BENZO A, IRRISSUTO C, MAGGI CA, GOSO C.
Role of NK-1R and NK2 tachykinin receptor antagonism on the growth of human breast carcinoma cell line MDA-MB-231. Anticancer Drugs. 2005 Nov;16(10):1083-9.

FLAGEOLE H, SENTERMAN M, TRUDEL JL.
Substance P increases in vitro lymphokine-activated-killer (LAK) cell cytotoxicity against fresh colorectal cancer cells. J Surg Res. 1992 Nov;53(5):445-9.

ALCAIDE J, FUNEZ R, RUEDA A, PEREZ-RUIZ E, PEREDA T.
The role and prognostic value of apoptosis in colorectal carcinoma.
BMC clinical pathology 2013, 13:24

MUÑOZ M, BERGER M, ROSSO M, GONZALEZ-ORTEGA A, CARRANZA A.
Antitumor activity of neurokinin-1 receptor antagonist in MG-63 human osteosarcoma xenografts. International Journal of oncology. 2014, 44:137-146.

ESTEBAN F, GONZALEZ-MOLES MA, CASTRO D, MARTIN-JAEN MDEL M, REDONDO M, RUIZ-AVILA I, MUÑOZ M.
Expression of substance P and neurokinin-1-receptor in laryngeal cancer: linking chronic inflammation to cancer promotion and progression. Histopathology. 2009 Jan;54(2):258- 60.

ROSSO M, ROBLES-FRÍAS MJ, COVEÑAS R, SALINAS-MARTÍN MV, MUÑOZ M.
The NK-1R receptor is expressed in human primary gastric and colon adenocarcinomas and is involved in the antitumor action of L-733,060 and the mitogenic action of substance P on human gastrointestinal cancer cell lines. Tumour Biol. 2008;29(4):245-54.

FRIESS H., ZHU Z., LIARD V., SHI X., SHRIKHANDE S.V., WANG L., LIEB K., KORC M., PALMA C., ZIMMERMANN A., REUBI J.C. AND BUCHLER M.W.
Neurokinin-1 receptor expression and its potential effects on tumor growth in human pancreatic cancer. (2003). Lab. Invest. 83, 731-742

MUÑOZ M., ROSSO M. AND COVEÑAS R.
A new frontier in the treatment of cancer: NK-1R receptor antagonists.
(2010). Curr. Med. Chem.17, 504-516

MUÑOZ M., ROSSO M. AND COVEÑAS R.
The NK-1R receptor: a new target in cancer therapy. (2011).
Curr. Drug Targets 12, 909-921

MUÑOZ M., GONZÁLEZ-ORTEGA A. AND COVEÑAS R.
The NK-1R receptor is expressed in human leukemia and is involved in the antitumor action of aprepitant and other NK-1R receptor antagonists on acute lymphoblastic leukemia cell lines.
(2012a). Invest. New Drugs 30, 529-540

CABERLOTTO L, HURD YL, MURDOCK P,WAHLIN JP, MELOTTO S, CORSI M, CARLETTI R.
(2003) Neurokinin 1 receptor and relative abundance of the short and long isoforms in the human brain. Eur J Neurosci 17:1736-1746.

MUÑOZ M, COVEÑAS R.
Involvement of substance P and the NK-1R receptor in human pathology.
2014. Amino Acids. DOI. 10.1007/s00726-014-1736-9.

ENTSCHLADEN F, LANG K, DRELL TL, JOSEPH J, ZAENKER KS.
Neurotransmitters are regulators for the migration of tumor cells and leukocytes.
Cancer Immunol Immunother. 2002 Nov;51(9):467-82. Epub 2002 Jul 27. Review.

MANTYH, PW.
Substance P and the inflammatory and immune response. Ann NY Acad Sci 1991; 632, 263-271.

HARRISON, S; GEPPETTI, P.
Substance P. Int J Biochem Cell Biol 2001; 33, 555-576.

BANG, R; SASS, G; KIEMER, AK; VOLLMAR, AM; NEUHUBER, WL; TIEGS, G.
Neurokinin-1 receptor antagonists CP-96,345 and L-733,060 protect mice from cytokine-mediated liver injury. J Pharmacol Exp Ther 2003; 305, 31-39.

RUPNIAK, NM; CARLSON, E; BOYCE, S; WEBB, JK; HILL, RG.
Enantioselective inhibition of the formalin paw late phase by the NK-1R receptor antagonist L-733,060 in gerbils. Pain 1996; 67, 189-195.

LEMBECK, F; HOLZER, P.
Substance P as neurogenic mediator of antidromic vasodilation and neurogenic plasma extravasation. Naunyn-Schmiedeberg's Arch Pharmacol 1979; 310, 175-183.

LUNDBERG, JM; BRODIN, E; HUA, X; SARIA, A.
Vascular permeability changes and smooth muscle contraction in relation to capsaicin-sensitive substance P afferents in the guinea-pig. Acta Physiol Scand 1984; 120, 217-227.

LIEB, K; FIEBICH, BL; BERGER, M; BAUER, J; SCHULZE-OSTHOFF, K.
The neuropeptide substance P activates transcription factors NF.kB and kB-dependent gene expression in human astrocytoma cells. J Immunol 1997; 159, 4952-4958.

KERANEN, U; JARVINEN, H; KARKKAINE, P; KIVILUOTO, T; KIVILAAKSO, E; SOINILA, S.
   Substance P - an underlying factor for pouchitis?. Prospective study of substance P and VIP-immunoreactive innervation and mast cells. Dig Dis Sci 1996b; 41, 1665-1671.

GILLESPIE E, LEEMAN SE, WATTS LA, COUKOS JA, O'BRIEN MJ, CERDA SR, FARRAYE FA, STUCCHI AF, BECKER JM.
   Truncated neurokinin-1 receptor is increased in colonic epithelial cells from patients with colitis-associated cancer. Proc Natl Acad Sci U S A. 2011 Oct 18;108(42):17420-5.

PAYAN, DG; BREWSTER, DR; MISSIRIAN-BASTIAN, A; GOETZL, EJ.
   Substance P recognition of a subset of human T lymphocytes.
   J Clin Investigation 1984; 74, 1532-1539.

WEIHE, E; NOHR, D; MÜLLER, S; BÜCHLER, M; FRIESS, H; ZENTEL, H-J.
   The tachykinin neuroimmune connection in inflammatory pain.
   Ann NY Acad Sci 1991; 632, 283-295.

FRIESS, H ; ZHU, Z ; LIARD, V ; SHI, X; SHRIKHANDE, SV; WANG, L; LIEB, K; KORC, M; PALMA, C; ZIMMERMANN, A; REUBI, JC; BUCHLER, MW.
   Neurokinin-1 receptor expression and its potential effects on tumor growth in human pancreatic cancer. Lab Invest 2003; 83, 731-742.

HILAKIVI-CLARKE, L; ROWLAND, J; CLARKE, R; LIPPMAN, ME.
   Psychosocial factors in the development and progression of breast cancer.
   Breast Cancer Res Treat 1994; 29, 141-160.

ESQUIFINO AI, PANDI-PERUMAL SR, CARDINALI DP.
   Circadian organization of the inmune response: A role for melatonin. Clin Appl Immunolol Rev 2004: 4: 423-33.

MEDIAVILLA MD, SÁNCHEZ BARCELÓ EJ, TAN DX, ET AL.
   Basic mechanisms involved in the anti-cancer effects of melatonin. Curr Med Chem 2010; 17:4462-81.

JUNG B, AHMAD N.
   Melatonin in cancer management: progress and promise. Cancer Res 2006; 20: 9789-93.

MiLLS E, WU P, SEELY D, GUYATT G.
   Melatonin in the treatment of cancer. A systematic review of randomized controlled trials and meta-analysis. J Pineal Res 2005; 39: 360-6. https://www.institutoep.com/melatonina-y-cancer/

LONGTIN, R.
   The pomegranate: nature´s power fruit? J Natl Cancer Inst, 2003; 95: 346-48.

SEERAM NP, ZHANG Y, REED JD, ET AL.
   Pomegranate Phitochemicals. En "Pomegranate : ancient roots to modern medicine". Seeram NP, Schulman RN, Heber D (eds). Taylor & Francis. New York, 2006; 3- 29.

CERDA B, CERON JL, TOMAS-BARBERAN FA, ESPIN JC.
   Repeated oral administration of high doses of pomegranate ellagitannin punicalagin to rats for 37 days is not toxic. J Agric Food Chem 2003; 51: 3493-501.

ALBRECHT M, JIANG W, KUMI-DIAKA J, ET AL.
Pomegranate extracts potentially suppress proliferation xenograft growth, and invasion of human prostate cancer cells. J Med Food 2004; 7: 274-83.

MALIK A, AFAQ F, SARFARAZ S, ET AL.
Pomegranate fruit juice for chemoprevention and chemotherapy of prostate cancer. Proc Natl Acad Sci 2005; 102: 14813-8.

SEERAM N, ARONSON W, ZHANG Y, ET AL.
Pomegranate ellagitannin-derived metabolites inhibit prostate cancer growth and localize to the mouse prostate gland. J Agric Foof Chem 2007; 55: 7732-7.

KOYAMA S, COBB LJ, METHA HH, ET AL.
Pomegranate extract induces apoptosis in human prostate cancer cells by modulation of the IGF-IGFBP axis. Growth Horm IGF Res 2010; 20: 55-62.

METHA R, LANSKY EP.
Breast cancer chemopreventive properties of pomegranate (punica granatum) fruits extracts in a mouse mammary organ culture. Eur J Cancer Prev 2004; 13: 345-8.

JEUNE MA, KUMI-DIAKA J, BROWN J.
Anticancer activities of pomegranate extracts and genistein in human breast cancer cells. J Med Food 2005; 8: 469-75.

KIM ND, METHA R, YU W, ET AL.
Chemopreventive and adjuvant therapeutic potential of pomegranate (Punica granatum) for human breast cancer. Breast Cancer Res Treat 2002; 71: 203-17.

KOHNO H. SUZUKI R, YASUI Y, ET AL.
Pomegranate seed oil rich in conjugated linolenic acid suppresses chemically induced colon carcinogenesis in rats. Cancer Sci 2004; 95: 481-6.

SHISHODIA S, ADAMS L, BHATT ID, AGGARWAL BB.
Anticancer potential of pomegranate. En "Pomegranate: ancient roots to modern medicine". Seeram NP, Schulman RN, Heber D (eds). Taylor & Francis. New York, 2006; 107-16.

KHAN N, HADI N, AFAQ F, ET AL.
Pomegranate fruit extract inhibits prosurvival pathways in human A549 lung carcinoma cells and tumor growth in athymic nude mice. Carcinogenesis 2007; 28: 163-73.

KHAN N, AFAQ F, KWEON MH.
Oral consumption of pomegranate fruit extract inhibits growth and progression of primary lung tumors in mice. Cancer Res 2007; 67: 3475-82.

HORA JJ, MAYDEW ER, LANSKY EP, DWIVEDI C.
Chemopreventive effects of pomegranate seed oil on skin tumor development in CD1 mice. J Med Food 2003; 6: 157-61.

BALDWIN AS JR.
Series introduction: the transcription factor NF-κB and human diseases. J Clin Invest 2001; 107: 3-6.

KHAN GN, GORIN MA, ROSENTHAL D, ET AL.
Pomegranate fruit extract impairs invasion and motility in human breast cancer. Integr cancer Ther 2009; 8: 242-53.

DOMINGO-DOMENECH J, MELLADO B, FERRER B ET AL.

Activation of nuclear factor-κB in human prostate carcinogenesis and association to biochemical relapse. Br J Cancer 2005; 93: 1285-94.

FRADET V, LESSARD L, BEGIN LT ET AL.

Nuclear factor-κB nuclear localization is predictive of biochemical recurrence in patients with positive margin prostate cancer. Clin Cancer Res 2004; 10: 8460-4.

RETTIG MB, HEBER D, AN J, ET AL.

Pomegranate extract inhibits androgen-independent prostate cancer growth through a nuclear factor-κB-dependent mechanism. Mol Cancer Ther 2008; 7: 2662-71.

HARRIS AL.

Hypoxia - A key regulatory factor in tumor growth. Nat Rev Cancer 2002; 2: 38-47.

SHANNON AM, BOUCHIER-HAYES DJ, CONDRON CM, TOOMEY D.

Tumor hypoxia, chemotherapeutic resistance and hypoxia-related therapies. Cancer Treat Rev 2003; 29: 297-307.

MABJEESH NJ, WILLARD MT, FREDERICKSON CE, ET AL.

Androgens stimulate hypoxia-inducible factor 1 activation via autocrine loop of tyrosine kinase receptor/phosphatidylinositol 3´-kinase/protein kinase B in prostate cancer cells. Clin Cancer Res 2003; 2616-25.

TOI M, BANDO H, RAMACHANDRAN C, ET AL.

Preliminary studies on the anti-angiogenic potential of pomegranate fractions in vitro and in vivo. Angiogenesis 2003; 6: 121-8.

SARTIPPOUR MR, SEERAM NP, RAO JY, ET AL.

Ellagitannin-rich pomegranate extract inhibits angiogenesis in prostate cancer in vitro and in vivo. Int J Oncol 2008; 32: 475-80.

AHMED S, WANG N, HAFEEZ BB, ET AL.

Punica granatum L. extract inhibits IL-1(beta)-induced expresión of matrix metalloproteinases by inhibiting the activation of MAP kinases and NF-κB in human chondrocytes in vitro. J Nutr 2005; 135: 2096-102.

LANSKY EP, HARRISON G, FROOM P, JIANG WG.

Pomegranate (Punica granatum) pure chemicals show posible synergistic inhibition of human PC-3 prostate cancer cell invasion across Matrigel. Invest New Drugs 2005; 23: 121-2.

PANTUCK AJ, LEPPERT JT, ZOMORODIAN N, ET AL.

Phase II study of pomegranate juice for men with rising prostate-specific antigen following surgery or radiation for prostate cancer. Clin Cancer Res 2006; 12: 4018-4026.

PANTUCK AJ, ZOMORODIAN N, SEERAM N, ET AL.

Long term follow up of pomegranate juice for men with prostate cancer and rising PSA shows durable improvement in PSA doubling time. Abstract presented in annual meeting of ASCO, 2008.

AZADZOI KM, SCHULMAN RN, AVIRAM M, SIROKY MB.

Oxidative stress in arteriogenic erectile dysfunction: prophylactic role of antioxidants. J Urol 2005; 174: 386-93.

FOREST CP, PADMA-NATHAN H, LIKER HR.
Efficacy and safety of pomegranate juice on improvement of erectile dysfunction in male patients with mild to moderate erectile dysfunction: a randomized, placebo- controlled, double-blind, crossover study. Int J Impot Research 2007; 564-7.

TURK G, SÖNMEZ M, AYDIN M ET AL.
Effects of pomegranate juice consumption on sperm quality, spermatogenic cell density, antioxidant activity and testosterone level in male rats. Clin Nutr 2008; 27: 289-96.

ZHANG Q, RADISAVLJEVIC ZM; SIROKY MB, AZADZOI KM.
Dietary antioxidants improve arteriogenic erectile dysfunction. Int J Androl 2010 June 24 (Epub ahead of print).

https://www.lasonrisadealex.com/informacion-medica-y-nutricion/que-es-el-cancer.html

https://www.who.int/es/nev/s-room/fact-sheets/detail/cancer

https://www.monografias.com/trabajos105/ciclo-celular-y-cancer/ciclo-celular-y-cancer

https://www.elperiodico.com/es/sanidad/20230630/oncologo-hospital-clinic-barcelona-estres-emocional-cronico-puede-iniciar-proceso-cancer-6176396

https://www.cancer.gov/espanol/publicaciones/diccionarios/diccionario-cancer/def/nf-kb

https://www.cancer.org/es/ saludable/mantengase-alejado-del-tabaco/los-beneficios-que-ofrece-dejar-de-fumar-con-el-paso-del-tiempo.html

https://es.wikipedia.org/wiki/Alcohol_y_c%C3%A1ncer

https:// www.heart.org/en/healthy-living/healthy-eating/eat-smart/nutrition- basics/alcohol-and-heart-health#.WwrxDy8rxTa

http://www.who.int/es/news-room/fact-sheets/detail/obesity-and-overweight

http://www.who.int/topics/obesity/en/

http://www.airc. it/cancro/cos-e/cause-tumore/ííp4

https://www.iidenut.org/instituto/2021/11/04/obesidad-y-cancer/

https://www.cdc.gov/spanish/cancer/obesity/index.htm#:~:text=El%20sobrepeso%20y%20la%20obesidad%20pueden%20provocar%20cambios%20en%20el,y%20de%20las%20hormonas%20sexuales.

https://www.cancer.gov/espanol/cancer/causas-prevencion/riesgo/obesidad/hoja-informativa-obesidad

https://www.iidenut.org/instituto/2021/09/14/sustancias-alimentarias-promotoras-de-cancer/

https://scielo.isciii.es/scielo.php?script=sci_arttext&pid=S1135-57272002000200007

https://www.cnr.it/it/comunicato-stampa/4067/cancro-e-mutazioni-genetiche-ecco-i-dann¡-provocati-da-cocaina-ed-ecstasy

https://monographs.iarc.fr/agents-classified-by- the-iarc/

http://www.who.int/cancer/prevention/es/

https://www.breastcancer.org/es/pruebas-deteccion/analisis-marcadores-tumorales

http://gamapserver.who.int/gho/interactive_charts/ncd/nsk_factors/overweight/atlas.html

https://www.cancer.gov/espanol/tipos/testiculo/paciente/tratamiento-testiculo-pdq#:~:text=Los%20tres%20marcadores%20tumorales%20que,Lactato%2Ddeshidrogenasa%20(LDH).

https://es.oncolink.org/tipos-de-cancer/canceres-ginecologicos/cancer-del-ovario/marcadores-tumorales-para-el-cancer-de-ovario

https://gilbertochechile.com/anticancer/curcuma-anticancer-antioxidante-y-antiinflamatorio/#:~:text=Los%20poderosos%20curcuminoides%20contenidos%20en,y%20de%20las%20c%C3%A9lulas%20cancerosas

http://www.ncbi.nlm.nih.gov/pubmed/21849094

https://www.aulafacil.com/articulos/salud/sabias-que-el-jengibre-podria-ser-la-raiz-que-acaba-con-el-cancer-t2806

https://www.bupasalud.com/salud/alimentos-cancerigenos-que-debes-eliminar-de-tu-dieta

https://fissac.com/metabolismo-del-cancer-efecto-warburg-y-lactato-regreso-a-1920/

https://cancerstatisticscenter.cancer.org/ifl/cancer-site/Colorectum

https://www.cancer.gov/espanol/tipos/prostata/hoja-informativa-psa#:~:text=Antes%2C%20las%20concentraciones%20del%20PSA,c%C3%A1ncer%20de%20pr%C3%B3stata%20(1).

https://www.todamateria.com.br/sistema-urinario/

https://cuidateplus.marca.com/alimentacion/nutricion/2021/06/04/son-10-alimentos-estrella-prevenir-cancer-178493.html

https://www.nhs.uk/conditions/bladder-cancer/causes

https://www.who.int/mediacentre/news/notes/2005/np07/es/

https://periodico.unal.edu.co/articulos/molecula-de-calostro-de-vaca-ataca-el-cancer-oral/

https://twitter.com/Medihealth_ve/status/998174015880605697

https://seer.cancer.gov/statfacts/html/stomach.html

https://www.cancerresearchuk.org/about-cancer/brain-tumours/risks- causes

https://institutodeoncologia.com/neurotransmisores-en-cancer-experiencia-piloto/

https://idermumbert.com/inflamacion-y-sistema-nervioso/

https://core.ac.uk/download/pdf/51402799.pdf

https://institutodeoncologia.com/neurotransmisores-en-cancer-experiencia-piloto/

https://www.elmundo.es/yodona/vida-saludable/2023/02/08/63d39b10e4d4d8d7488b45bf.html

https://dependentia.es/las-endorfinas-y-las-encefalinas-los-neurotransmisores-de-la-felicidad/#:~:text=Hacer%20yoga%2C%20tai%2Dchi%2C,facilidad%20y%20en%20mayor%20cantidad.

https://www.cancer.net/es/desplazarse-por-atenci%C3%B3n-del-c%C3%A1ncer/c%C3%B3mo-se-trata-el-c%C3%A1ncer/cirug%C3%ADa/efectos-secundarios-de-la-cirug%C3%ADa

https://addi.ehu.es/bitstream/handle/10810/22711/TESIS_LEBE%C3%91A_MALUF_ANDREA.pdf?sequence=1

https://solnatural.bio/recipe/agua-de-mar-desintoxica-oxigena-alcaliniza-y-nutre-tu-organismo

https://herboristerialasalud.com/blog/beneficios-agua-mar/

https://www.cancer.gov/espanol/publicaciones/diccionarios/diccionario-cancer/def/familia-de-genes-myc

https://www.cancer.gov/espanol/publicaciones/diccionarios/diccionario-cancer/def/gen-mlh1

https://www.cancer.gov/espanol/publicaciones/diccionarios/diccionario-cancer/def/gen-cdkn2a

https://academianacionaldemedicina.org/publicaciones/div/pruebas-de-marcadores-tumorales-de-cancer-de-mama-ca-15-3-ca-27-29-cea-y-otros/

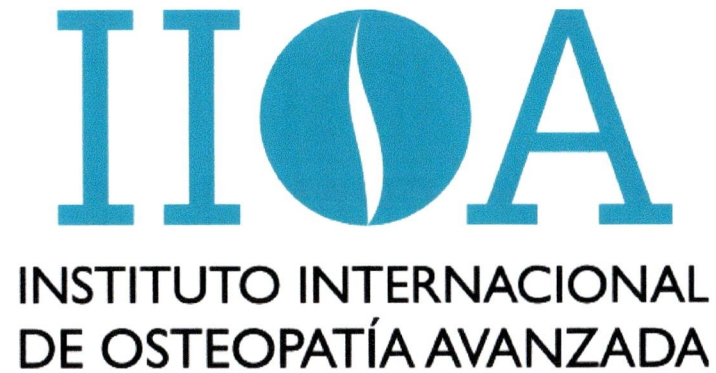

INSTITUTO INTERNACIONAL
DE OSTEOPATÍA AVANZADA

CURSOS PROFESIONALES DE OSTEOPATÍA

Director: Francisco Fajardo, D.O. M.O.C.O.E.

Delegaciones:

C/ Garibai, 7 - 1º
20004 Donostia (Guipúzkoa)
Tel.: 943 420 458

C/ Rosellón, 518 - LOCAL
08026 Barcelona
Tel.: 680 23 02 40

f.fajardo@institutoioa.com
www.institutoioa.com

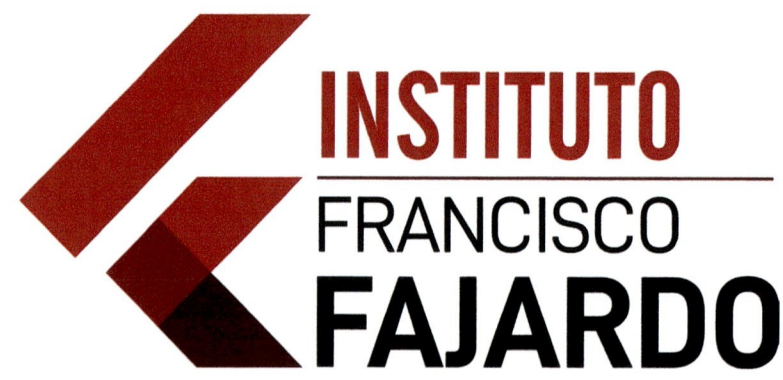

FORMACIONES AVANZADAS DE OSTEOPATÍA

POSGRADO Y MÁSTER

Formaciones en cualquier país del mundo

Director: Francisco Fajardo, D.O. M.O.C.O.E.

Tel.: 943 325 095

instituto@franciscofajardo.es
www.franciscofajardo.es